现代消化内镜护理技术

XIANDAI XIAOHUA NEIJING HULI JISHU

石焕玲 时贞兰 鲍丽秀 主编

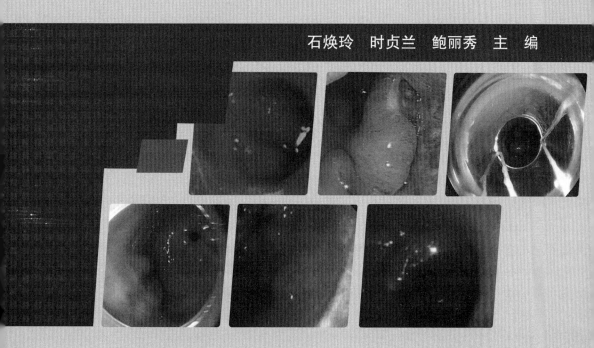

U0309094

云南出版集团公司

云南科技出版社

图书在版编目（CIP）数据

现代消化内镜护理技术 / 石焕玲，时贞兰，鲍丽秀
主编. -- 昆明 ：云南科技出版社，2018.8（2121.6重印）
ISBN 978-7-5587-1534-1

Ⅰ．①现… Ⅱ．①石… ②时… ③鲍… Ⅲ．①消化系
统疾病－内窥镜检－护理 Ⅳ．①R473.57

中国版本图书馆CIP数据核字(2018)第183730号

现代消化内镜护理技术

石焕玲　时贞兰　鲍丽秀　主编

责任编辑：王建明　蒋朋美
责任校对：张舒园
责任印制：蒋丽芬

书　　号：978-7-5587-1534-1
印　　刷：廊坊市海涛印刷有限公司
开　　本：787mm×1092mm　　　1/16
印　　张：19.5
字　　数：375千字
版　　次：2020年7月第1版　2021年6月第2次印刷
定　　价：99.00元

出版发行：云南出版集团公司云南科技出版社
地址：昆明市环城西路609号
网址：http://www.ynkjph.com/
电话：0871-64190889

版权所有 侵权必究

前　言

　　消化内镜发展至今已有百年的历史，历经硬式内镜、纤维内镜、电子内镜三个时期，为临床消化系统疾病的诊断与治疗提供了强有力支持。随着医疗技术的进步，消化内镜治疗技术也在迅速发展。在临床开展新技术的过程中，护理人员的积极配合也十分重要。

　　本书就消化内镜基本知识，消化内镜的保养、消毒，消化道的解剖，消化系统疾病内镜检查、治疗及常见消化病内镜诊疗护理技术与健康教育等方面进行阐述。本书融合消化内镜护理的新技术，注重专业理论和临床实践相联系、治疗技术与护理程序相结合，是一本系统、全面、实用的护理专著。

　　本书由长期从事消化内镜工作的临床医务工作者编写而成，但受编写时间及编写水平所限，在编写过程中难免有所疏漏，请各位读者谅解并批评指正。

目　　录

第一章　消化内镜基础

第一节　内镜的发展过程

一、早期硬式内镜

1868 年,德国 Kussmaul 在观看吞剑表演时得到启发研制出了世界上第一台直管式食管镜,由一根尖端装有软塞,长 47cm 粗 1.3cm 的金属管组成,利用 Desormeaux 灯照明,使内镜初步具有了观察价值。虽然一些学者随后对其做了一些改进(如 1880 年爱迪生发明电灯后,开始使用电灯或小电珠作为内镜的光源等),然而由于受到技术落后和设计缺陷的限制,这些内镜的实用性欠佳。

二、半可曲式内镜

1932 年 Wolf 和 Schindler 合作研制出了第一台半可曲式内镜,其镜身由近端硬性部和远端软管部组成,软管部装有 26 块棱镜,在镜身弯曲达 30°时仍可进行观察,较之硬式内镜有了很大进步。随后一些科学家对 Wolf-Schindler 内镜进行了许多改进,如加大弯曲角度、加装活检管道等,大大减少了观察盲区提高了内镜性能,使其达到较为实用的阶段。但与硬式胃镜一样,操作较为困难、插入时患者痛苦重为其缺陷。

三、纤维内镜

1957 年后,工业光导纤维产生,由美国 Hirschowitz 制成了第一台纤维胃及十二指肠镜,从而使内镜开始进入纤维光学内镜发展阶段。20 世纪 60 年代后,日本和美国的科学家对初期的纤维胃镜进行了多方面改进,例如增加活检孔道、采用外接冷光源增强视野光亮度、扩大视野角度等。1963 年 Overhoet 首先研制出纤维结肠镜并用于临床。1968 年 Mc-cune 首先使用纤维内镜成功地进行了经十二指肠乳头插管逆行胰胆道造影(ERCP)。纤维内镜以其插入痛苦小、视野范围大、照明亮度高、易于操作等优势迅速被临床医师认可,从而使内镜真正进入实用阶段。

四、电子内镜

电子内镜由美国 Welch Allyn 公司于 1983 年首先发明并应用于临床,与纤维内镜相比,其具有图像存储更高效快捷、色调再现更逼真、细微病变诊断率更高等优势,临床正逐步取代纤维内镜成为医师诊治消化道疾病的有力工具。国外学者将电子内镜看作是消化内镜发展史的第三个里程碑(硬式胃镜-光导纤维内镜-电子内镜)。

五、胶囊内镜

1999 年胶囊内镜的诞生,为消化道疾病诊断带来了革命性突破,可以对全消化道进行摄像,其无创性、无交叉感染易为患者所接受,尤其为小肠疾病诊断提供了一个全新的检查手段,被称为消化内镜史上的第四个里程碑,为内镜检查开辟了崭新思路。

随着内镜技术的飞速发展,纤维及电子内镜和其他技术相结合衍生出许多具有很高临床价值的新技术和新方法,如将微型超声探头安装在内镜的先端部制成超声内镜,使内镜既可以直接观察黏膜表面的病变形态,又可通过超声扫描获得消化管壁及邻近重要脏器的超声影像,扩大了内镜的诊断能力和范畴。近年来开发的激光共聚焦显微内镜是一种将微型共聚焦显微镜整合于传统内镜前端的新技术。通过点扫描激光分析,可在内镜检查中同时获得超高分辨率的黏膜表面和黏膜细胞形态学的图像,为体内组织学研究提供了快速、可靠的诊断工具。

六、超声内镜

超声内镜在腔内超声中应用最为广泛,故其发展史必然追溯至腔内超声的起源,而腔内超声最初源于直肠、妇科及泌尿科疾患。以下按超声内镜发展的时间顺序进行叙述:

1956 年 Wild 和 Reid 首次报道经直肠腔内超声诊断前列腺疾患,从而开创了泌尿科腔内超声的临床应用。

1957 年 Wild 和 Reid 采用 15MHz 的腔内超声探头经直肠对结肠癌进行超声诊断。

1964 年 Watanabe 等首次应用旋转式直肠探头扫查前列腺获得成功。

1968 年渡边等全面开展了经直肠的前列腺超声检查的临床应用。

1976 年 Lutz 等将 A 型超声探头经胃镜活检钳道插入食管和胃内。

1976 年 Frazin 首先使用经食管 M 型超声心动图,由于探头单声束探测本身的局限性而未被推广应用。

1978 年和 1980 年 Hisanaga 等用可曲式装置进行经食管二维超声心动图检查,可对心脏各切面做二维超声成像,由于探头较大使临床应用受限。

1979 年久永报道了经食管插入超声探头对胃壁、胰腺、左肾和脾脏的超声检查。以上均为非直视下将多种类型的超声探头插入食管和胃内进行超声检查,所以非真正意义上的超声内镜,直到 20 世纪 80 年代初才出现了可视性的腔内超声装置,即超声内镜。

1980 年美国的 Di Magno 首次采用"ultrasonic endoscope"一词,并在柏林欧洲胃肠学会上报道了应用内镜与超声组合在一起的电子线阵式超声内镜所做的动物实验获得成功。同年在汉堡欧洲第四次消化内镜学会上报告了两种超声内镜,一种是日本 Olympus 与 Aloka 公司合作研制的机械扇扫超声内镜(5MHz),原联邦德国的 Classen 等作了临床上对胰腺和胆总管显示的报告;另一种是美国 SRI 的 Green 研制的线阵扫描超声内镜,Di

Magno 等对此作了临床应用报告。

1980 年日本 Olympus 公司研究出了 EUS 1 号试验机,扫查角 90°,频率 5MHz。

1981 年日本町田与东芝公司合作制造出了 3.5MHz 的线阵扫描超声内镜。

1981 年 Olympus 公司研制出了 EUS 2 号试验机,扫查角 180°,探头频率 7.5MHz 和 10MHz。

1982 年 Olympus 公司研制出了 EUS 3 号试验机(EU-M1),从而使 EUS 仪由试验转为临床应用,机型基本固定。

1982 年美国的 SRI 研制出了 SRI-2 型 EUS,探头频率 10MHz。

1984 年 Olympus 研制出了 EU-M2 环扫超声内镜,扫查角 360°,探头频率 7.5MHz 和 12MHz,其超声仪功能有了很大改进。

1984～1987 年东芝-町田公司研制出了 EPB-503FL(频率 5MHz)和 EPB-70FL(频率 7.5MHz)。

1985 年 Olympus 公司研制出了线阵式超声内镜,探头频率 7.5MHz。

1988 年 Olympus 公司研制出了目前广泛用于临床的 EU-M3 型环扫超声内镜,探头频率 7.5MHz 和 12MHz,该机的活检钳道内径 2.0mm。

1989 年 Olympus 公司研制出了 CF-UM3 型超声结肠镜。

1990 年 Olympus 公司研制出了 JF-UM3 型专用超声十二指肠镜。

1991 年 Olympus 公司研制出了 GF-UM20 型环扫超声内镜,探头频率 7.5MHz 和 12MHz,该机的主机系统性能得到了极大的提高。

1993 年 Olympus 公司研制出了 GF-UMQ200 型环扫超声内镜,探头频率 7.5M～20MHz,该机的主机是 EU-M30。

1999 年 Olympus 公司研制出了 GF-UM240 型环扫超声内镜,探头频率 7.5MHz 和 12MHz,该机的主机是 EU-M30。

1999 年 Olympus 公司研制出了 GF-UMQ240 型环扫超声内镜,探头频率 7.5M～20MHz,该机的主机是 EU-M30。

此后,日本又在超声内镜上增加了二维多普勒功能,研制出了多普勒超声内镜。目前,又将二维多普勒改为彩色多普勒,即 ECDUS。更新的超声内镜产品层出不穷,多家公司推出了性能优越、图像清晰、分辨率高的电子超声内镜。20 世纪 90 年代末以来穿刺超声内镜及三维超声内镜相继应用于临床,由此出现了超声内镜治疗学。

第二节　纤维内镜的结构与原理

一、纤维内镜的工作原理

纤维内镜较之硬式和半可曲式内镜最大的进步在于采用具有全反射特性的光导纤维制成导光束和导像束,将外部光源的光线导入,提高视野光亮度,将图像清晰准确地传输到目镜。

1.全反射原理　根据"折射定律",光线从光密介质射入光疏介质,折射角恒大于入射角,因此当入射角度大于临界角时,折射角大于 90°,入射光线全部返回光密介质中,产生"全反射现象"。

2.图像传输原理　纤维导光束和导像束由数万根极细的玻璃纤维组成,每根玻璃纤维均由隧石玻璃做核心纤维,被覆层用冕玻璃,隧石玻璃的折射率高于冕玻璃,以保证所有沿核心纤维传导的光线都能发生全内反射。每根光导纤维传导一个光点,所有数万个光点从物镜端传至目镜端形成图像,所以要保证图像从物镜完整传递到目镜而不失真,要求必须将大量的"首尾一致"纤维集成束。成像纤维越细,纤维数目越多,成像分辨率越高(即图像越清晰)。当光导纤维断裂时,此处将在目镜观察到的图像中出现一个黑点,黑点越多,图像质量下降。导光束因无需传递图像,其导光纤维随机排列即可,因不用考虑分辨率,所以每根纤维直径可以稍粗。

二、纤维内镜的结构

一套完整的纤维内镜系统由纤维内镜和附属设备组成。纤维内镜包括操作部、镜身(包括软管部和弯曲部)、先端部、导光缆。附属设备包括冷光源、吸引器、教学镜、照相系统、相关配件(活检钳、细胞刷、冲洗吸引管、穿刺针、异物取出器械等)。

1.操作部 包括目镜、调焦环、吸引阀门、注气/水阀门、角度控制旋钮、活检孔等结构,按人体工程学原理在操作部合理分布。

(1)目镜位于操作部顶端:经导像束传导的图像聚焦放大后投射到术者的眼底部。由于术者视力不同,目镜下方安有屈光调节圈,可通过转动此圈调节焦距,使术者清晰观察视野。目镜还带有照相机接口可拍摄腔内图像,还可以和示教镜连接以供带教和会诊之用。

(2)角度控制旋钮和锁钮:两个角度控制旋钮形似齿轮位于操作部右侧,当其顺时针或逆时针转动时,可分别控制先端部上下、左右改变方向。锁钮位于角度控制旋钮内侧,可将角度控制旋钮固定或松开。

(3)吸引按钮和送气送水按钮:吸引按钮和送气送水按钮按上下顺序位于操作部正前方。当术者按下吸引按钮后,同时踩下吸引器脚踏板开关,形成负压可将腔内气体及液体吸出到吸引瓶中;反之则吸引停止。

送气送水按钮顶端有一小圆孔,如用食指堵住小圆孔,可通过注气注水孔道向腔内注气;如重压该按钮,则内镜先端部的注水喷嘴将水高速喷向镜面,起到清洁镜面污物的作用。

(4)活检孔道:多位于操作部的下部,但也有内镜公司生产的内镜其位于吸引按钮上方。活检孔道口盖有橡胶阀,表面有"十"字或"一"字狭缝,可使内镜配件顺利通过从先端部伸出,同时保证腔内液体不反流。

2.镜身 包括软管部和弯曲部。软管部连接操作部和弯曲部,根据用途不同其长度各异,从外至内有三层结构,外层为聚氨酯材料,中层有织网管及螺旋弹簧管,内层有导像束、导光束、活检及吸引管道、注气/注水管道及控制角度的钢丝等。弯曲部位于软管部和先端部之间,是由若干环状零件组成的"蛇管",当调节角度控制旋钮时可牵引钢丝带动弯曲部做上、下或左、右的弯角运动。

不同型号的内镜长度各异,胃镜一般工作长度为100cm左右,大肠镜分长型、中长型、短型(多指乙状结肠镜),一般工作长度为 150～170cm、130cm、60～70cm。

3.先端部　包括吸引及活检出口孔、导光镜面、物镜面、气/水喷出孔。侧视镜前端另有抬钳器。根据物镜位置的不同将纤维内镜分为前视式(物镜位于前面)、侧视式(物镜位于侧方)和斜视式(物镜位于前面和侧方的夹角,呈 30～45°斜面)。导光镜面根据镜型或生产公司的不同,可设有一到两个,将冷光源的光线导入管腔,提供照明。

4.导光束连接部　导光束连接部将纤维内镜与光源和吸引器连接起来,内有导光束、送气送水管、吸引管及控制自动曝光的电缆等。

5.纤维内镜的附属设备

(1)光源:纤维内镜的冷光源类型很多,主要分为卤素灯光源和氙短弧灯光源两种。

(2)教学镜:可连接到操作部的目镜上使另一人观看,以供教学和会诊用。

(3)照相机:连接到目镜上,通过纤维内镜的光源可自动曝光照相。

(4)录像机:将动态内镜检查过程录制下来,可制成短片以供教学、会诊、存档。

(5)其他:包括吸引器、相关各种配件(包括各型活检钳、细胞刷、喷洒管、穿刺针、异物网蓝、高频电圈套等)。

第三节　电子内镜的结构与原理

电子内镜的发明被誉为内镜发展史上第三个里程碑,对于内镜学的发展进步具有重要意义。电子内镜的基本结构外形与纤维内镜相似,最大区别是将电荷耦合器件(CCD)代替纤维内镜之导像束,将图像的光信号转变为电信号传输到视频处理器,经处理后显示在监视器上进行观察,因此操作部去除了目镜,取而代之的是可自定义功能的按钮。与纤维内镜相比,电子内镜的优点是图像清晰不失真,资料储存、交流、处理更加方便快捷(见彩图 1)。

一、电子内镜的工作原理

1.像素的基本概念　CCD 于 20 世纪 70 年代开发,主要制作材料是光敏感硅片,其位于电子内镜的先端部,基本结构由受光部与水平传递通路组成。受光部是由大量能把光信号转变成电信号且相互间绝缘的摄像二极管组成,每个独立的摄像二极管叫做"像素",像素越大则成像愈清晰。光线通过物镜聚焦在 CCD 片上成像,进入摄像二极管转变为电信号,最终经输入增益器内的电荷—电压转换电路转变为图像。

2.电子内镜的彩色摄像方式　CCD能感受光信号的强度变化,但只能获得黑白图像,因此为了得到彩色图像,必须在光学通路上放置彩色滤光片。根据滤光片放置原理的不同将彩色摄像的方式分为顺次方式和同时方式两种。

(1)顺次方式:将三原色滤片的圆板放置在光源和导光纤维之间,当圆板以20～30V/s的速度旋转时,红绿蓝三种色光顺次照射对象物体。CCD摄像产生的红绿蓝三种信号亦顺次传送并贮存于视频处理器。Olympus公司的CV-200系列电子内镜采用该种方式。

(2)同时方式:在CCD受光面装嵌有彩色管状滤光片,通常彩色滤光片用黄、青蓝色及品红色进行补色。受白色光源照射的对象物体发出的信号作用到CCD时,通过滤片作用立即转换为色信号,红绿蓝三种信号同时传送,传递并贮存于视频处理器。Olympus公司的CV-100系列电子内镜采用此种彩色化方式。

(3)两种摄像方式比较:顺次方式由于为黑白CCD较小,故制成的胃镜端部亦较细小,易于插入,图像分辨率亦高,缺点是被照物体移动度较大时,可引起套色不准;同时方式则相反,无套色问题,但颜色再现能力差,分辨率低,但可应用纤维内镜之光源。

3.电子内镜图像的优势　对比纤维内镜只能从目镜观察,电子内镜图像显示在监视器上可供多人观察,便于临床会诊、教学和交流;电子内镜将光信号转变成电信号,图像分辨率显著提高,可观察到黏膜表面微细结构,可提高消化疾病的诊断率;图像可进一步处理,例如轮廓强调、血色素指示(IHB)、形态分析(测量、标注)等;资料携带、存储方便快捷,可通过电子媒体(光盘、硬盘)存储,无需用胶片贮存,并可经互联网传递及远程会诊。

4.用于不同部位的电子内镜　根据不同部位的需要,消化内镜包括食管镜、胃镜、十二指肠镜、小肠镜和大肠镜等,现将其主要特点介绍如下。

(1)食管镜:插入长度为70cm左右,目前因前视式胃镜检查均包括食管检查,无需单独购置食管镜,故除超声食管镜外,临床已无该型内镜。

(2)胃镜:普通型插入部外径10mm左右,活检钳道孔径为2.8mm,有效工作长度为1000mm左右,弯曲部弯曲角度向上180°～210°,向下90°,左右各90°～100°,视野角140°,景深3～100mm。

(3)十二指肠镜:均为侧视式镜,以利观察乳头及作插管治疗之用,该类内镜均配有抬钳器。

(4)大肠镜:均为前视式,活检钳道较大(3.7mm),直径13mm左右,长度L型为 200cm 左右，Ⅰ 型为 160cm 左右。

5.专用内镜　随着相关学科技术的进步，出现了众多的专用内镜，包括治疗型内镜、超声内镜、放大内镜、胶囊内镜等等。治疗型电子内镜特点是活检孔道直径较大，可达 3～5mm，利于通过各种内镜治疗附件，并有单孔道、双孔道两类。但由于镜身较粗，操作时患者有不适感。

二、电子内镜信息管理系统

随着电子内镜技术的飞速发展，对大量内镜资料进行存储、统计分析处理、多媒体教学和远程交流会诊等需求日益突显，临床迫切需要成熟的计算机软件技术参与电子内镜资料的管理，电子内镜信息管理技术应运而生。

1.电子内镜信息管理系统的构成与要求　尽管名称各异，但成熟的内镜资料或信息管理系统应满足以下要求。

(1)完善的服务器和集中存储系统，实现内镜数据的长时间备份保存，支持局域网内各工作站间的数据调阅和工作分配。

(2)影像诊断报告工作站技术，能实现病例资料的登记管理、内镜图像动态和静态采集、诊断报告完成和输出、资料与工作量的统计分析等功能。

(3)遵循 DICOM 3.0 国际标准，确保内镜数据的存储、传输标准化。

(4)完备的技术支持和售后服务。

2.电子内镜信息管理系统的功能

(1)系统登记：系统登记包括临床病例资料的录入，可通过预约台工作人员扫码登记；如果医院全部采用计算机网络化管理，可通过网络技术将病例资料直接调阅登记。

(2)内镜图像的采集：使用影像诊断报告工作站上安装的图像采集卡，利用工作站软件技术将内镜图像以动态、静态的方式采集下来。动态图像的采集同时还可以进行语音录制，同时记录下述者的描述和诊断。

(3)图像的处理分析：运用工作站提供的分析工具，可对图像进行明暗及对比度调整，还可进行定位、测量、标注、转动、局部缩放等处理，以供诊断分析用。

(4)内镜图文报告的编辑：按照检查内镜的不同，提供不同类型的诊断报告模版，以图文混排的方式通过打印机输出。

(5)内镜资料的检索与查询：电子内镜信息管理系统支持对患者姓名、检查号、病名等条目的精确查询，也支持对报告中字段等的模糊查询，还可以对内镜中心的工作量进行分析与统计。

（6）安全审计功能：现在国内许多公司生产的电子内镜信息管理系统都能对内镜室提供多级别管理权限，可保证医生权责明确和内镜资料的安全。

（7）多媒体教学和远程会诊：由于目前的电子内镜信息管理系统多采用国际通用 DICOM 3.0 标准管理内镜图像数据，因此可方便的进行内镜资料的互联网传输，以供教学、远程会诊等。

第四节　超声内镜的结构与原理

超声内镜最早于 1980 年由美国 Di Magno 首次报告应用。近年来，随着超声内镜器械和相关附件快速发展，其临床应用越来越广泛。

一、超声内镜的构造

超声内镜检查系统包括超声和（或）内镜主机、内镜（电子内镜或纤维内镜）及其光源、监视器和附件等。

（一）超声和（或）内镜主机

早期的超声内镜主机与普通 B 型超声仪相似，具有体积大、功能少、操作键分散及需专人操作等不足。后期的电视超声内镜的主机的体积显著缩小，而其超声功能显著增强。不同公司研制的超声内镜主机略有差别，以国内常用的 Olympus 超声内镜主机为例，早期主要有 EU-M30、EU-M2000 和 EU-C2000，近几年新开发 α 系列和 ME 1。近年来，随着超声内镜应用的深入，超声功能的扩展，最新的超声内镜均实现内镜和超声主机分离。这种内镜和超声双主机可以实现内镜和超声功能的最大扩展，进一步扩大期临床应用范围，新实施的超声内镜系统已可实现三维图像重建和实时超声造影。目前这两类系统均在临床广泛应用，在功能上相互各有侧重。EU-M30 超声内镜主机外形轻巧，与 EVIS 电子内镜系统完全兼容，通过一个键盘同时操控超声和内镜两个系统。可进行图像质量调节和频率切换（7.5MHz 与 12MHz，7.5MHz 与 20MHz）、敏感度时间控制（STC）、16 段增益、8 段对比度、观察范围可调（1cm、2cm、4cm、6cm、9cm 及 12cm）、图像方向选择、64 段图像转动（共 360°）、内镜图像和超声图像选择显示或同时显示（即所谓"画中画"）、目标病灶大小或体积测量等。EU-ME 1 集诊断及治疗功能于一体，增加了宽频扫描（5MHz、7.5MHz、12MHz 和 20MHz）、同步双切面扫描（DPR）、内置轨迹球、图像记忆回放等功能。EU-ME 1 凸阵扫描超声主机专用于超声引导下的活检穿刺，具有彩色能量多普勒功能，提高了穿刺的安全性。Pentax 公司生产的超声内镜主机一般采用东芝 EUB-525、EUB-6000 或 EUB-6500 等超声主机。

（二）超声内镜

根据超声内镜的主要用途，大体可分为诊断用超声内镜和穿刺或治疗用超声内镜。超声扫描式前者多采用机械环形扫描方式，后者多采用扇扫方式。生产超声内镜的主要厂家有 Olympus 公司、Pentax 公司和 Fujinon 公司。

1.内镜操作部　纤维超声内镜的内镜操作部与常规内镜基本相同。电视超声内镜功能键相应集中，部分功能键移植到内镜操作部，其内镜操作部在纤维内镜操作部的基础上增加了水囊注水/吸引、遥控频率切换、遥控图像冻结/解冻和遥控照相等功能。Olympus GFUM2000 超声内镜操作部外形与 EVIS 电子内镜相似，电子内镜和超声内镜功能均能随意地设定于内镜操作部遥控按钮，具有良好的可操作性。新式的 Olympus α 系统超声内镜又将超声功能的按键转移到超声主机，内镜操作部只控制内镜相关功能，减小了操作部的体积，更加方便内镜操作。

EVIS 1、3 和 4 为电子内镜功能按钮，U1、2 和 3 为超声按钮。

2.超声内镜探头　超声探头是超声内镜的最重要部件，不同类型超声内镜其探头大小、外形及工作频率均不同。超声内镜的探头位于内镜顶端的特制外套内，由单晶片组成，直径通常为 9～13mm，工作时其外装有特制水囊。一个探头可行多种频率切换（通常为 2 种），频率范围为 5MHz、7.5MHz 和 12MHz，以后两种频率切换为佳，既能显示消化管外脏器，如胰腺及毗邻结构形态，又能清晰显示靠近探头的结构，如十二指肠壁、胃壁等。超声内镜 GF-UM2000 及 Olympus α 系统均具有 5MHz、7.5MHz、12MHz 和 20MHz 的宽频切换探头，更有利于清晰地显示病灶。

（三）超声内镜附属设备

超声内镜附属设备包括超声附属设备和内镜附属设备，在此仅介绍超声内镜专有附属设备与器械。

1.超声内镜自动注水装置　为避免气体对超声波的干扰，常需在消化道内注水。注入水量据被检器官及病灶而定。因此，超声内镜需配备自动注水装置，以保证在短时间内注入足量无气水。

2.超声内镜专用水囊　水囊在超声内镜使用前临时固定于探头外侧，在超声内镜插至被检部位时自动或用注射器将水囊充盈。水囊大致有两种类型：其一是水囊前端部小，后端部大，多用于超声胃镜和超声十二指肠镜；其二是水囊前端部和后端部等大，主要用于超声肠镜。

3.其他　经超声内镜的活检均应采用专用活检钳，其大致分两种类型；其一为普通活检钳,中间无针,多用于超声胃镜和超声十二指肠镜;其二为中间带针的活检钳,多用于超声食管镜和超声肠镜。

二、超声内镜的原理

(一)超声原理

超声内镜将微型高频超声探头安装在内镜顶端,随内镜插入消化管腔后,既可以通过内镜直接观察消化管腔内的形态,也可同时进行实时超声扫描,获得被检查脏器及周围邻近脏器的超声图像。超声内镜所用的超声波类型为灰阶超声(即 B 超)或多普勒超声。目前超声内镜所应用的超声探头频率一般为 5M~30MHz。超声探头的扫描方式主要有机械性单极振动扫描和电子线阵扫描两种。

1.机械性单极振动扫描　机械超声探头内仅有一个振动子,一般振动子质量较大,振动所产生的能量也大,超声波的穿透能力强。由于是单极振动,其超声波的发射角几乎为零,回射波的范围也小于 2mm,因而,其近点或远点的超声图像都非常清晰。单极振动子在马达的驱动下,以每秒 667 转的转速,环绕纵轴行 360°全周扫描。此扫描方法特别适用于管道型的空腔脏器检查。

2.电子线阵扫描　超声探头内含有由多个电子元件所构成的多个振动子,这些振动子结构比较简单,质量较轻,振动所产生的能量小,穿透能力弱,探测距离相对较近。由于振动子呈线阵或凸阵排列,须由电子振动依次激活,然后聚焦,因而限制了其扫描范围,并易产生杂波,其清晰度较差。因只能进行单方向扫描,对管道型的空腔脏器不适用,一般仅作为穿刺探头用。

(二)内镜原理

由于光导纤维的发展和其他相关技术的应用,纤维胃镜于 1957 年研制成功,并应用于临床。几十年来,特别是近 20 年来,由于电子技术的飞速发展,内镜制作与检查手段已进入了一个全新的阶段。

1.纤维内镜的原理

(1)光导纤维导光原理:光线在均匀介质中是直线传播的,在遇到不同介质时,可因为导光系数不同而发生反射和折射现象。如入射光线不折射到第二介质中,而是完全反射回介质,则称此现象为全反射。目前的光导纤维就是以此原理设计、制造的。当光线由导光纤维端面进入后射到纤维侧面的全反射被覆层,由于全反射作用,入射光可以近似于不受损失的光量被全反射至对侧的内表面。这样,经过无数次的反复全反射,入射光即由导光纤维的另一端面射出。即使导光纤维被弯曲成一定的弧度,入射角和反射角发生变化,但全反射现象还是存在的。如果大量的导光纤维整齐排列成束,两端的导光纤维首尾相对应,则入射端端面上的图像被相应数目的纤维传导至出射端端面上。出射端端面上图像是由无数个光点组成,每根导光纤维传输一个光点。因此,导光束端面单位面积上导光纤维数越多,传导图像的清晰度越高,分辨力越大。纤维内镜的导光束和导像束即是以此制作的。

(2)纤维内镜的构造:一套完整的纤维内镜包括光源、内镜以及附属的器械。

1)冷光源系统:该系统多数由低电压、高瓦特的卤素灯或氙气灯提供足量的全色光线。灯泡外是一弧形集中罩,罩内面涂有一层介质膜,能吸收产生热效应的长波红外线,故称其为冷光源。另外,还有一透镜、反射系统,使光线能集中于导光束的端面上。冷光源系统除提供上述光源外,尚配有灯泡冷却风扇以散发灯泡产生的热量,延长灯泡使用寿命;电磁泵为纤维内镜提供送水送气的动力来源,使气或水通过内镜进入体腔,完成内镜检查;摄影自动控制系统,根据物镜和所摄物距离、光量大小而自控摄像条件,自动闪光控制系统使氙气灯在摄影片刻功率增高 3～5 倍,提供 1/3000～1/100s 的高速摄像所需亮度。

2)不同型号内镜虽构造不完全相同,但基本机构相似。

①前端部:由物镜、导光窗、送水送气孔、吸引活检孔组成。根据物镜的观察方向可将内镜分为前视型、斜视型。现有的超声内镜多为斜视型。物镜由多个透镜组成,图像经聚焦后投射在导像束的端面上,再经导像束传至接目部的目镜上。导光窗主要是散射导光束传至端部的光线,现有内镜多有两个导光窗,以使视野内光线均匀一致。送水送气孔位于观察窗旁,是送水送气管道的共同出口。操作者在操作部控制注气或注水,以使气体进入体腔,使体腔扩张或注水冲洗物镜镜面,保持清晰视野。吸引和活检管口为同一管口,当腔内有过多液体妨碍观察时,按压吸引钮,液体由此孔经内镜而排出在吸引瓶内,活检钳及其他器械亦从此孔进入腔内。根据活检钳的直径大小可分为常规型和治疗型。为方便内镜下介入治疗,现还有双孔道治疗内镜。

②弯曲部:位于前端部之后,由许多环状零件组成蛇管,每对相邻的环状零件之间均能做上下左右方向活动。活动由钢丝牵拉,钢丝的一端固定于弯曲部前端,另一端与操作部的角度控制钮相连,在钢丝牵引下弯曲部可向不同方向弯曲。弯曲部性能与内镜性能好坏直接相关。弯曲角度越大,越能全面观察,减少盲区;弯曲半径越小,越便于在狭窄的体腔内观察。

③插入管:又称镜身,其上方为操作部,下端为弯曲部。其内部为光纤导光束和导像束、送水送气通道、吸引活检管通道及多条钢丝,外有网管及螺旋弹簧管构成的软管,管外为聚氨酯等高分子材料组成的外套管。自前端部开始套管表面标

有刻度,以标明内镜插入长度。不同型号内镜长度不一,胃镜的一般工作长度为100cm左右。肠镜分长、中、短三型,一般工作长度分别为 150~170cm、130cm、60~70cm。

④操作部:为术者手握部分,可方便地操作各种按钮,完成内镜检查。a.两个角度控制旋钮和锁钮:角度控制旋钮形似齿轮,分别控制上下、左右角度。转动角度控制旋钮,牵引钢丝而使弯曲部运动。在两个角度控制旋钮旁各有一个锁钮,当旋紧锁钮时,弯曲部的角度即被固定;放松时,弯曲部自由伸展。b.吸引阀按钮:位于操作部前方,按钮中央有一孔,术者压下此钮时,吸引管接通,腔内液体或气体通过镜前端的吸引孔吸入吸引瓶内,当放松按钮时,吸引管又被阻断。c.送水送气按钮:位于操作部前方吸引阀按钮下方,按钮中央有通气孔,光源箱内的电磁泵不断压出空气,由此孔逸出,当用手指堵住按钮孔时,空气通过单向阀进入内镜气道,至前端部的送气口进入体腔内。当按钮被压下去时,送气管被密封圈堵住,送水管接通,空气进入贮水瓶,将瓶内的水压人送水管,经前端部的送水口喷射出来冲洗镜面。d.活检口开口:是活检钳及各种治疗用器械的插入口,插入后通过活检管(吸引/活检管道)从前端部伸出。

⑤接目部:位于操作部上方,主要为目镜。经导像束传导的图像经一系列的透镜聚焦放大后投射于目镜。肉眼可在此直接观察或接摄像头至监视设备。

⑥导光光缆:是内镜与冷光源的相连接部分。导光光缆的末端是导光连接部,包括导光束插杆、注气插管和多个接线柱,将它插入光源的内镜插座,使光源部分与内镜相连接。在连接部上有不燃气体接口,可与二氧化碳或一氧化二氮瓶连接;有送气或送水接口于贮水瓶相通;有回归电路接口与高频电发生器的回归电路连接,可防止内镜治疗时泄漏电流以保证安全;有吸引接口与吸引器连接。

2.电子内镜原理 近年来,由于固体摄像器件的改进和技术的进步,它被逐渐小型化并被应用到内镜系统上来。所谓电子内镜,就是在内镜的前端设置小型固体摄像器件代替物镜的作用,以电子传递通路代替导像束,最终应用电视监视器观察图像的内镜装置。依据用途,消化系电子内镜分为上消化道用和下消化道用两种。前者观察食管、胃及十二指肠,后者观察大肠的病变。

电子内镜的基本原理就是用被称为电子眼睛的固体摄像器件或称电荷耦合器件(CCD)代替纤维内镜的导像束,把图像的光信号变成电信号在监视器上表达。

CCD 是 20 世纪 70 年代开发的一种器件,它具有把光的强度变换成电信号的功能。由于摄像方式不同,分为顺次方式和同时方式。CCD 的小型化使内镜的前端部较纤维内镜更细、更短,极大地提高了内镜通过咽喉部及反转的能力。CCD

及相关电子器件的不断改进,影像分辨力及清晰度逐步提高。结合计算机数字处理技术,近年来还出现了带图像放大和影像处理的新一代电子内镜。这样就使得超声内镜的端部和整个镜身的直径减小而易于插入,患者术中不适减轻。为适应CCD的工作方式,电子内镜的光源部分亦与纤维内镜有所区别。与纤维内镜不同,电子内镜另有一专用图像处理机。在操作部、镜身材料、送水送气孔、吸引活检孔等方面二者结构基本相似。但由于电子内镜中主要由电子线路传输图像信号,因此,镜体较纤维内镜轻巧,操作更灵活。

三、超声内镜的种类

一般根据检查部位、扫描方式、探头结构和器械运动方式等进行分类。

(一)按检查部位分类

可分为超声食管镜、超声胃镜、超声十二指肠镜、超声肠镜、超声腹腔镜、超声膀胱镜、超声阴道镜和超声子宫镜等。行食管超声内镜检查通常采用超声胃镜。但对于食管严重狭窄不能通过内镜的患者,可选用带导丝的专用超声食管镜,如Olympus MH-908型超声食管镜。

(二)按扫描方式分类

可分为线阵扫描式超声内镜和环形扫描式超声内镜。线阵扫描式超声内镜探头需对准特定方位才能显示病灶,不能同时观察消化管四壁。但超声内镜主机可用于体表超声及可做多普勒超声检查。环形扫描式超声内镜的优点是操作简便,360°旋转扫描能清楚显示消化管四壁层次。缺点是马达易损,超声仪不能做体表检查。

(三)按探头运动方式分类

可分为电子触发式和机械旋转式,以后者应用最为广泛。

(四)按器械结构和原理分类

可分为纤维超声内镜、电视或电子超声内镜、多普勒超声内镜等。彩色多普勒超声内镜(ECDUS)将灰阶超声与彩色能量多普勒相结合,能清晰显示所观察组织内的血管图像。

第五节　特殊类型内镜的结构与原理

一、放大内镜

放大内镜的出现为临床内镜医师观察消化道黏膜微细结构改变、指导活检,使癌前病变的早期发现成为可能,随着内镜技术的进步,放大内镜自问世至今的 40 多年中,不断发展完善,无论是放大倍数、图像清晰度还是可操作性等方面均取得了长足进步,临床上已越来越受到重视。放大内镜的发展经历了三个阶段,即实体显微镜阶段、纤维放大内镜阶段和电子放大内镜阶段。目前电子放大内镜的可操作性、放大倍数、图像清晰度等均得到显著提高,其在临床的应用越来越受到重视。临床现有放大胃镜、放大结肠镜及放大小肠镜等镜型。

1.放大内镜的结构和原理　放大内镜的结构与原理和普通内镜并无本质区别,只是在物镜与导光束或物镜与 CCD(电荷耦合器件)间装有不同倍数的放大镜头,同时像素更密集。电子放大内镜的放大技术主要分为电子放大和光学放大两类。电子放大技术只是单纯放大图像,但同时降低了图像质量。光学放大包括固定焦点放大和可变焦点放大两种,分别按其原理制造的内镜,称为固定焦点式放大内镜和焦点调节式放大内镜。

(1)固定焦点式放大内镜:固定焦点式放大内镜与普通内镜相比,其先端部透镜所设定的最小观察距离比普通内镜短,从而达到放大图像的目的,是一种受限制的图像放大。

(2)焦点调节式放大内镜:焦点调节式放大内镜的原理是其远端安装了一个微小的调节器,通过它移动透镜位置来改变透镜焦点达到从普通观察到放大观察的切换。与固定焦点放大内镜相比,既能保持普通内镜观察,又能保证放大观察而图像不失真。在光学放大的基础上联合电子放大技术,可进一步提高放大倍数,最高可达 200 倍的放大率。

2.放大内镜的临床价值　研究发现放大内镜可通过对黏膜微细结构(微血管、黏膜腺管开口等)的观察,提高内镜医师对病变组织病理类型的判断能力,指导活检,提高早期癌的检出率。例:有资料显示,放大内镜结合特殊染色对息肉病的诊断率相当高,对于判断炎性增生性息肉和腺瘤及其癌变,其敏感性和特异性分别达93％和 95％。此外放大内镜对良恶性肿瘤、Barrett 食管、萎缩性胃及贲门炎的观察具有重要的临床意义,其操作简单、安全性高,受到临床内镜医师的广泛关注。

二、小肠镜

小肠镜的研制及临床应用始于 20 世纪 70 年代,传统的小肠镜只能观察近侧段空肠及末端回肠,医学专家们曾尝试各种方法,但远端空肠及回肠的观察仍不能令人满意。2002 年,日本学者山本博德与富士写真光机株式会社共同研制出双气囊电子小肠镜。双气囊电子小肠镜在内镜构造和进镜方式上都进行了改良,它不仅能够观察全部小肠,还能在检查过程中进行活检、止血、息肉切除、注射等治疗。它的问世与应用,将小肠疾病的诊断和治疗提升到一个全新高度。

1.推进式小肠镜的工作原理 推进式小肠镜又称经口空肠镜,采用钩拉法循腔进镜,可抵达空肠中上段。此型小肠镜操作简单易行、易于掌握、可通过活检孔道进行活检、息肉切除、止血、放置鼻饲管以及帮助有症状的胆道空肠吻合术患者行胰胆道造影等治疗。其缺点为患者痛苦较大,插入深度只能抵达空肠中上段,一般达屈氏韧带下 50～60cm。

2.探条式小肠镜的工作原理 探条式小肠镜细而软,一般长度 3m 左右,与十二指肠减压管相似,有两个管道,一个用于注气,另一个用于充盈内镜头端的小囊。此型小肠镜需让患者吞下镜头,送入内镜至十二指肠,用水充盈头端水囊,借助肠蠕动,推动水囊带动内镜前进,可达到空肠甚至回肠。探条式小肠镜优点是患者痛苦相对较小,适用于儿童及一般情况较差的患者,也适用于肠腔狭窄,其他小肠镜不能通过的患者,可以检查全部小肠。但此型小肠镜操作较复杂,检查时间长,多不能活检及缺乏转角装置,一旦退镜就不能使镜身再前进,对黏膜观察有盲区,较少应用。

3.肠带诱导式小肠镜的工作原理 肠带诱导式小肠镜一般长约 3m,有活检钳道及注气孔。该型小肠镜需将细聚乙烯塑料管(长 7m,外径 1.9mm,末端连水囊)经口送入胃内,待其排出后将其前端固定于肛门外。小肠镜可经口或肛门在塑料管的引导下送入。牵引塑料管另一端使小肠镜滑行进入肠腔。此型小肠镜的优点为可观察全部小肠,可取活检。缺点本法操作难度大,患者有明显不适及腹痛,耗时较长。此型小肠镜临床鲜为采用。

4.双气囊电子小肠镜的工作原理 日本富士写真光机株式会社生产的 EN-450P5/20 型双气囊电子小肠镜,整个内镜操作系统由主机部分、内镜、外套管和气泵四部分组成。内镜和外套管前端各安装一个可充气、放气的气囊,两个气囊分别连接于根据气囊壁压力不同而自动调整充气量的专用气泵。检查前将外套管套入小肠镜,两个球囊均抽气至负压,助手扶镜并固定外套管,依次将两个气囊充气,内镜、外套管与肠壁相对固定,然后缓慢拉直内镜和外套管,通过双气囊轮流的充放气、镜身和外套管的推进和钩拉将肠管缩短套叠在镜身上,这样交叉进镜可对整个小肠进行完全、彻底的检查。双气囊小肠镜能在检查过程中进行活检、止血、息肉切除、注射等治疗,实现了集检查、治疗于同一过程中完成,检查中患者耐受性和安全性均良好,是多数小肠疾病检查最理想的手段。但从目前累积经验分析,双气囊小肠镜检查亦有一定的盲区,需要进一步改进。

5.其他类型小肠镜的工作原理

(1)术中小肠镜:术中小肠镜是在术中经口、肛门或肠切口插入小肠镜。操作时由外科医师逐步将肠管套在内镜上配合内镜医师进行检查,有助于确定手术病变,对判定原因不明的消化道出血,尤其是血管病变出血更有价值。

(2)母子式小肠镜检查法:小肠镜在 X 线透视下由两位术者操作。第一术者操作母镜角度,按照推进式小肠镜插入方法,把母镜插至十二指肠空肠曲,将母镜拉成直线。由第二术者把子镜通过母镜活检钳道向小肠内插入。第二术者操作子镜角度钮,观察小肠肠腔,第一术者随之把子镜逐渐向小肠深部插入。观察完毕后,先取出子镜,再拔出母镜。此型小肠镜的优点为操作简便易行,子镜可通过狭窄部,可取活检。缺点为子镜太细,析像能力较差,不耐用,超出母镜的距离短,不能观察深部小肠。

三、胶囊内镜

从硬式内镜到电子内镜三代内镜操作方式均为"插入式"或称"推进式",其优点是可操作性强,但其"有创性"的缺陷难以克服,因此研发无创性内镜技术,一直是内镜医师的研究重点。胶囊内镜在这样的背景下应运而生。胶囊内镜最初也被称为无线胶囊内镜。其主要特点是可对全胃肠道进行简便快捷的、无创的、连续的可视性检查。

20 世纪 90 年代初 Iddan 和 Swamn 分别在不同场合提出了制作消化道"腔内机器人"的共同想法,随后几年中微波图像传输技术的成功和互补金属氧化物硅片的诞生为无线内镜的研制提供了必备技术条件。1997 年专门从事无线内镜研制的 GIVEN 公司成立。1998 年 Iddan 和 Scapa 联手进行无线内镜的研制。1999 年 1 月世界上首台实用型无线内镜诞生,并随即进入临床实验。2000 年在圣迭哥消化疾病周和《自然》杂志进行了公开报道。2001 年美国的 FDA 批准进入临床应用,并正式命名为胶囊内镜。目前国产胶囊内镜也已研发成功,并在临床应用。

下面以 GIVEN 公司生产的胶囊内镜为例介绍胶囊内镜的结构和原理。

1.胶囊内镜的结构和原理　Given 诊断系统由三个主要部分组成:Given 摄像胶囊(包括 Given SB 和 Given Eso 两种)、Given 数据记录仪、RAPID 应用软件和工作站。

(1)摄像胶囊:目前使用的 M2A 型胶囊大小为 26mm×11mm,其最外层为塑料外壳,两端为光学半球体,靠前半球体内侧周边装有 4 个白光发射二极管,用于照明。中央为成像光学凸透镜,透镜后衔接互补式金属氧化硅半导体显像

(CMOS)芯片,胶囊正中央为2节氧化银电池,能维持内镜工作状态达8h。闭合式环形信号发射器和环圈状天线紧贴后侧半球体。单个胶囊内镜重量为4g,图像特征包括140°视野,1:8的放大比例,1~30mm的可视深度,最小观察直径约为0.1mm,是一种无线的一次性使用的胶囊。

(2)数据记录装置

1)阵列式传感器:阵列式传感器的功能是接收摄像胶囊的数据并将其发送到数据记录仪,它由8个相同的传感器构成。传感器由柔软的印刷电路板(PCB)构成,每个传感器通过一条电缆与其相应的记录模块相连,同时通过一次性的不溶性医疗用粘贴袋与受检者腹部皮肤相贴。

2)数据记录仪:数据记录仪是接收和存储由摄像胶囊发送的图像数据的外部接收/记录装置,如"随身听"一样大小,便于携带;由电池提供动力,在检查过程中佩带于记录仪腰带上。数据记录仪由接收器、处理器模块和存储器三部分构成,所有这些元件都封装在一个塑料(ABS)盒中,能接收、记录并存储来自于摄像胶囊发送的数据信号。

(3)工作站和应用程序软件:工作站是一种设计用于处理、播放、存储已获取的图像并生成RAPID录像的专用计算机。RAPID是Reporting and Processing of Images and Data的缩写,含义为图像和数据的报告与处理。RAPID应用程序软件,目前使用的最新版本为RAPID3.0版,用于支持胶囊内镜检查的各个阶段,包括患者登录、记录仪初始化、从记录仪下载数据(包括多路下载)、查看RAPID录像和生成胶囊内镜检查报告等。

2.胶囊内镜的安全性分析　　胶囊内镜的诞生为消化道疾病的诊断带来了革命性的突破,与推进性的内镜相比,胶囊内镜的最大优点是无创、安全、便捷,尤其是对小肠的检查具有独到之处。值得注意的是,胶囊内镜有排出延迟或障碍的可能,前者是指胶囊内镜在体内滞留超出3天以上;后者是指胶囊内镜滞留于消化道无法排出。因此对疑有消化道狭窄或梗阻者、严重动力障碍者(未经治疗的贲门失弛缓症和胃轻瘫患者)、患者体内如有心脏起搏器或已植入其他电子医学仪器者、有吞咽困难者慎用。国内学者统计资料显示,胶囊内镜的不良反应发生率不足5%,而需要手术解决的并发症不足1%,因此胶囊内镜是一种安全有效的内镜检查手段。国外已研制成功即将应用于我国临床的胶囊内镜探路系统,系先服用与M2A胶囊内镜同样大小的胶囊,如能排出体外可行正式胶囊内镜检查,否则不能做胶囊内镜检查,滞留在体内的探路胶囊其后会自行溶解排出。这一技术的应用为胶囊内镜的安全应用提供了有效的预试方法。目前胶囊内镜尚存在价格比较昂贵、不可控制、图像分辨率不如电子内镜、不能活检或治疗和对清洁效果要求较高等缺陷,尚有待进一步改进。

四、胆道镜

胆道镜技术是内镜技术的重要分支,能将内镜送入胆道内进行检查、治疗,其使用的内镜有经口子母胆道镜和经各种人工造口进入胆道的专用胆道镜。在诊断方面胆道镜具有直视胆道内部的功能,并可对局部可疑部分进行组织病理学检查。在治疗方面胆道镜非手术治疗胆道术后残余结石广泛应用于临床,成为内镜外科主要技术之一。

1.胆道镜的分类

(1)胆道镜的技术方面分类:可将胆道镜分为经皮经肝胆道镜(术前胆道镜)、术中胆道镜和术后胆道镜。

(2)按仪器进行分类:可分为硬式胆道镜和软式胆道镜两种。硬式胆道镜只能用于术中胆道检查和治疗,目前多已经被软式胆道镜代替。软式胆道镜于 1965 年由美国医生 Shore 发明,故称为"Shore 胆道镜",在术中及术后均可以应用,扩大了胆道镜的适应证,具有重要临床价值。

2.胆道镜的工作原理

(1)经口子母胆道镜

1)经口子母胆道镜检查的操作技术:首先需行内镜下乳头肌切开术(EST),通常做正中切开,切口长度以能顺利插入子镜为标准。经口子母胆道镜检查需要两名熟练的内镜医师配合,一人操作母镜,另一人操作子镜,共同完成检查任务。先经口将较粗的十二指肠镜(母镜)插入患者的十二指肠降部上段,拉直镜身呈"倒7字"形,将乳头调整在视野的左上方。然后通过母镜的活检孔道上装有的附属装置插入细径前视式胆道镜(子镜),直至子镜弯曲部弯曲伸出钳道。调节子镜角度钮和抬钳器,对准乳头方向将子镜插入胆总管进行诊断或治疗。将子镜插入胆道时需要翘起镜身前部,并借助母镜轻微上翘,上翘的角度尽可能小,以免损伤子镜光导纤维束。插入胆道后,将子镜拉直,并结合其在母镜中的插入、后退动作,同时转动母镜以利于子镜的放置。处于乳头和胆道小分枝时,子镜在母镜内成锐角,活动受限。因此,胆道镜检查只能限于近端胆总管、胆囊管开口处、胆总管及其1、2级分支等部位的观察。偶尔由于以前有胆石通过造成螺旋形瓣的扩张,可以窥视到胆囊。

2)常用镜型及参数:目前所用的子母镜系统包括外径 14.5mm、活检孔径

5.5mm的十二指肠镜(TJF-M20,日本 Olympus 光学株式会社)和外径 4.5mm、活检孔径 1.7mm 的胆道镜(CHF-B20,日本 Olympus),这种子镜前端可以双向转角,向上弯曲可达 160°,向下可达 100°。

3)利用经口胆道镜行胆道内碎石:对于绝大多数直径小于 1cm 的胆总管结石,可以用网篮轻易地取出,但如果结石大于 2cm,取石前需要采取某种方法碎石,近 20% 的此类患者由于结石嵌塞或无法套住结石。常规的机械碎石法不能奏效,此时可选用液电或激光碎石。

(2)经皮经肝胆道镜(PTCS):又称术前胆道镜,系指非手术方法先行经皮肝胆道引流术(PTCD),然后再行 PTCD 窦道扩张术,待窦道被扩张至能容纳胆道镜进入胆道时,再行胆道镜检查和治疗。

与术中、术后胆道镜相比,经皮经肝胆道镜是真正的非手术方法,可对胆道肿瘤、胆道结石、胆道狭窄伴肝内胆道扩张、胆道畸形、肝内胆道蛔虫及不明原因梗阻性黄疸等疾病做出明确诊断。

(3)术中胆道镜(IOC):系指在胆道手术过程中,胆道镜可经胆囊、肝胆道造口处直接进入胆道进行检查和治疗。术中胆道镜可用软式胆道镜或硬式胆道镜来完成。应用术中胆道镜可显著降低胆道术后残余结石的发生率。

有资料显示以往手术治疗胆道结石症,受到器械的限制术中难以取净胆道结石或胆囊结石,导致胆道残石的发生率达 30%～93%。而术中应用胆道镜,发挥其可弯曲、直视的优势,能取净肝外胆道胆石,降低胆道残石发生率。国外有学者报告应用术中胆道镜可使术后残石的发生率降至 2% 以下。可见术中胆道镜对于避免胆道残石意义重大。另外术中胆道镜还可以对胆道疾病作出诊断,并可取活体组织送组织病理学检查。

(4)术后胆道镜(POC):系指胆道外科手术后再经胆道瘘道口,插入胆道镜进入胆道进行检查和治疗。其中最常见的为经"T"管瘘道插入胆道镜。术后胆道镜检查和治疗具有痛苦小、安全易行、无需麻醉等优点。

术后胆道镜较术前、术中胆道镜应用更为普遍,其形式包括 T 形管瘘道胆道镜、胆囊造瘘术后胆道镜、肝内胆道造瘘术后胆道镜、胆肠吻合口胆道镜、空肠盲祥皮下造瘘术后胆道插入镜等。国内一般规定单纯术后胆道镜检查应于术后 4 周开始;胆道镜取石在术后 6 周方可开始。过早开始胆道镜检查和治疗,容易发生瘘道损伤。若欲行多次胆道镜取石的病例,一般每周 1 次,间隔时间最短不少于 3 天。

3.胆道镜的临床意义　胆道镜凭借能弯曲的优势可以自由进入肝内外胆道,甚而可以窥见 V 级胆道,克服了外科手术的盲区。利用镜身的活检孔道可以对胆道病变取活检做病理诊断。胆道镜可直视胆道内部情况,对经过 B 超、CT、ERCP、MRI 等方法检查仍不能确诊的多种胆道疾病可作出明确诊断,其作用不可替代。应用术中胆道镜可显著降低胆道术后残余结石的发生率。随着科技的发展,胆道镜技术的进步,各种类型的胆道镜技术必将在临床发挥更大的作用。

第六节　消化内镜发展与展望

从硬式内镜到纤维内镜、电子内镜、胶囊内镜,消化内镜技术经过一个多世纪的发展,伴随内镜器械的不断改进和创新,内镜诊治技术日臻完善,已由单纯内镜诊断进入到诊断与治疗相结合的阶段。许多学者预测,电子内镜在 21 世纪仍将发挥主要作用,并扩大适应证,同时希望胶囊内镜有所突破。本文对消化内镜的最新进展和应用简述如下。

一、内镜诊断方面的进展

1.电子内镜

(1)血色素指数技术的应用:血色素指数(IHb)色彩增强的最新技术已应用于临床(日本 Olympus 公司生产的 EVIS LUCERA 系列内镜具备该项功能),其主要原理是:内镜观察到的色调变化主要取决于血液中所含有的色素即血色素量,用黏膜血色素浓度的相关指数 $IHb = 32\log 2(Vr/Vg)$ 表示。通过将高于观察图像 IHb 平均值的像素进一步向红色强调,将低于平均值的像素进一步向白色强调,使得正常黏膜内容易忽略的细微色调变化得以强调,清晰地显示出发红或褪色的色调变化,可使病变和背景黏膜的色调差变大,此方法可确定微小病变、早期肿瘤与正常黏膜边界,是常规内镜做不到的。利用 IHb 技术获得颜色差异,对判断病灶的性质、起源以及对某些病变的程度、类型有一定帮助,并能将难以识别的黏膜表面显示出来,有助于对平坦病变的检出和不规则病灶边缘的确定,以利于下一步治疗方案的选择。此项功能有一定的临床意义,有望拓展内镜的诊断性能。

(2)窄带图像技术的应用:窄带图像(NBI)技术于 1999 年被研发,2001 年被首次报道将该技术应用于临床有效。其主要原理是:光的穿透深度取决于波长,而短波长光线位于血色素吸收带中,可清晰显示血管图像。Yasushi 等研究多种短波长光发现,波长 415～30nm 的光适合于表面黏膜中毛细血管图像的清晰显示;波长 500～30nm 的光适合于深层较厚血管图像的显示。常规 RGB 制式内镜滤光片的波长分别为 400nm(蓝)、500nm(绿)、600nm(红)。NBI 技术基于上述原理,通过使用波长分别为 415～30nm、445～30nm 和 500～30nm 的三种滤光片缩窄光谱透射率来改变光谱特征,可清晰观察黏膜表面毛细血管和深层微血管形态来辨别肿瘤。Yasushi 等研究发现,在结肠镜检查中无需染色,通过 NBI 技术实时处理图像可以有效区分增生性和腺瘤性息肉。Muto 等报道常规内镜检查中使用 NBI 技术对诊断咽部早期癌有诊断价值。Sumiyama 等也报道使用带有 NBI 技术和多弯曲先端部的放大内镜进行黏膜内胃癌的 EMR 治疗安全有效。因此将该 NBI 誉为"光学/数字色素内镜技术"。该项技术有望成为 21 世纪的标准内镜检查技术,但其应用于临床时间尚短,其可行性和有效性有待于临床进一步验证。

2.放大色素内镜　近年来随着技术的成熟与进步,放大内镜在电子化、数字化、可变焦、清晰度及可操作性等方面已经得到显著提高和增强。放大内镜进入临床伊始主要集中于大肠病变的研究(如以 Kudo 分型为依据,通过观察大肠黏膜腺管开口分型变化区分大肠肿瘤性与非肿瘤性病变等),目前研究热点已转向食管胃部病变。研究表明,放大 80 倍左右的放大内镜,可清晰显示胃肠黏膜的腺管开口和微细血管等微细结构的变化,结合黏膜色素染色,可比较准确地反映病变组织的病理学背景,能区分增生性、腺瘤性和癌性病变,提高平坦和凹陷性早期癌的检出率。放大内镜通过观察胃肠黏膜的细微结构改变,在消化道疾病尤其肿瘤的诊断方面有其独特的优势。

3.荧光内镜　生物组织内的化合物能发出其特定的荧光信号,良性组织和恶性组织(包括癌前期病变)生化特性不同,对应的自体荧光光谱也存在特异性,这种差别反映了病变组织的特异性。荧光内镜利用组织的激光诱导自体荧光光谱的差异性,来判别组织性质是近年研究十分活跃并极有前途的一种光学诊断技术。该系统由光学内镜和附加的单色激光源、光纤、ICCD、图像采集卡和计算机组成。激光由光纤经内镜的活检通道进入胃肠道并激发组织发出荧光,荧光图像经内镜的传像束传回内镜,并由接在内镜母镜上的 ICCD 探测后,送计算机内采集与处理后以伪彩色显示出来。荧光内镜用于诊断消化道疾病的研究刚刚起步。目前结果表明,荧光内镜对食管、胃及胆道等恶性疾病(特别是癌前期病变)的诊断具有重要诊断价值,具有实时、准确、无创等优点。随着研究的不断深入,临床应用前景将十分广阔。

4.共聚焦激光显微内镜　内镜检查过程中能够对消化道黏膜病变进行实时组织学预测是目前内镜发展的方向。近年来开发的共聚焦显微内镜(CEM)是一种将微型共聚焦显微镜整合于传统内镜前端的新技术。通过点扫描激光分析,可在内镜检查中同时获得高分辨率的黏膜表面和黏膜细胞形态学的图像,为体内组织学研究提供了快速、可靠的诊断工具。CEM 能够在体内观察细胞和血管的结构，进行实时组织学预测，且准确性高；还能指导活检，尤其是范围较广的病变（如溃疡性结肠炎、Barrett 食管等），避免盲目活检和可疑病灶的漏检。但 CEM 技术尚处于初级阶段，很多方面有待于完善。例如 CEM 仅能观察到活体消化道黏膜横切面的组织学图像，不能显示黏膜下层的病变，也不能对肿瘤性病变进行分级。相信随着科技的发展这些不足一定能得到克服，可以预见 CEM 在消化道疾病检查中将发挥重要作用。

5.硬度可变式结肠镜 在 20 世纪 90 年代末由日本 Olympus 公司研制成功，并已用于临床，其插入部的柔韧性是可变的，可有效防止结肠袢曲的形成，有助于插镜操作成功率的提高，并能减轻患者疼痛。该公司还研制成功一种"示踪式"结肠镜，可在显示器上显示出内镜的位置和形状的图像。目前正在研制"爬行式"微型结肠镜，力图减少患者痛苦，缩短检查时间。

6.双气囊推进式小肠镜 由日本富士写真光机株式会社生产。2001 年日本学者 Yamamoto 在世界上率先报道了使用双气囊推进式小肠镜进行全小肠检查。双气囊推进式小肠镜是在原先的推进式小肠镜外加装一个顶端带气囊的外套管，同时也在小肠镜顶端加装一个气囊。由两名医师操作，通过两个气囊的交替充放气、镜身与外套管的推进和钩拉将肠管缩短套叠在镜身上，这样交叉进镜可对整个小肠进行完全、彻底的检查。双气囊推进式小肠镜有经口腔进镜和经肛门进镜两种进镜方式。与普通推进式电子小肠镜相比，双气囊电子小肠镜由于进镜原理的创新性，在通常情况下能进行全小肠检查，并可在检查过程中进行活检、止血、息肉切除、注射等治疗，检查中患者耐受性和安全性好，是多数小肠疾病检查最理想的手段。但是从目前的累积经验分析，双气囊小肠镜检查亦有一定的盲区，有待于进一步改进。

7.胶囊内镜 1999 年胶囊内镜又名无线胶囊内镜的问世，填补了小肠可视性检查的空白，也为消化道无创性可视性检查带来了新的革命，其被誉为消化内镜技术发展史上又一新的里程碑。目前所应用的胶囊内镜有以色列 Given 公司生产的 M2A 型及国产 OMOM 型两种，基本结构相同，包括 3 个主要部分：内镜胶囊、信号记录器和图像处理工作站。胶囊内镜具有应用简便、一次性使用可防止交叉感染、图像清晰、检查无需局部或全身麻醉及无严重并发症等优点，对小肠病变的诊断具有重要的应用价值，目前主要用于消化道不明原因出血、克罗恩病、小肠肿瘤等疾病的诊断。胶囊内镜的出现延长了人们对消化道的视线，解决了多年以来人们对小肠疾病和胃肠道隐血诊断方面的难题，可以预料它对消化领域尤其是对小肠生理功能和疾病发病机制的研究,将产生革命性的、不可估量的影响。目前胶囊内镜技术存在的主要问题在于不能对病灶准确定位、全消化道检查尚存在盲区、检查中不能进行活检和治疗,科研人员正努力设法解决这些问题。预计在不远的将来,胶囊内镜检查技术必将进一步成熟和完善。

8.超声内镜　超声内镜是头端具有微型超声探头的一种内镜,在内镜观察消化道各种异常改变的同时,可于距病灶最近的位置对病灶进行超声扫描,这种检查我们称为内镜超声检查(EUS)。按探头的构造分类,有机械环扫式超声内镜和电子线阵式超声内镜,此外还有微探头。按探头的扫描平面分类,有横轴超声内镜和纵轴超声内镜。横轴超声内镜的扫描平面与内镜的长轴垂直,一般用于诊断。纵轴超声内镜的扫描平面与内镜长轴平行,适用于 EUS 引导下的穿刺和介入治疗。超声内镜既可以在内镜下观察消化道黏膜的病变形态,又可通过超声扫描了解病变的深度与邻近脏器的关系,具有内镜与超声的双重功能。对于胰腺、胆总管末端和胆囊病变,其扫描图像比体外 B 超更为清晰,同时,还能在超声引导下通过内镜直视下进行深层组织脏器的穿刺,达到组织细胞学的诊断目的,目前已成为消化系统疾病的重要诊断方法。

二、内镜治疗方面的进展

近 30 年来消化内镜不仅在消化系疾病的诊断中发挥了重要作用,而且开辟了介入治疗的新领域,形成新兴的治疗内镜学,使许多疾病在内镜下得到了真正的微创治疗。

1.微创治疗　食管上皮内癌和侵及黏膜固有膜中层以内的食管癌和胃癌的Ⅰ、Ⅱa、Ⅱc 型淋巴转移极为少见但临床容易漏诊,现通过高清晰放大色素内镜的观察诊断,结合高频超声探头准确的判断肿瘤浸润程度,内镜下黏膜切除术(EMR)治疗可以完整、安全的切除病变并回收标本进一步验证,已经成为上述病症的治疗首选。内镜下止血技术(如黏膜下注射、APC、高频电、激光、热极、微波及射频等)已经成为消化道溃疡出血的首选治疗方法。硬化剂、组织粘合剂注射、内镜套扎等止血技术能有效治疗食管-胃底静脉曲张破裂出血。内镜下狭窄探条或气囊扩张技术和支架置入技术可用于解除消化道等良恶性病变所引起的梗阻。经皮内镜胃造瘘术主要用于需长期肠内营养的患者,对于颅脑及颈部肿瘤患者也可短期应用。随着内镜技术的进步,IHb、NBI、多弯曲内镜等新技术的应用必将进一步为内镜医师成功进行各种内镜下微创治疗提供帮助。

ESD、STER、POEM:目前内镜下切除广泛应用于治疗黏膜下肿瘤(SMTs),其治疗方法有内镜下内镜黏膜下剥离术(ESD)及内镜黏膜下隧道肿瘤切除术(STER)。POEM是一种通过隧道内镜技术进行肌切开的内镜微创新技术,2010年由Inoue等首次报道用于治疗贲门失弛缓症患者,有效的缓解了贲门失驰缓症的临床症状,短期疗效肯定。此后,我国也相继开展经口内镜下肌切开术,治疗效果显著,无严重并发症。

早期食管癌、胃癌及癌前病变采用内镜下治疗是当前最为直接、有效,创伤小的治疗方法,但在一定时间内需进行多次内镜复查和治疗,使一些患者对此产生恐惧心理,多数处于被动和无奈的境地,甚至一些患者因无法坚持而中断,造成前功尽弃。张立玮等对48例早期食管癌、胃癌及癌前病变行内镜黏膜切除术和氩离子凝固术中,采用异丙酚复合小剂量咪达唑仑静脉麻醉,使所有患者整个治疗过程平稳,镇静程度评分均达4~5分,患者术中无知晓,术后无记忆,减少甚至消除了患者的痛苦和焦虑,提高了患者对内镜操作的耐受性,给内镜治疗提供了极佳的操作环境,保证了内镜治疗的安全、顺利,无出血穿孔等并发症的发生。镇静麻醉方法应用于早期食管癌、胃癌及癌前病变的内镜治疗具有安全、确切的镇静效果,提高了患者的耐受力,保证了内镜治疗的顺利完成和今后的定期随访。这一方法的应用,必将推动内镜治疗技术的进一步广泛开展,具有广阔的应用前景。

2.胆胰疾病的内镜治疗技术　　1968年MeCune发展了内镜下逆行胰胆道造影技术(ERCP)。1974年Classen和Kawai分别在德国和日本发展了内镜下十二指肠乳头切开技术。目前临床ERCP及EST取石术、内支架引流术已比较普及,乳头括约肌气囊扩张作为不破坏乳头括约肌的技术,也已经广泛开展。胰管支架置入术已经成为治疗胰腺肿瘤和与主胰管相通胰腺囊肿的主要方法,许多胰腺的假性囊肿可以行内镜下置管引流术。对一些经ERCP等检查仍无法明确诊断的特殊疑难病历,子母镜可以直视下观察胆、胰管黏膜的早期病变,并可以做活检、刷检、胆胰液细胞学检查和癌标记物的测定。

ERPCSPYGLASS:SpyGlass系统是在胆道子母镜的基础上开发出来的一种胆胰管诊疗系统,相比传统的胆道子母镜,其具有单人操作、可4个方向调节、冲洗、活检等优点。操作时先将十二指肠镜送至十二指肠乳头部,取直镜身并插管成功后,在导丝引导下将SpyGlass送入到胆胰管内,可对病变行直视下活检,同时还可利用SpyGlass系统进行其他的检查和治疗。

3.光动力学疗法　　光动力学疗法(PDT)又称光敏疗法,于1976年由Kelly和Snell首创。由于PDT仅杀伤肿瘤细胞的特异性和适用于各种肿瘤的广谱性,毒性低仅需避光,对骨髓及免疫无影响的安全性,使其成为消化道癌瘤治疗的有效方法之一。近年来随着毒性更低、应答率更高的新一代光敏剂的问世和高功率半导体激光仪的开发,PDT 已经越来越受到临床的重视。

4.介入超声内镜技术 介入超声内镜技术(EUS)已广泛应用于胃肠道黏膜下肿瘤、胰腺癌及内分泌肿瘤的诊断及鉴别诊断以及胃肠道和胰胆系恶性肿瘤的术前分期等。随着内镜超声诊断技术的提高,近年介入超声内镜技术取得一定突破,EUS 能准确判断早期癌,同时可以通过穿刺确定是否有淋巴结转移,指导早期癌的内镜治疗,使早期癌的治疗更为安全。目前 EUS 指导下的细胞移植治疗晚期胰腺癌、肿瘤的免疫和基因治疗、胃起搏器置入术、胰腺假性囊肿穿刺引流术、胰腺肿块穿刺、腹腔神经丛阻滞及贲门失弛缓症的治疗等,均收到良好的效果,标志着EUS 进入微创治疗疾病的介入技术时代。但我们也应认识到 EUS 技术开展时间相对较短,经验不足,且有一些并发症(如出血、穿孔、感染及胰腺炎等)的报道,今后需要不断总结经验、提高操作技术,渐趋完善。

三、消化内镜展望

回眸内镜技术的历史,任何新技术都不是突然出现的,而是必定有其关联技术的基础,如纤维内镜是在光导纤维出现后被发明;电子内镜也是在 CCD 发明一段时间后才走向实用。由此可见内镜技术的革命性发展进步要有相关领域技术发展进步的支持。对于将来发展趋向的预测可以从现在萌芽技术中窥其走势,我们认为 21 世纪的内镜仍将以电子内镜为中心,其图像处理和图像分析技术会得到不断加强和完善(如多弯曲部内镜、IHb 技术、NBI 等技术的临床推广应用等);关于仪器装置方面,可能将向微型机器方向发展(如胶囊内镜的改进、诊治一体的微型内镜的研发等);内镜治疗技术将围绕"微创化"的中心,进一步开发与引进效果确实、科学合理的新技术,对于现有的项目亦应反复深入研讨,总结经验,修正改良,力求完善。本节纵览概述了消化系内镜的发展沿革和内镜诊疗技术的进展轮廓。综上所述,内镜下诊断和治疗消化道疾病已取得显著成果和迅速的发展,但国内有些领域尚未开发,基础理论研究有待深入,内镜学的触角还应延伸到相关边缘学科,拓展内镜治疗范围,进而形成一个崭新的诊治领域,达到内镜技术发展的全新境界。

第二章　内镜消毒与保养

随着内镜检查和治疗技术的不断发展,内镜在临床上的应用越来越广泛。内镜作为一种进入人体腔内的医疗器械,若消毒不够严格,极易将微生物引入人体,导致医院感染的发生。据报道,我国人口的 HBsAg 携带率为 10%,具有消化道症状患者的 HBV 感染率要比普通人群的感染率高得多。因此,加强对内镜的消毒与管理,避免内镜诊疗中发生相关的感染传播已成为内镜诊疗工作者重要的责任。

一、范围

包括软式内镜清洗消毒相关的管理要求、布局及设施、设备要求、清洗消毒操作规程、监测与记录等内容。

二、管理要求

1.医疗机构的管理要求　有条件的医院宜建立集中的内镜诊疗中心(室),负责内镜诊疗及清洗消毒工作。内镜的清洗消毒也可由消毒供应中心负责,遵循本标准开展工作。应将内镜清洗消毒工作纳入医疗质量管理中,制定和完善内镜诊疗中心(室)医院感染管理和内镜清洗消毒的各项规章制度并落实,加强监测。护理管理、人事管理、医院感染管理、设备及后勤管理等部门,应在各自职权范围内,对内镜诊疗中心(室)的管理履行以下职责:

(1)根据工作量合理配置内镜诊疗中心(室)的工作人员。

(2)落实岗位培训制度。将内镜清洗消毒专业知识和相关医院感染预防与控制知识纳入内镜诊疗 中心(室)人员的继续教育计划。

(3)对内镜诊疗中心(室)清洗、消毒、灭菌工作和质量监测进行指导和监督,定期进行检查与评价。

(4)发生可疑内镜相关感染时,组织、协调内镜诊疗中心(室)和相关部门进行调查分析,提出改进措施。

(5)对内镜诊疗中心(室)新建、改建与扩建的设计方案进行卫生学审议;对清洗、消毒与灭菌设备 的配置与质量指标提出意见。

(6)负责设备购置的审核(合格证、技术参数);建立对厂家设备安装、检修的质量审核、验收制度;专人负责内镜诊疗中心(室)设备的维护和定期检修,并建立设备档案。

(7)保障内镜诊疗中心(室)的水、电、压缩空气的供给和质量,定期进行设施、管道的维护和检修。

2.内镜诊疗中心(室)的管理要求　应建立健全岗位职责、清洗消毒操作规程、质量管理、监测、设备管理、器械管理、职业安全防护、继续教育和培训等管理制度和突发事件的应急预案。应有相对固定的专人从事内镜清洗消毒工作,其数量与本单位的工作量相匹配。应指定专人负责质量监测工作。工作人员进行内镜诊疗或者清洗消毒时,应遵循标准预防原则和 WS/T311 的要求做好个人防护,穿戴必要的防护用品。内镜诊疗中心(室)的工作人员应接受与其岗位职责相应的岗位培训和继续教育,正确掌握以下知识与技能:

(1)内镜及附件的清洗、消毒、灭菌的知识与技能;

(2)内镜构造及保养知识;

(3)清洗剂、消毒剂及清洗消毒设备的使用方法;

(4)标准预防及职业安全防护原则和方法;

(5)医院感染预防与控制的相关知识。

三、布局及设施、设备要求(见彩图 2)

1.基本要求　内镜诊疗中心(室)应设立办公区、患者候诊室(区)、诊疗室(区)、清洗消毒室(区)、内镜与附件储存库(柜)等,其面积应与工作需要相匹配。应根据开展的内镜诊疗项目设置相应的诊疗室。不同系统(如呼吸、消化系统)软式内镜的诊疗工作应分室进行。

2.内镜诊疗室　诊疗室内的每个诊疗单位应包括诊查床 1 张、主机(含显示器)、吸引器、治疗车等。软式内镜及附件数量应与诊疗工作量相匹配。灭菌内镜的诊疗环境至少应达到非洁净手术室的要求。应配备手卫生装置,采用非手触式水龙头。应配备口罩、帽子、手套、护目镜或防护面罩等。注水瓶内的用水应为无菌水,每天更换。宜采用全浸泡式内镜。宜使用一次性吸引管。

3.清洗消毒室应独立设置　应保持通风良好。如采用机械通风,宜采取"上送下排"方式,换气次数宜>10 次/h,最小新风量宜达到 2 次/h。清洗消毒流程应做到由污到洁,应将操作规程以文字或图片方式在清洗消毒室适当的位置张贴。不同系统(如呼吸、消化系统)软式内镜的清洗槽、内镜自动清洗消毒机应分开设置和使用。宜配备动力泵(与全管道灌流器配合使用)、超声波清洗器。宜配备内镜自动清洗消毒机。个人防护用品：应配备防水围裙或防水隔离衣、医用外科口罩、护目镜或防护面罩、帽子、手套、专用鞋等。内镜与附件储存库(柜)：内表面应光滑、无缝隙，便于清洁和消毒，与附件储存库(柜)应通风良好，保持干燥。

(1)用于内镜灭菌的低温灭菌设备应符合国家相关规定。应配有以下设施、设备：

1)清洗槽。手工清洗消毒操作还应配备漂洗槽、消毒槽、终末漂洗槽。

2)全管道灌流器。

3)各种内镜专用刷。

4)压力水枪。

5)压力气枪。

6)测漏仪器。

7)计时器。

8)内镜及附件运送容器。

9)低纤维絮且质地柔软的擦拭布、垫巾。

10)手卫生装置，采用非手触式水龙头。

(2)内镜自动清洗消毒机相关要求应符合 GB 30689 的规定，主要包括：

1)应具备清洗、消毒、漂洗、自身消毒功能；

2)宜具备测漏、水过滤、干燥、数据打印等功能。

3)清洗消毒室的耗材应满足以下要求：

①水：应有自来水、纯化水、无菌水。自来水水质应符合 GB 5749 的规定。纯化水应符合 GB5749 的规定，并应保证细菌总数<10CFU/100 mL；生产纯化水所使用的滤膜孔径应<0.2μm，并定期更换。无菌水为经过灭菌工艺处理的水。必要时对纯化水或无菌水进行微生物学检测。

②压缩空气：应为清洁压缩空气。

③医用清洗剂应满足以下要求：应选择适用于软式内镜的低泡医用清洗剂；可根据需要选择特殊用途的医用清洗剂，如具有去除生物膜作用的医用清洗剂。

④医用润滑剂：应为水溶性，与人体组织有较好的相容性，不影响灭菌介质的穿透性和器械的机械性能。

⑤消毒剂应满足以下要求：

应适用于内镜且符合国家相关规定，并对内镜腐蚀性较低；

可选用邻苯二甲醛、戊二醛、过氧乙酸、二氧化氯、酸性氧化电位水、复方含氯

消毒剂,也可选用其他消毒剂;

部分消毒剂使用方法见表1;

酸性氧化电位水应符合 GB 28234 的规定。

⑥灭菌剂应满足以下要求:

应适用于内镜且符合国家相关规定,并对内镜腐蚀性较低;

可选用戊二醛、过氧乙酸,也可选用其他灭菌剂;

部分灭菌剂使用方法见表1-1。

⑦消毒剂浓度测试纸:应符合国家相关规定。

⑧干燥剂:应配备 75%～95%乙醇或异丙醇。

四、清洗消毒操作规程

1.基本原则　所有软式内镜每次使用后均应进行彻底清洗和高水平消毒或灭菌。软式内镜及重复使用的附件、诊疗用品应遵循以下原则进行分类处理,进入人体无菌组织、器官,或接触破损皮肤、破损黏膜的软式内镜及附件应进行灭菌;与完整黏膜相接触,而不进入人体无菌组织、器官,也不接触破损皮肤、破损黏膜的软式内镜及 附属物品、器具,应进行高水平消毒;与完整皮肤接触而不与黏膜接触的用品宜低水平消毒或清洁。内镜消毒或灭菌前应进行彻底清洗。清洗剂和消毒剂的作用时间应遵循产品说明书。确诊或疑似分枝杆菌感染患者使用过的内镜 及附件,其消毒时间应遵循产品的使用说明。消毒后的内镜应采用纯化水或无菌水进行终末漂洗,采用浸泡灭菌的内镜应采用无菌水进行 终末漂洗。内镜应储存于清洁、干燥的环境中。每日诊疗工作开始前,应对当日拟使用的消毒类内镜进行再次消毒、终末漂洗、干燥后,方可用于患者诊疗。

2.内镜　使用后应按以下要求测漏宜每次清洗前测漏;条件不允许时,应至少每天测漏 1 次。

3.工作流程

(1)预处理流程如下:

1)内镜从患者体内取出后,在与光源和视频处理器拆离之前,应立即用含有清洗液的湿巾或湿纱布擦去外表面污物,擦拭用品应一次性使用;反复送气与送水至少 10S;

2)将内镜的先端置入装有清洗液的容器中,启动吸引功能,抽吸清洗液直至其流入吸引管;

3)盖好内镜防水盖;

4)放入运送容器,送至清洗消毒室。

(2)测漏流程如下:

1)取下各类按钮和阀门;

2)连接好测漏装置,并注入压力;将内镜全浸没于水中,使用注射器向各个道内注水,以排出管道内气体;

3)首先向各个方向弯曲内镜先端,观察有无气泡冒出;再观察插入部、操作部、连接部等部分是否有气泡冒出;

4)如发现渗漏,应及时保修送检;

5)测漏情况应有记录;

6)也可采用其他有效的测漏方法。

(3)清洗流程如下:

1)在清洗槽内配制清洗液,将内镜、按钮和阀门完全浸没于清洗液中。

2)用擦拭布反复擦洗镜身,应重点擦洗插入部和操作部。擦拭布应一用一更换。

3)刷洗软式内镜的所有管道,刷洗时应两头见刷头,并洗净刷头上的污物;反复刷洗至没有可见污染物。

4)连接全管道灌流器,使用动力泵或注射器将各管道内充满清洗液,浸泡时间应遵循产品说明书。

5)刷洗按钮和阀门,适合超声清洗的按钮和阀门应遵循生产厂家的使用说明进行超声清洗。

6)每清洗1条内镜后清洗液应更换。

7)将清洗刷清洗干净,高水平消毒后备用。

(4)漂洗流程如下:

1)将清洗后的内镜连同全管道灌流器、按钮、阀门移入漂洗槽内;

2)使用动力泵或压力水枪充分冲洗内镜各管道至无清洗液残留;

3)用流动水冲洗内镜的外表面、按钮和阀门;

4)使用动力泵或压力气枪向各管道充气至少30s,去除管道内的水分;

5)用擦拭布擦干内镜外表面、按钮和阀门,擦拭布应一用一更换。

(5)消毒(灭菌)流程如下:

1)将内镜连同全管道灌流器,以及按钮、阀门移入消毒槽,并全部浸没于消毒液中;

2）使用动力泵或注射器,将各管道内充满消毒液,消毒方式和时间应遵循产品说明书;

3）更换手套,向各管道至少充气 30s,去除管道内的消毒液;

4）使用灭菌设备对软式内镜灭菌时,应遵循设备使用说明书。

（6）终末漂洗流程如下:

1）将内镜连同全管道灌流器,以及按钮、阀门移入终末漂洗槽;

2）使用动力泵或压力水枪,用纯化水或无菌水冲洗内镜各管道至少 2min,直至无消毒剂残留;

3）用纯化水或无菌水冲洗内镜的外表面、按钮和阀门;

4）采用浸泡灭菌的内镜应在专用终末漂洗槽内使用无菌水进行终末漂洗;

5）取下全管道灌流器。

（7）干燥流程如下:

1）将内镜、按钮和阀门置于铺设无菌巾的专用干燥台。无菌巾应每 4h 更换 1 次。

2）用 75%～95%乙醇或异丙醇灌注所有管道。

3）使用压力气枪,用洁净压缩空气向所有管道充气至少 30s,至其完全干燥。

4）用无菌擦拭布、压力气枪干燥内镜外表面、按钮和阀门。

5）安装按钮和阀门。

（8）内镜清洗消毒机操作流程:使用内镜清洗消毒机前应先遵循对内镜进行预处理、测漏、清洗和漂洗。清洗和漂洗可在同一清洗槽内进行。内镜清洗消毒机的使用应遵循产品使用说明。无干燥功能的内镜清洗消毒机,应遵循上面的（7）中干燥流程规定进行干燥。

（9）复用附件的清洗消毒与灭菌:附件使用后应及时浸泡在清洗液里或使用保湿剂保湿,如为管腔类附件应向管腔内注入清洗液。附件的内外表面及关节处应仔细刷洗,直至无可见污染物。采用超声清洗的附件,应遵循附件的产品说明书使用医用清洗剂进行超声清洗。清洗后用流动水漂洗干净,干燥。附件的润滑应遵循生产厂家的使用说明。

选择消毒或灭菌方法:

1）耐湿、耐热附件的消毒:

①可选用热力消毒,也可采用消毒剂进行消毒;

②消毒剂的使用方法应遵循产品说明书;

③使用消毒剂消毒后,应采用纯化水或无菌水漂洗干净,干燥备用。

2)耐湿、耐热附件的灭菌首选压力蒸汽灭菌;不耐热的附件应采用低温灭菌设备或化学灭菌剂浸泡灭菌,采用化学灭菌剂浸泡灭菌后应使用无菌水漂洗干净,干燥备用。

五、储存

内镜干燥后应储存于内镜与附件储存库(柜)内,镜体应悬挂,弯角固定钮应置于自由位,并将取下的各类按钮和阀门单独储存。内镜与附件储存库(柜)应每周清洁消毒1次,遇污染时应随时清洁消毒。灭菌后的内镜、附件及相关物品应遵循无菌物品储存要求进行储存。

六、设施、设备及环境的清洁消毒

每日清洗消毒工作结束,应对清洗槽、漂洗槽等彻底刷洗,并采用含氯消毒剂、过氧乙酸或其他符合国家相关规定的消毒剂进行消毒。每次更换消毒剂时,应彻底刷洗消毒槽。每日诊疗及清洗消毒工作结束后,应对内镜诊疗中心(室)的环境进行清洁和消毒处理。

七、监测与记录

1.内镜清洗质量监测　应采用目测方法对每件内镜及其附件进行检查。内镜及其附件的表面应清洁、无污渍。清洗质量不合格的,应重新处理。可采用蛋白残留测定、ATP生物荧光测定等方法,定期监测内镜的清洗效果。

2.使用中的消毒剂或灭菌剂监测　浓度监测,应遵循产品使用说明书进行浓度监测。产品说明书未写明浓度监测频率的,一次性使用的消毒剂或灭菌剂应每批次进行浓度监测;重复使用的消毒剂或灭菌剂配制后应测定一次浓度,每次使用前进行监测;消毒内镜数量达到规定数量的一半后,应在每条内镜消毒前进行测定。酸性氧化电位水应在每次使用前,应在使用现场酸性氧化电位水出水口处,分别测定pH和有效氯浓度。染菌量监测,每季度应监测1次,监测方法应遵循WS/T 367的规定。

3.内镜消毒质量监测　消毒内镜应每季度进行生物学监测。监测采用轮换抽检的方式,每次按25%的比例抽检。内镜数量少于等于5条的,应每次全部监测;多于5条的,每次监测数量应不低于5条。监测方法应遵循GB 15982的规定,消毒合格标准:菌落总数≤20CFU/件。当怀疑医院感染与内镜诊疗操作相关时,应进行致病性微生物检测,方法应遵循GB 15982的规定。

4.内镜清洗消毒机的监测　内镜清洗消毒机新安装或维修后,应对清洗消毒后的内镜进行生物学监测,监测合格后方可使用。内镜清洗消毒机的其他监测,应遵循国家的有关规定。

5.手卫生和环境消毒质量监测　每季度应对医务人员手消毒效果进行监测,监测方法应遵循 WS/T313 的规定。每季度应对诊疗室、清洗消毒室的环境消毒效果进行监测,监测方法应遵循 WS/T 367 的规定。

6.质量控制过程的记录与可追溯要求　应记录每条内镜的使用及清洗消毒情况,包括:诊疗日期、患者标识与内镜编号(均应具唯一性)、清洗消毒的起止时间以及操作人员姓名等。应记录使用中消毒剂浓度及染菌量的监测结果。应记录内镜的生物学监测结果。宜留存内镜清洗消毒机运行参数打印资料。应记录手卫生和环境消毒质量监测结果。记录应具有可追溯性,消毒剂浓度监测记录的保存期应>6 个月,其他监测资料的保存期应>3 年。

表 1-1　部分消毒(灭菌)剂使用方法

消毒(灭菌)剂	高水平消毒及灭菌参数	使用方式	注意事项
邻苯二甲醛(OPA)	浓度:0.55%(0.5%~0.6%) 时间:消毒>5min	1.内镜清洗消毒机。2.手工操作:消毒液应注满各管道,浸泡消毒	1.易使衣服、皮肤、仪器等染色。2.接触蒸气可能刺激呼吸道和眼睛
戊二醛(GA)	浓度:>2%(碱性)时间:支气管镜消毒浸泡时间>20min;其他内镜消毒>10min;结核杆菌、其他分枝杆菌等特殊感染患者使用后的内镜浸泡>45min;灭菌>10h	1.内镜清洗消毒机。2.手工操作:消毒液应注满各管道,浸泡消毒	1.对皮肤、眼睛和呼吸具有致敏性和刺激性,并能引发皮炎、结膜炎、鼻腔发炎及职业性哮喘,宜在内镜清洗消毒机中使用。2.易在内镜及清洗消毒设备上形成硬结物质
过氧乙酸(PAA)	浓度:0.2%~0.35%(体积分数)时间:消毒>5min,灭菌>10min	内镜清洗消毒机	对皮肤、眼睛和呼吸道有刺激性
二氧化氯	浓度:100mg/L~500mg/L 时间:消毒3min~5min	1.内镜清洗消毒机。2.手工操作:消毒液应注满各管道,浸泡消毒	活化率低时产生较大刺激性气味,宜在内镜清洗消毒机中使用

续表

消毒(灭菌)剂	高水平消毒及灭菌参数	使用方式	注意事项
酸性氧化电位水（AE-OW）	主要指标： 有效氯浓度 60mg/L±10mg/L；pH2.0～3.0；氧化还原电位＞1100mV；残留氯离子＜1000mg/L。 时间：消毒 3min～5min	1.酸性氧化电位水内镜清洗消毒机。 2.手工操作：使用专用连接器将酸性氧化电位水出水口与内镜各孔道连接，流动浸泡消毒	1.在存在有机物质的情况下，消毒效果会急剧下降，消毒前清洗应彻底。尤其对污染严重、不易清洗的内镜（如肠镜等），应增加刷洗次数，延长清洗时间，保证清洗质量。 2.应采用流动浸泡方式消毒。 3.消毒后纯化水或无菌水冲洗 2 分钟，注气 30s。

注 1：表中所列的消毒(灭菌)剂，其具体使用条件与注意事项等遵循产品使用说明书。

注 2：表中未列明的同类或其他消毒(灭菌)剂，其使用方式与注意事项等遵循产品使用说明书。

第三章　消化道形态学基础

第一节　消化道概述

一、消化道的组成和功能

消化道或消化管,为食物由口腔至肛门运行的管道,依据其各段的位置、形态、结构特点和功能的差异,分为口腔、咽、食管、胃、小肠和大肠等 6 部分。临床上通常将从口腔至十二指肠的部分称为上消化道;空肠以下的部分则称下消化道。

消化管各部各有其功能,食物在口腔通过咀嚼磨碎,与唾液拌和湿润形成食团,并进行初步消化;食团由咽和食管运送至胃,与胃液混合成食糜,得到进一步的消化;食糜在小肠被肠液、胆汁和胰液进行最大程度消化,分解而成营养物质被吸收,其余物质被运送到大肠;在大肠内,其大量水分被吸收,最后将经消化、吸收剩余的残渣运送至肛门,排出体外。此外,整个消化道黏膜内含有大量的巨噬细胞和淋巴细胞,与免疫功能有关;并在胃肠道黏膜下存在数十种内分泌细胞,构成 ADUS 系统,合成和分泌多种有生物活性物质,统称为胃肠激素,具有调节胃肠道自身运动和分泌、组织代谢和生长的功能,同时还具有参与协调其他器官活动的作用。

二、腹部的标志线和分区

消化管由头、颈至胸、腹、盆部,贯穿躯干和体腔全长,然而大部分位于腹腔内。为描述腹部器官的位置及其关系,通常采用 9 分法将腹部分区,即分别经两侧肋弓第 10 肋的最低点和两侧髂结节,做两条横线,以通过该两条横线的两个水平面,将腹部分为腹上、中、下部;分别经两侧腹股沟韧带中点做两条垂直线,以通过该两条垂线的两个矢状面,与前两个水平面相交,将每部再分为左、中、右 3 区,即腹上部中间的腹上区和两侧的左、右季肋区;腹中部中间的脐区和两侧的左、右外侧区(腰区);腹下部中间的腹下区(耻区)和两侧的左、右髂区(腹股沟区)。在临床工作中,有时可经脐作纵、横互为垂直的两线,以分别通过该两线的水平面与矢状面相交,将腹部分为左上腹、右上腹、左下腹和右下腹 4 个区。

三、消化管壁的一般构造(见彩图 3)

消化管各段,除口腔外,一般均分为 4 层,由内向外依次为黏膜、黏膜下层、肌层和外膜。

1.黏膜　黏膜具有消化、吸收和分泌的功能,亦具有重要的屏障与保护等作用。消化管各部黏膜的结构特征明显地反映了各部功能的差异。黏膜可分 3 层,即上皮、固有层和黏膜肌层。

(1)上皮:是消化管壁的最内层,直接与食物接触。黏膜上皮的类型因所在的部位和功能不同而存在差异。在接近外界和机械摩擦大的部位,如消化管两端,口腔、食管及直肠肛门等部,其黏膜上皮是未角化的复层扁平上皮,以保护作用为主;在胃肠,其黏膜上皮则属单层柱状上皮,有利于消化、吸收和分泌。

(2)固有层:由结缔组织构成,内含丰富的淋巴组织、小血管、淋巴管、神经及腺体。淋巴组织有的是弥散的,有的形成淋巴集结,参与机体免疫反应。

(3)黏膜肌层:由薄层平滑肌组成,一般分内环和外纵两层。肌纤维收缩使黏膜局部运动,有利于腺体分泌和营养吸收。

2.黏膜下层　黏膜下层为疏松结缔组织,内含较大的血管、淋巴管及黏膜下神经丛,丛内有副交感神经节细胞。在食管和十二指肠,黏膜下层还含有腺体。

3.肌层　肌层除口、咽和食管上段及肛门外括约肌为骨骼肌外,其余部分均为平滑肌。一般排成内环和外纵两层。在两层之间,有肌间神经丛,其中也含有副交感神经节细胞。

4.外膜　外膜为消化管壁的最外层。外膜有两种形式:食管和直肠下段,仅薄层结缔组织构成,称纤维膜;位于腹腔内胃肠的外膜,绝大部分在薄层结缔组织表面覆一层间皮,二者合称浆膜(腹膜脏层)。

第二节　食　管

一、食管的位置、形态与分部

食管为一前后扁狭的肌性管道,上端在第 6 颈椎下缘与咽相续,沿脊柱前面下行,经胸廓上口进入胸腔,穿膈的食管裂孔进入腹腔,下端在第 11 胸椎体的左侧,与胃贲门连接。成人食管全长男性约(25.27±1.34)cm、女性约(23.61±1.17)cm。

目前常用的食管分部方法有两种,按照食管经过的解剖部位分为颈、胸、腹3部。食管颈部上起食管上口或第6颈椎平面,下至胸骨颈静脉切迹或第2胸椎水平,男性长约(2.91±0.68)cm、女性约(2.92±0.79)cm;食管胸部上端起自胸骨颈静脉切迹平面,下至膈食管裂孔,男性长约(20.60±1.41)cm、女性约(19.07±1.15)cm;食管腹部最短,由膈食管裂孔至贲门,男性仅长(1.76±0.43)cm、女性(1.62±0.28)cm。依据临床定位法,将食管全长等分为上、中、下三段。跨段病变按其中点位置归段。

从应用角度出发,临床上还将食管胸部再分为3段或2段。3段分法是以主动脉弓上缘和左肺根下缘(有人认为以肺下静脉)为界,食管胸部从颈静脉切迹至食管裂孔被分为上、中、下段。两分法是以气管叉为标志,将食管胸部分为上、下两段。

临床上行内镜检查时,通常需对内镜从切牙至贲门的距离做出相对估计,一般为40cm左右。近年来,国内部分作者对活体的观测值有较大差异,平均长度为42.0cm。有研究对食管长度的统计,随个体胸部长度不同而有差异。根据近些年临床应用纤维内镜诸多对活体食管的测量资料显示,所报道的数据差异较大。陈洪来等测量了852名(男559,女293)正常成人,分析食管的长度与身高及坐高相关。王增叶等报道认为食管的长度与性别有显著差异,与身高无显著差异。何凤昌等对新疆地区306名汉族和108名少数民族成人食管进行测量,其结果为少数民族的食管长度较汉族平均约长0.5cm,并认为这与少数民族组的平均身高稍高于汉族组有关。

二、食管的狭窄与膨大

正常食管由于其本身结构的特点及其邻近器官影响的关系,全长呈现出3个狭窄部和2个膨大部。3处狭窄部分别位于:①食管起始(咽与食管相接)处;②与左主支气管相交处;③穿膈的食管裂孔处。

食管的第1和第3狭窄部经常处于闭合状态,前者由环绕食管入口处的环咽肌和环状软骨形成,管径平均为14mm,可阻止在吸气时空气从咽进入食管,常阻碍内镜的插入;后者由食管腹段的环行肌层与膈食管裂孔周围的膈肌纤维组成,可能是形成该部狭窄的结构基础,管径为16～19mm,可防止胃内容物反流入食管,该部狭窄所形成的贲门痉挛,即由该部各肌发生痉挛性收缩所致。第2狭窄部是由于相邻的主动脉弓和左主支气管的压迫所致,在生理功能上无意义,在正常情况下,该狭窄本身并不影响食物的通过,但常是异物易于嵌顿滞留及食管癌的好发部位。

临床上常以上颌中切牙为定点测量上中切牙至食管各部的距离,解剖统计显示,上中切牙至食管起始处的距离,男性约为(15.95±0.79)cm、女性约(14.60±0.43)cm;至食管与左主支气管相交处男性为(27.38±1.16)cm、女性约(25.08±0.89)cm;至食管心压迹中点的距离男性(33.70±1.60)cm、女性约(30.76±1.56)cm;至食管平对后冠状沟处的距离男性为(34.36±1.78)cm、女性(31.72±1.74)cm;至贲门中点的距离男性约为(41.27±1.83)cm、女性约(38.50±1.40)cm。

食管在3个狭窄之间形成两个相对膨大部:上膨大部位于第1、2狭窄之间,长约10cm,最大管径约19mm;下膨大位于第2、3狭窄之间,长15～17cm,最大管径为22mm,并在食管胸部下端至贲门之上存在着一个囊状膨大部,称胃食管前庭,此段长3～5cm,大部分位于膈下和膈食管裂孔内,小部分位于膈上方。

三、食管的毗邻

(一)食管颈部

食管颈部上端前平环状软骨、后平第6颈椎下缘与咽相接;下端平颈静脉切迹、第1胸椎体上缘平面,移行为食管胸部。食管前方与气管相邻,且稍偏向左侧。食管后外侧隔椎前筋膜与颈交感干相邻,食管颈部两侧为甲状腺侧叶、颈动脉鞘及其内容。后方为颈长肌和脊柱。

(二)食管胸部

食管胸部的前方有气管、气管叉、左喉返神经、左主支气管、右肺动脉、心包、左心房和膈。左主支气管在平第4、5胸椎间跨过食管前方向左,此处有食管第2个狭窄。在第5胸椎以下,食管与左心房相邻,左心房扩大可压迫食管。食管的后方有脊柱胸段及其与食管间的食管后间隙,隙内有奇静脉、半奇静脉、副半奇静脉、胸导管、胸主动脉、右肋间后动脉和疏松结缔组织及淋巴结等。左侧有左颈总动脉、左锁骨下动脉、主动脉弓末段、胸主动脉、胸导管上份和左纵隔胸膜。右侧有奇静脉弓和右纵隔胸膜。此外,在食管两侧有迷走神经绕肺根后方下行,左侧者向下至食管前面,右侧者至食管后面,分别形成食管前、后丛,由丛发出食管支至食管,其余纤维继续向下合成迷走神经前、后干,经食管裂孔至腹腔。

食管周围间隙:①近颈部,食管前方与气管颈部紧邻,缺少结缔组织;二者之间的两侧存在气管食管旁间隙,其内有喉返神经上行;食管后方及外侧有椎前筋膜,二者之间有食管后间隙,隔椎前筋膜与交感干相邻。②在胸部的上纵隔内,食管与气管之间的食管前蜂窝组织间隙亦不发达,或者缺如;在气管叉下方,主支气管与食管之间含有较多的蜂窝组织及淋巴结,形成明显的间隙,延续于食管前面与心包后面之间的蜂窝组织及其间隙。③食管后间隙,位于食管后面和邻近胸膜、胸廓内筋膜之间,与两侧间隙无明显界限。此间隙在上方与颈部的椎前筋膜间隙通连,并通过膈肌脚间隙与腹膜后间隙相续。食管周围间隙内富含的疏松结缔组织,有利于食管的吞咽运动;同时间隙处食管壁外支持力薄弱,易于扩张,可能成为行内镜检查时发生无阻力感而致食管穿孔的原因,并且若该间隙感染、积液,可广泛蔓延。

四、食管壁的结构

食管具有消化管典型的 4 层结构。食管空虚时,其前、后壁贴近,断面呈扁圆形。食管黏膜形成纵行的皱襞向管腔突出,其上皮是未角化的复层鳞状上皮,由 20~25 层细胞构成,在食管与胃交界处复层鳞状上皮突然变成单层柱状上皮,在活体内镜下可见结合处呈钝齿状线,内镜学上称 Z 线或齿状线。食管下段近贲门处固有层内有食管贲门腺,为黏液腺,可分泌黏液。黏膜肌层是薄层纵列的平滑肌。黏膜下层为疏松结缔组织,含有黏液性和混合性食管腺,在食管下半部较多,导管穿越黏膜开口于食管腔。食管的肌层较厚,上段为骨骼肌,中段由骨骼肌和平滑肌混合组成,下段为平滑肌。在食管上端与咽相连处具有括约肌,主要由环咽肌构成,此肌是咽下缩肌下份的横行纤维,前端附着于环状软骨两侧,咽下缩肌上、下两部纤维之间存在一个薄弱区,称 Laimer 三角,是咽食管憩室的好发部位。对食管下端有研究表明,具有生理性食管下段括约肌存在,为防止胃食管反流的重要因素。整个食管管壁较薄,仅厚 3~4mm,故较易穿孔。

五、食管腔

食管在静止或排空状态下,前、后壁相贴,其间无明显空腔,黏膜形成光滑的纵行皱襞突向腔面。当食团通过时,管壁扩张,黏膜皱襞消失。内镜下可见食管上端纵行黏膜皱襞的数量和形状变化较大,而中、下段一般为 3~5 条,相互间可有融合或分叉,膈食管裂孔处的黏膜皱襞较粗,可依据其形态特点,或可经碘染的方法辨别食管黏膜的早期病变。

六、食管的血管、淋巴和神经

食管颈部的动脉来自甲状腺下动脉的分支,静脉回流至甲状腺下静脉;其神经来自迷走神经与交感神经的食管支,二者的分支相互交织构成食管丛,分布于食管;其淋巴回流注入气管旁淋巴结、颈深下淋巴结,或可直接注入颈干,故食管颈部癌变患者,其癌细胞可转移累及气管旁淋巴结,使之肿大压迫紧邻的喉返神经而出现声音嘶哑,或发音困难。

食管胸上段的动脉主要来自上部肋间后动脉和支气管支,约有 5 支;胸下段的动脉主要来自腹主动脉的分支——食管动脉,约 1~2 支。食管壁内静脉丰富,并形成食管静脉丛,特别是黏膜下静脉丛极为显著,由 10~15 条贯穿食管全长的纵行静脉(口径可达 1mm)与环形的静脉构成网架结构。黏膜下静脉丛以其分支穿过肌层,至食管表面汇集成食管周围静脉丛。再由食管周围静脉丛汇成数条食管静脉,注入奇静脉、半奇静脉或副半奇静脉。食管静脉丛向上形成前、后两组静脉与咽部静脉交通;向下以数目更多的静脉聚集在 4~5 条黏膜皱襞中和食管表面,向下与胃左静脉的属支吻合,当肝门静脉高压症时也可经此吻合途径建立门腔静脉间的侧支循环,由于食管黏膜下静脉丛缺乏周围组织支持,易于扩张,随着门静脉血压的持续增高,可造成食管黏膜下静脉曲张。又由于此处血管本身较细且弯曲,曲张后的静脉壁更薄,且贴近黏膜面,极易受损破裂导致严重出血。

食管胸部的淋巴通常经各段集合淋巴管分别注入不同的局部淋巴结,其上胸段的淋巴注入气管旁淋巴结、气管支气管淋巴结、气管前后淋巴结、支气管肺淋巴结、食管主动脉间淋巴结、椎前淋巴结、纵隔前淋巴结;下胸段大部分向下通过膈肌的食管裂孔注入贲门淋巴结、胃左淋巴结、胃胰淋巴结和腹腔淋巴结,一部分仍行向上方或两侧,注入气管支气管淋巴结、支气管肺淋巴结、气管旁淋巴结、食管旁淋巴结、食管主动脉间淋巴结以及椎前淋巴结。食管胸部尚有部分淋巴管可直接注入胸导管。即食管胸部淋巴的引流存在广泛性现象,除了引流至胸部的气管支气管、气管旁、食管旁、食管主动脉间和椎前淋巴结外,向上可注入颈部淋巴结群,向下可注入腹部淋巴结群。根据食管淋巴引流的淋巴结群位置,食管癌转移致淋巴结肿大,多见于气管分叉部、食管胸主动脉旁,还有颈部及锁骨上、下区,腹膜后腹腔动脉起始部等处。

此外,由于食管颈部和胸部的集合淋巴管存在 14%~20%者可不经局部淋巴结而直接注入颈干和胸导管,因此,肿瘤细胞可不经局部淋巴结而直接沿胸导管发生远距离转移,若汇入血液则可发生血源性转移,此可能是食管癌转移速度较快的原因之一。

食管胸部的神经来自胸交感干和迷走神经的分支。食管壁的横纹肌由喉返神经支配,属躯体运动神经;平滑肌和腺体由交感和副交感神经双重支配,属内脏运动神经;黏膜的感觉冲动经交感神经和迷走神经传入脊髓或脑。交感神经通过颈部和胸部交感神经链以及内脏大、小神经分布到食管;副交感神经纤维随迷走神经分布到食管。食管的感觉神经传入途径尚不十分清楚,一般认为痛觉通过交感神经传入脊髓,再上行至脑;其他感觉及反射性冲动是通过迷走神经传入脑。

第三节　胃

胃是消化管最膨大的部分,上接食管,下续十二指肠。其大小、位置和形态因胃充盈程度、体位以及体型等状况而不同。

一、胃的形态和分部

胃有出入两口、上下两缘和前后两壁。胃的入口称贲门,连于食管。出口称幽门,通十二指肠。上缘凹而短,朝向右上,称为胃小弯。胃小弯的最低处,可明显见到一切迹,称角切迹,它是胃体与幽门部在胃小弯的分界。下缘凸而长,朝向左下,称为胃大弯。经防腐剂固定过的空虚胃,其前壁与后壁十分明确,而充盈的胃就不易区分前、后壁。胃分为4部:贲门部指胃贲门周围的部分,与胃的其他部分无肉眼可见的界限;胃底指贲门切迹平面以上的部分;胃体是胃底与角切迹之间的部分;幽门部自角切迹向右至幽门。幽门部的左侧份较为扩大,称幽门窦;右侧份呈长管状,称幽门管。胃溃疡和胃癌多发生于胃的幽门窦近胃小弯处。

二、胃的位置

胃在中度充盈时,3/4位于左季肋部,1/4位于上腹部。贲门位于第11胸椎体的左侧。幽门位于第1腰椎体高度的中线右侧,其体表投影则相当于胸骨颈静脉切迹中点至耻骨联合上缘连线的中点向右旁开2cm处,经此点的横断面即为幽门平面,该平面常经过第9肋软骨间和第1腰椎体下缘,与之毗邻和平对的结构有胆囊底、左肾门、胰体和脊髓下端。胃底可上达第5肋间隙,胃大弯的最低点达脐上3横指高度。

活体胃除贲门较固定外,其他部分均可随体位、呼吸和充盈程度的不同而发生位置变化。如胃高度充盈时,胃大弯最低点可下降达脐的高度;直立时,幽门可低至第3腰椎的水平。胃的形态和位置变化尚与个体的体型有关,如正常、肥胖或消瘦等,临床上可呈现4种类型。

三、胃的毗邻

胃的前壁,左侧半上部大部分被膈和肋弓所遮盖,右侧半与肝的左叶相邻,故胃小弯的癌可侵及肝左叶,中部呈三角形的游离区直接与腹前壁相贴,称胃三角,是胃的触诊区。胃的后壁,直接与许多器官其相邻,上部有膈、脾、左肾及左肾上腺,下部有胰、横结肠及横结肠系膜等,这些器官共同组成胃床,胃后壁癌或溃疡可累及上述器官,或与之发生粘连。一般胃穿孔大部分位于幽门窦的前壁,偶见后壁或贲门下高位穿孔,因胃后壁穿孔的渗漏内容物局限于小网膜囊内,常需切开胃结肠韧带方可找到。胃大弯靠近横结肠,故胃大弯处的恶性肿瘤常侵及横结肠。

四、胃壁的结构

胃壁亦具有消化管典型的 4 层结构。胃黏膜柔软,血供丰富,呈红色或红褐色。胃黏膜形成许多皱襞,胃小弯处的 4~5 条纵行皱襞较为恒定。胃黏膜在幽门形成环行皱襞,突向腔内,称幽门瓣。

胃的黏膜表面有许多纵横的沟纹,将黏膜分为许多小区,小区上有上皮下陷形成的胃小凹,胃腺开口于胃小凹底部。上皮为单层柱状上皮,能分泌黏液,在胃黏膜表面形成一黏液层,以保护黏膜免受胃液侵蚀。胃黏膜上皮不断更新,全部更新时间为 4~5 天。固有层充满大量腺体,其中,在胃体和胃底部者为胃底腺,是胃的主要腺体,细胞分泌胃蛋白酶原和盐酸;在贲门部和幽门部者分别是以分泌黏液为主的贲门腺和幽门腺。黏膜肌层由内环和外纵两层平滑肌组成。内环肌的部分细胞伸入固有层腺体间,其收缩有助于腺分泌物的排出。

黏膜下层为疏松结缔组织,内含血管、淋巴管和神经等。

胃的肌层发达,胃底部较薄,胃体稍厚,由三层平滑肌组成,自外向内依次为纵行、环行与斜行纤维。环行肌最发达,肌纤维与胃长轴呈垂直排列,在全胃壁形成完整的一层,在幽门处特别增强,形成幽门括约肌,有延缓胃内容物排空和防止肠内容物反流至胃的作用。

五、胃的血管

胃的血管来源丰富,其动脉直接或间接来自腹腔干,静脉直接或间接回流至门静脉,且与上腔静脉之间存在重要的吻合途径。

(一)胃左动、静脉

胃左动脉直接发自腹腔干,是腹腔干 3 个分支中最小者。在贲门附近进入小网膜前、后两层之间,沿胃小弯自左向右行,末端与胃右动脉吻合,沿途分支到食管下端、贲门和胃的前、后壁。胃左静脉又名胃冠状静脉,伴行于胃左动脉,与食管下端的静脉、胃右静脉吻合。胃左静脉直接回流入门静脉,当肝硬化时,门静脉血液可通过胃左静脉经食管静脉丛建立侧支循环,再由奇静脉系统经上腔静脉回流至心,此时病人出现食管静脉曲张,容易发生食管静脉破裂引起大出血。

(二)胃右动、静脉

胃右动脉起点变化较大,常见者是起于肝固有动脉(占 35.8%);其次是起于胃十二指肠动脉(占 21.2%);也可起于肝左动脉(17.52%)或肝总动脉、肝右动脉等。胃右动脉从幽门上方沿胃小弯自右向左走在小网膜前、后两层之间,末端与胃左动脉吻合。沿途分支至幽门和胃小弯附近的胃前、后壁。胃右动脉比胃左动脉小。胃右静脉伴行于同名动脉,与胃左静脉吻合,注入门静脉。胃右静脉接受来自幽门前面的 1 个小支,称幽门前静脉,是手术中确认幽门的标志。

(三)胃网膜左动、静脉

胃网膜左动脉发自脾动脉,从胃大弯由左向右,行于大网膜前、后两层之间,末端与胃网膜右动脉吻合。沿途分支至胃的前后壁和大网膜。胃网膜左静脉与同名动脉伴行,在靠近肠系膜上静脉与脾静脉汇合处注入脾静脉。

(四)胃网膜右静、动脉

胃网膜右动脉发自胃十二指肠动脉,从胃大弯右端,沿胃大弯向左,行于大网膜前、后两层之间,末端与胃网膜左动脉吻合。沿途分支至胃的前、后壁和大网膜。胃网膜右静脉与同名动脉伴行,先与胰十二指肠静脉汇合成为胃十二指肠静脉,而后注入肠系膜上静脉。

(五)胃短动、静脉

胃短动脉有 5~7 支,起于脾动脉的末段,有的胃短动脉是脾动脉终端分散成许多细支中的一部分(大部分是脾支),由左向右行于胃脾韧带两层之间,至胃大弯的胃底和贲门部分。胃短静脉与胃短动脉伴行,回流至脾静脉。

(六)胃后动、静脉

胃后动脉出现率约 72%,大多 1~2 支,起于脾动脉或其上极支,或同一个体的 2 支胃后动脉分别起于脾动脉和其上极支,上行于网膜囊后壁腹膜后方,经胃膈韧带至胃底后壁。胃后静脉由胃底后壁经胃膈韧带和网膜囊后壁腹膜后方,注入脾静脉。

六、胃的淋巴

胃的淋巴管分别回流至胃大、小弯血管周围的淋巴结群,最后汇入腹腔淋巴结。胃左、右淋巴结沿同名血管排列,分别收纳小弯侧胃壁相应区的淋巴,注入腹腔淋巴结。胃网膜左、右淋巴结各沿同名血管排列,收纳大弯侧相应区的淋巴。胃网膜左淋巴结输出管注入脾淋巴结。胃网膜右淋巴结回流至幽门下淋巴结。贲门淋巴结位于贲门周围,收集贲门附近的淋巴,其输出管可注入胃左淋巴结和腹腔淋巴结。幽门上、下淋巴结在幽门上、下,收集胃幽门部的淋巴,幽门下淋巴结还收集胃网膜右淋巴结以及十二指肠上部和胰头的淋巴,其输出管可注入幽门上淋巴结。幽门上、下淋巴结的输出管汇入肝淋巴结和腹腔淋巴结。脾淋巴结在脾门附近,收纳胃底部和胃网膜左淋巴结的淋巴,通过沿胰上缘脾动脉分布的胰上淋巴结汇入腹腔淋巴结。

七、胃的神经

支配胃的神经有交感神经和副交感神经,还有内脏传入神经。

(一)交感神经

胃的交感神经节前纤维起于脊髓 6～10 胸节,经交感干、内脏神经至腹腔神经丛内的腹腔神经节,在节内交换神经元,发出节后纤维,随腹腔干的分支至胃壁。通常它们抑制胃的分泌和蠕动,增强幽门括约肌的张力,并使胃的血管收缩。

(二)副交感神经

胃的副交感神经的节前纤维来自迷走神经。迷走神经前干下行于食管腹部的前面,约在食管中线附近腹膜的深面。手术寻找前干时,需切开此处腹膜,方可显露。前干在胃贲门处分为肝支与胃前支。肝支在小网膜内右行人肝丛。胃前支伴胃左动脉在小网膜内距胃小弯约 1cm 处右行,发出若干分支(通常 4～6 条)至胃前壁,其中在角切迹附近的终末分支呈鸦爪形,分布于幽门窦及幽门管的前壁。迷走神经后干贴食管腹部右后方下行,至贲门处分为腹腔支和胃后支。腹腔支循胃左动脉始段人腹腔丛。胃后支沿胃小弯深面右行,分支分布于胃后壁,最后也以鸦爪形分支分布于幽门窦及幽门管的后壁。迷走神经各胃支在胃壁神经丛内换发出节后纤维,支配胃腺与肌层,通常可促进胃酸和胃蛋白酶的分泌,并增强胃的运动。高选择性迷走神经切断术是保留肝支、腹腔支和胃前、后支的鸦爪形分支而切断胃前、后支的其他全部胃壁分支的手术。此法既可减少胃酸分泌,达到治疗溃疡的目的,又可保留胃的排空功能及避免肝、胆、胰、肠的功能障碍。

(三)感觉神经纤维

感觉神经纤维分别随交感、副交感神经进入脊髓和延髓。胃的痛觉冲动主要随交感神经通过腹腔丛、交感干传入脊髓6～10胸节;胃手术时,封闭腹腔丛可阻滞痛觉的传入。胃的牵拉感和饥饿感冲动则经由迷走神经传入延髓;胃手术过程中,若过度牵拉或者强烈刺激迷走神经,偶可引起心跳骤停,虽属罕见,但后果严重,值得重视。

第四节　小肠

小肠是消化管中最长的部分,也是进行消化吸收最主要的部位,上起于幽门,下接盲肠,成人全长约5～7m,分为十二指肠、空肠与回肠3部。

一、十二指肠

十二指肠是小肠上段的一部分,长约17～23cm。其上端始于幽门,下端至十二指肠空肠曲接续空肠,整体呈"C"形弯曲,包绕胰头。除始、末两端外,其余部分均在腹膜后方(腹膜外位),紧贴腹后壁第1～3腰椎的右前方。十二指肠按其走向分为上部、降部、水平部与升部4部。胰管与胆总管共同开口于十二指肠,胃液、胰液和胆汁都排入其中,故十二指肠的消化功能十分重要。

(一)十二指肠各部的位置、形态及毗邻

1.上部　十二指肠上部长约3～5cm,自幽门行向右后,至胆囊颈附近急转向下延续为降部,转折处为十二指肠上曲。上部起始处有大、小网膜附着,属于腹膜内位,活动性较大;余部在腹膜外,无活动性。上部通常平对第1腰椎,直立时可稍下降。上部前上方与肝方叶、胆囊相邻,近幽门处为网膜孔下界;下方与胰头相邻;后方有胆总管(十二指肠后段)、胃十二指肠动脉、十二指肠门静脉及下腔静脉通行。上部左侧与幽门相连接的一段肠壁较薄,黏膜面光滑,无或少环状襞,钡餐X线下呈三角形阴影,称为十二指肠球或十二指肠壶腹,是十二指肠溃疡的好发部位。此部前壁好发溃疡,穿孔时累及结肠上区;后壁溃疡穿孔则累及网膜囊,并可能破溃入腹膜后隙。

2.降部　十二指肠降部长约7～9cm,始于十二指肠上曲,沿第1～3腰椎的右侧贴近右肾内侧缘前面下降,至第3腰椎平面左转续水平部,转折处即十二指肠下曲。降部属腹膜外位,前方有横结肠及其系膜跨过,将此部分为上、下两段,分别与肝右前叶及小肠襻相邻;后方与右肾门及右输尿管始部相邻;内侧邻胰头及胆总管

（胰腺段）；外侧邻结肠右曲。

降部黏膜多为环状皱襞，其后内侧壁有一纵行皱襞，为一十二指肠纵襞。十二指肠纵襞多为均匀型（72.0%），也有的呈倒锥形（12.0%）、锥形（10.0%）、梭形（2.0%），无十二指肠纵襞者约为4.0%。十二指肠纵襞多有环状皱襞跨越（68.0%），无环状皱襞跨越者约为32.0%。在十二指肠纵襞上有一隆起为十二指肠大乳头，是胆总管与胰管的共同开口，多呈倒梨形（60.29%），少数为半球形（27.97%）和斜柱状形（11.76%）。十二指肠大乳头至幽门的距离为（8.54±0.2）cm。与十二指肠纵襞的位置关系，大乳头在纵襞上呈裂隙状36.0%、在纵襞上端24.0%、下端18.0%、在纵襞左侧16.0%、在纵襞右侧2.0%、无十二指肠纵襞4.0%。与十二指肠降部后内侧壁的位置关系，大乳头在降部后内侧壁中1/3者为71.4%，在上、下1/3者则分别为5.7%和22.8%。有48%左右的人有十二指肠小乳头，为副胰管开口处。小乳头多位于大乳头右上方（75.0%）。

3.水平部　十二指肠水平部，又称下部，长约5~7cm，自十二指肠下曲水平向左，横过第3腰椎前方至其左侧，移行为升部。此部亦属腹膜外位。上方邻胰头；前方右侧份覆有腹膜，与小肠袢相邻，左侧份前方有小肠系膜根和其中的肠系膜上血管跨过；后方邻右输尿管、下腔静脉、腹主动脉和脊柱。由于此部介于肠系膜上动脉与腹主动脉的夹角（正常为40°~60°）中，当肠系膜上动脉起点过低，与腹主动脉的夹角过小（<30°）时，可能引起肠系膜上动脉压迫综合征。近来临床经采用彩色多普勒超声与二维彩色多普勒血流显像研究，认为该方法可清晰地显示肠系膜上动脉与腹主动脉之间所成的夹角，并可清晰观察肠系膜上动脉及其周围组织，以及十二指肠蠕动时肠腔内径的变化等，且具备方便、经济、准确的优点，可作为用于此类疾病辅助检查的主要方法。

4.升部　十二指肠升部长约2~3cm，由水平部向左上斜升，至第2腰椎左侧折向前下，形成十二指肠空肠曲，续于空肠。十二指肠空肠曲由十二指肠悬肌（又称Treitz韧带）连于膈右脚，是手术时确定空肠起点的一个重要标志。升部右侧毗邻胰头与腹主动脉。

（二）十二指肠壁的结构

十二指肠具有消化管典型的4层结构。黏膜形成许多环行皱襞，皱襞上有大量小肠绒毛，黏膜层表面覆有由吸收细胞、杯状细胞和内分泌细胞组成的单层柱状上皮，固有层主要由富有细胞成分的结缔组织组成，黏膜肌层有内环、外纵两层平滑肌。十二指肠的黏膜下层有十二指肠腺，其分泌物中含有溶菌酶和碳酸氢盐，可保护十二指肠黏膜免受胃液的侵蚀。肌层为内环、外纵两层平滑肌。外膜多为纤维膜。

（三）十二指肠的血管、淋巴及神经

1.动脉供应　十二指肠的血液供应主要来自胰十二指肠上前、上后动脉及胰十二指肠下动脉。胰十二指肠上前、后动脉均起于胃十二指肠动脉，分别沿胰头前、后靠近十二指肠下行。胰十二指肠下动脉起于肠系膜上动脉，分为前、后两支，分别上行与相应的胰十二指肠上前、后动脉吻合，形成前、后两弓，弓上分支营养十二指肠与胰头。此外，十二指肠上部还有胃十二指肠动脉分出的十二指肠上动脉、十二指肠后动脉以及胃网膜右动脉的上行返支和胃右动脉的小支供应。

2.静脉回流　十二指肠的静脉多与相应动脉伴行，除胰十二指肠上后静脉直接汇入门静脉外，其他静脉均汇入肠系膜上静脉。

3.淋巴管　十二指肠的淋巴输出管，主要注入胰十二指肠前、后淋巴结。胰十二指肠前淋巴结位于十二指肠降部附近的胰头前面，其输出管再注入幽门下淋巴结。胰十二指肠后淋巴结位于胰头的后面，沿胆总管和营养十二指肠的动脉弓分布，它们的输出淋巴管注入肠系膜上动脉起始部的淋巴结。十二指肠上水平部的一些淋巴管则注入幽门下淋巴结和脾淋巴结。十二指肠下水平部和升部的淋巴管注入肠系膜上淋巴结。

4.神经　十二指肠的神经主要来源于腹腔神经丛所发出的肝神经丛和肠系膜上神经丛，其内脏运动纤维含有腹腔神经节的交感神经节后纤维、迷走神经腹腔支的副交感神经节前纤维，伴随分布于十二指肠的动脉及其分支进入肠壁，在壁内的纵、环行肌间和黏膜下层构成肌间神经丛、黏膜下神经丛，丛内有副交感换元的神经节细胞。交感和副交感神经节后纤维集合成束状分布于肠壁平滑肌，交感神经兴奋促使肠黏膜内平滑肌收缩，肠壁平滑肌舒张，抑制肠蠕动和肠腺分泌；副交感兴奋促使肠黏膜内平滑肌舒张，肠壁平滑肌肠收缩，促进肠蠕动和肠腺分泌；其感觉纤维伴随内脏运动纤维，经迷走神经和内脏大、小神经至脑和脊髓。

二、空肠和回肠

（一）空、回肠的位置与形态

空肠、回肠在腹腔内迂曲盘旋形成肠袢，二者之间没有明显的分界。空肠始于十二指肠空肠曲，占空、回肠全长的近侧 2/5，位居于腹腔的左上部；回肠占空、回肠全长的远侧 3/5，在右髂窝续于盲肠，回肠主要位于腹腔右下部，部分可达盆腔内。

空肠消化吸收功能旺盛，大量的钙、镁、铁和营养物质经十二指肠和空肠吸收，其管径一般比较粗，壁较厚，色较红，血管丰富，系膜内血管弓和脂肪均较少。而回

肠消化吸收功能较弱,但具有特殊的吸收功能,即主动吸收胆盐和维生素 B_{12},其管径较细,壁较薄,颜色稍白,血管比较少,系膜血管弓较多,脂肪亦较丰富。

中肠发生过程旋转异常、肠管发育缺陷和卵黄囊残留等因素可引起小肠的先天性异常,如先天性脐疝(小的仅包容一段肠管,大的可能包容整个空肠和回肠,甚或包括肝、胰或脾)、梅克尔憩室(发生率 2%,男性较女性多 2 倍,常见于回盲部 80cm 以内的回肠壁上)、小肠管腔发生异常(空肠和回肠的狭窄、闭锁或双管腔存在)以及小肠位置异常等。

(二)空肠和回肠壁的结构

空肠和回肠是消化吸收的主要场所,肠管壁具有消化管的典型 4 层结构。浆膜表面被有单层扁平上皮细胞,再生能力很强。肌层的厚度由空肠向回肠逐渐变薄,表明小肠的蠕动和消化吸收能力由近侧段向远侧段逐渐减弱。肠壁纵肌层和环肌层之间的神经丛内主要有副交感节后神经元,也有交感神经节后纤维和感觉神经纤维。黏膜下层含丰富的肠腺、血管、淋巴管和神经组织,在近肌层处有大量神经纤维和神经细胞组成的黏膜下神经丛。黏膜层表面被有单层柱状上皮,空肠与回肠的黏膜形成许多环行皱襞,襞上有大量小肠绒毛,据统计,小肠黏膜面每 $1mm^2$ 至少有 30~40 个绒毛,加之环行皱襞的存在,使小肠肠管表面面积超过 $200m^2$,大大增加了小肠的吸收面积。空肠黏膜环行皱襞高而密,黏膜内散在有孤立淋巴滤泡,回肠环行皱襞低而疏,黏膜内除有孤立淋巴滤泡外,尚有集合淋巴滤泡。孤立淋巴滤泡直径约 1~2mm,肉眼不易分辨。集合淋巴滤泡主要分布于回肠末段 80cm 以内,位于肠管游离缘侧的壁内,肉眼可见,呈梭形,长径约 1~3cm,有 20~30 个,其长轴与小肠长轴一致。

(三)空肠和回肠的血管

空肠和回肠的血液供应来自肠系膜上动脉,其起点在腹腔干下方 1cm,位于肾上腺中动脉和肾动脉之间。起始处管径为 1cm,长度为 20~25cm。肠系膜上动脉的分支——小肠动脉供应空肠和回肠,其数目不定,少则 8 支,多达 24 支,一般 (76%)为 13~18 支。小肠动脉位于肠系膜两层之间,分支相互吻合成动脉弓,可达 3~5 级。回肠末段由肠系膜上动脉向右侧分出的最下一个分支——回结肠动脉(回肠支)供应,此支常与肠系膜上动脉终末支吻合呈弓。空肠和回肠的血流经肠系膜上静脉注入门静脉。

(四)空肠和回肠的淋巴

空肠和回肠的淋巴在肠绒毛中心的乳糜管形成,经肠壁的淋巴管丛汇集成淋巴管,伴血管走行,注入肠系膜淋巴结。肠系膜淋巴结可分为 3 组:第 1 组位于小肠动脉终末支之间;第 2 组位于空肠和回肠的各级动脉弓之间;第 3 组位于肠系膜根部,沿空、回肠动脉起始部排列,其输出管注入肠系膜上淋巴结。肠系膜上淋巴结的输出管一部分注入腹腔淋巴结,并会合腹腔淋巴管的输出管组成肠干,注入乳糜池;另一部分直接注入胸导管的起始部。

(五)空肠和回肠的神经

空肠和回肠的神经支配来自腹腔丛及其副丛肠系膜上丛,其副交感节前纤维来自迷走神经,其交感节后纤维来自腹腔神经节或肠系膜上神经节,其感觉纤维是 $T_6 \sim T_{12}$ 脊神经后根节细胞的周围突,随交感神经纤维至肠管壁。交感神经兴奋时,空、回肠蠕动减弱,血管收缩;副交感神经兴奋时,空、回肠蠕动增强,腺体分泌增加。

第五节　大肠

大肠是消化管的下段,全长约 1.5m,分为盲肠、阑尾、结肠、直肠和肛门。大肠的管径以阑尾最细,盲肠最大,结肠依次逐渐减小。大肠的功能是吸收水分和盐类,分泌黏液,容纳经过消化吸收后的食物残渣,最后经直肠和肛门排出体外。

一、盲肠和阑尾

(一)盲肠和阑尾的位置、形态

盲肠是大肠的起始部,一般长 6～7cm。盲肠位于右髂窝内(有的人可高达肝下或低至盆腔内),下端为膨大的盲端,左侧与回肠末端相连,上续升结肠,以回盲瓣与升结肠及回肠为界。回盲瓣是回肠末端突入盲肠所形成的上、下两个半月形的瓣,此瓣的作用为阻止小肠内容物过快地流入大肠,以便食物在小肠内充分消化吸收,并可防止盲肠内容物反流到回肠。由于回肠管径小于盲肠,衔接处又接近直角,因此,回盲部肠套叠比较多见。盲肠的形态多样,有管形、圆锥形、漏斗形及壶腹形等。

阑尾是一连于盲肠的细长盲管,其长短、粗细、位置都有变异。阑尾一般长约5～7cm,外径在 0.5～1cm。阑尾根部位置比较固定,它在右下腹部的右髂窝内,连于盲肠内侧壁的后下方,沿盲肠表面的结肠带向下追踪就能到达阑尾的根部。阑尾根部的体表投影是脐和右髂前上棘连线的中间和外侧 1/3 的交界点,此点又称麦氏点,阑尾炎时这里有明显压痛。阑尾根部与盲肠关系是固定的,但阑尾的尖端是游离的,它可以指向许多方向,常见的有五种:①回肠前位:约占 28%,阑尾在回肠末部前方,尖向左上。②盆位:约占 26%,阑尾跨腰大肌前面入盆腔,尖端可触及闭孔内肌或盆腔脏器。③盲肠后位：约占 24%，阑尾在盲肠后方，髂肌前面，尖端向上，一般仍有系膜，为腹膜内位，少数在壁腹膜外贴连髂肌。④回肠后位：约占 8%，阑尾在回肠末部后方，尖向左上。⑤盲肠下位：约占 6%，阑尾在盲肠后下，尖向右下。盲肠的位置发生变化时，阑尾的位置也相应发生变化。高位阑尾可达肝下，低位阑尾可完全降到盆腔。

（二）盲肠和阑尾的毗邻

盲肠多位于右髂窝内，后面邻接右侧髂肌和髂腹股沟神经，内侧邻接右侧腰大肌、输尿管和生殖股神经，前面在右侧腹股沟韧带外侧半上方邻接腹前壁，盲肠空虚时，常有大网膜或小肠袢伸入盲肠与腹前壁之间。

不同位置的阑尾邻接不同的器官，在阑尾炎时引起不同的症状和体征，如盲肠或结肠后位的阑尾直接邻接髂腰肌及其表面的神经，阑尾发炎可刺激髂腰肌、髂腹股沟神经和生殖股神经，引起股前部或会阴部疼痛，髂腰肌征明显。

（三）盲肠和阑尾的结构

阑尾虽细小，仍具有消化管的四层结构。浆膜包绕阑尾并延续为阑尾系膜，纵肌层在阑尾根部延伸为结肠带，阑尾基部环肌层增厚，有类似括约肌的功能。在固有膜和黏膜下层内有许多淋巴滤泡，滤泡的外带有明显的成熟淋巴细胞，表明阑尾是消化系统的一个防御器官。

（四）盲肠和阑尾的血管

盲肠和阑尾的血液供应来自回结肠动脉。回结肠动脉发出回肠支、结肠支及盲肠支，回肠支的一个重要分支是阑尾动脉，经回肠末段后方下行，进入阑尾系膜，并常发出一返支与盲肠后动脉吻合。盲肠支由回结肠动脉发出后行向右侧，在腹后壁分为盲肠前动脉和盲肠后动脉。盲肠和阑尾的静脉与同名动脉伴行，注入回结肠静脉，经肠系膜上静脉回流到门静脉。

（五）盲肠和阑尾的淋巴

盲肠的淋巴管随盲肠血管走行，先注入位于盲肠前、后方的盲肠前、后淋巴结，其输出管随盲肠前、后血管回流到回结肠淋巴结。阑尾的淋巴管先注入阑尾系膜内的阑尾淋巴结，其输出管伴随阑尾血管注入回结肠淋巴结，回结肠淋巴结的输出管伴随同名血管，向上注入肠系膜上淋巴结。

（六）盲肠和阑尾的神经

盲肠和阑尾的神经支配均来自肠系膜上丛，其中副交感节前纤维来自迷走神经，交感节后纤维来自腹腔神经节，内脏感觉纤维伴随下胸部交感神经进入下胸部脊髓。

二、结肠

结肠是指盲肠口以上到直肠上端的大肠,包括升结肠、横结肠、降结肠和乙状结肠。

(一)结肠的形态、分部及毗邻

结肠和盲肠外形上具有三种特征性结构:结肠带有 3 条,由肠壁的纵行肌增厚而成,沿肠的纵轴排列,3 条结肠带均汇集于阑尾根部;结肠袋是由于结肠带短肠管长,使肠壁皱褶,呈袋状向外膨出而成;肠脂垂为沿结肠带两侧分布的许多小突起,由浆膜及其所包含的脂肪组织形成。

1.升结肠　始于盲肠,沿腹腔右外侧区上行,至肝右叶下方转向左,形成结肠右曲,移行于横结肠,行程长约 12～20cm。升结肠一般为腹膜间位,其后方借疏松结缔组织与腹后壁相贴,因此,结肠病变有时累及腹膜后隙。少数人升结肠为腹膜内位,具有系膜,活动性增大。升结肠内侧为右肠系膜窦及回肠肠襻;外侧与腹壁间形成右结肠旁沟。结肠右曲后面贴邻右肾,内侧与十二指肠相邻,前上方有肝右叶与胆囊。有肾周围脓肿或肝脓肿偶可溃入结肠;胆囊结石时,胆囊可与肠壁粘连,形成瘘管,结石可进入结肠。

2.横结肠　始于结肠右曲,向左呈下垂的弓形横过腹腔中部,至脾前端折转下行,形成结肠左曲,续于降结肠,一般长约 40～50cm。横结肠为腹膜内位器官,有系膜、大网膜与其相连。横结肠系膜根附着于十二指肠降部、胰与左肾的前面;横结肠始末两端系膜短,较固定,中间部系膜长,活动度大。横结肠上方与肝、胃相邻,下方与空、回肠相邻,因此,常随肠、胃的充盈变化而升降,胃充盈或直立时,横结肠中部大多降至脐下,甚至垂入盆腔。结肠左曲位置高于右曲,相当于第 10～11 肋水平,借膈结肠韧带附于膈下,后方贴靠胰尾与左肾,前方邻胃大弯并为肋弓所掩盖。因此,结肠左曲肿瘤触诊往往不易发现,应予以注意。

3.降结肠　始于结肠左曲,沿腹腔左外侧区腹后壁下降,至左髂嵴水平续于乙状结肠,长约 25～30cm。降结肠属腹膜间位。内侧为左肠系膜窦及空肠肠襻,外侧为左结肠旁沟,此沟上端为膈结肠韧带所阻隔,下方与盆腔相通,因此,沟内的积液只能向下流入盆腔。

4.乙状结肠　平左髂嵴续自降结肠,呈乙状弯曲跨过左侧髂腰肌、髂外血管、精索内血管及输尿管前方降入盆腔,平第 3 骶椎续于直肠,长约 40cm。乙状结肠属腹膜内位,有较长的乙状结肠系膜,活动性较大,可降入盆腔,也可移至右下腹遮盖回盲部,增加阑尾切除术的复杂性,有时也可发生乙状结肠扭转。

（二）结肠管壁的结构

结肠管壁黏膜层的固有膜较厚,有许多孤立淋巴结和大量肠腺。黏膜上皮层具有渗透特性,能吸收和分泌水分和盐类。结肠管腔表面平滑,除半月襞外无其他环状皱襞。肌层的环肌较厚,包绕整个肠管,并突入半月襞内,加深半月襞的形成;纵肌集中形成3条结肠带,由于纵肌短于结肠长度,半月襞突入肠腔,结肠管腔在半月襞之间向外突出形成结肠袋。浆膜层是腹膜的延续,升、降结肠后面无浆膜,借疏松结缔组织与腹后壁结构相连。浆膜下脂肪组织聚集形成肠脂垂。

（三）结肠的血管

结肠的血液供应来自肠系膜上、下动脉。肠系膜上动脉分布到结肠的动脉分支有:①回结肠动脉,除分支供应回肠、盲肠和阑尾外,还发出结肠支供应升结肠下部。②右结肠动脉,在升结肠内侧分为升支和降支,供应升结肠上 2/3 和结肠右曲。③中结肠动脉,在结肠右曲附近分为左支和右支,右支供应横结肠右侧 1/3,左支供应横结肠左侧 2/3。肠系膜下动脉分布到结肠的动脉分支有:①左结肠动脉,在降结肠内侧分为升支和降支,供应降结肠、结肠左曲和横结肠左半,有时可以代替部分中结肠动脉的分布范围,特别是当中结肠动脉细小或缺如的情况下。②乙状结肠动脉,常为 2～3 支,每条乙状结肠动脉都分为升支和降支,相邻的升、降支彼此吻合,分布至乙状结肠下段和直肠上段。

结肠的静脉血流经肠系膜上、下静脉回流。肠系膜上静脉接收横结肠右半、升结肠、盲肠、阑尾、空肠、回肠、十二指肠和胰头的静脉回流,在胰颈后方还接受胃的下部和大网膜的静脉回流。肠系膜下静脉收集直肠、乙状结肠和降结肠的血液回流。

（四）结肠的淋巴

结肠的淋巴结可分为三组:结肠旁淋巴结(沿升、降结肠内侧缘及横结肠、乙状结肠的系膜缘排列)、结肠中间淋巴结(沿右结肠动脉、中结肠动脉、左结肠动脉和乙状结肠动脉分群排列)和结肠终末淋巴结(沿肠系膜上、下动脉排列)。升结肠和横结肠右半的淋巴分别经右结肠淋巴结和中结肠淋巴结,注入肠系膜上淋巴结;横结肠左半、降结肠和乙状结肠的淋巴,分别经左结肠淋巴结和乙状结肠淋巴结,注入肠系膜下淋巴结。

（五）结肠的神经

结肠受内脏神经支配,升结肠和横结肠右 2/3 的交感神经来自腹腔节和肠系膜上节,副交感神经来自迷走神经,神经纤维组成肠系膜上丛,伴随肠系膜上动脉及其分支分布。横结肠左 1/3、降结肠和乙状结肠的交感神经来自肠系膜下节,副交感神经来自盆内脏神经,盆内脏神经的部分纤维参与肠系膜下丛,沿肠系膜下动脉及其分支分布。一般地,交感神经抑制肠腺分泌和肠壁平滑肌收缩,而副交感神经促进肠腺分泌和肠壁肌层收缩。

三、直肠和肛管

直肠和肛管分别属于盆腔和会阴部的器官,为大肠的末段,是乙状结肠向下的延续,它们的血液供应、神经支配和淋巴回流与腹部的关系密切。

(一)直肠和肛管的位置、形态及毗邻

直肠位于小骨盆腔的后部、骶骨的前方。其上端在第 3 骶椎平面与乙状结肠相接,向下沿第 4～5 骶椎和尾骨前面下行,穿过盆膈移行于肛管,全长约 10～14cm。直肠并非笔直,在矢状面上有两个弯曲:直肠在骶、尾骨前面下降,形成凸向后方的弯曲,称骶曲;直肠绕过尾骨尖形成凸向前方的弯曲,称会阴曲。在冠状面上,直肠还具有 3 个侧方弯曲,但不甚恒定,一般中间较大的一个弯曲凸向左侧,上、下两个突向右侧。当进行直肠镜、乙状结肠镜插入时,必须注意这些弯曲,以免损伤肠壁。直肠下段肠腔膨大,称为直肠壶腹。直肠后面正中邻接最下 3 个骶椎和尾椎、骶正中神经、奇神经节和直肠上神经,直肠后外侧邻接梨状肌、最下 3 对骶神经和尾神经前支、交感干、骶外侧神经、盆神经丛、尾骨肌和肛提肌的髂骨尾骨肌。男性直肠在腹膜反折线以上邻接膀胱底部及落入直肠膀胱陷凹内的回肠和乙状结肠肠袢,在腹膜反折线以下邻接膀胱底下部、精囊腺、输精管、输尿管和前列腺,由于其毗邻关系,目前临床上可采用高频超声经直肠对前列腺癌进行辅助诊断。女性直肠在腹膜反折线以上邻接子宫和阴道上部及落入直肠子宫陷凹内的回肠和乙状结肠肠袢,在腹膜反折线以下邻接阴道下部。

肛管的上界为直肠穿过盆膈的平面,下止于肛门,长约 4cm,肛管前壁较后壁短,肛管后壁借肌纤维性的肛尾韧带连于尾骨尖,肛管前壁借肌性的会阴体,男性连于尿道膜部和球海绵体,女性连于阴道下端;肛管外侧壁与坐骨直肠窝相邻。肛管全长为肛门括约肌所包绕,平时处于收缩状态,其生理功能是控制粪便的排泄。肛门括约肌包括肛门内括约肌与肛门外括约肌。肛门内括约肌为直肠壁的环行肌层在肛管处明显增厚形成,属于不随意肌,仅有协助排便的作用,无括约肛门的功能。肛门外括约肌为环绕肛门内括约肌周围的横纹肌,按其纤维所在位置,又可分为皮下部、浅部及深部。皮下部位于肛管下端皮下,肌束呈环形,前方附着于会阴中心腱,后方附着于肛门下端皮下及肛尾韧带,其上缘与肛门内括约肌的下缘相

邻。此两肌之间有直肠纵行肌、肛提肌及其筋膜下降而合成的肛门肌间隔穿行,此肌间隔为弹性纤维束,向下一部分绕肛门内括约肌下缘止于白线及痔环,一部分穿外括约肌皮下部至肛周皮肤。手术损伤或需要切断此部时,不致引起排便失禁。浅部为椭圆形肌束,位于皮下部深层,围绕肛管下部的肛门内括约肌,前方纤维止于会阴中心腱,后方纤维连于尾骨上。深部为环形肌束,在浅部上方,其深部的纤维与耻骨直肠肌融合。由肛门外括约肌的浅部、深部,耻骨直肠肌,肛门内括约肌以及直肠壁纵行肌层的下部等,在肛管与直肠移行处的外围共同构成的强大肌环,称肛直肠环。此环对括约肛门有重要作用,手术时若不慎被切断,可引起排便失禁。

（二）直肠和肛管管壁的结构

直肠在排空时,直肠肛管部有纵行皱襞,充盈时消失。直肠壶腹部有几个半月形的横行或水平皱襞,又称 Houston 瓣,直肠充盈时,横行皱襞更为明显。比较恒定的横行皱襞有 3～5 个,其中最大且恒定的 1 个横襞在壶腹上份,其内环行肌层明显,常被称为第 3 肛门括约肌,位居前右侧壁,距肛门约 9～11cm,可作为直肠镜检的定位标志。

肛管内面有 6～10 条纵行的黏膜皱襞,称肛柱,柱内有动、静脉及纵行肌。肛柱下端的邻面之间,彼此借半月形的黏膜皱襞相连,这些半月形的黏膜皱襞称肛瓣。肛瓣与肛柱下端共同围成的小隐窝称肛窦,窦口向上,肛门腺开口于此,窦内往往积存粪屑,易于感染而发生肛窦炎。肛柱下端与肛瓣基部连成锯齿状环行线,环绕肠管内面,称齿状线。齿状线上、下覆盖的上皮、血液供应、淋巴引流以及神经分布完全不同(表 3-1)。在齿状线的下方,肛管内面由于肛门内括约肌紧缩,而形成略微凸起的环形带,称肛梳,该处皮肤轻度角化,深部有静脉丛。在肛门上方1～1.5cm 处,在活体上可见皮肤上有浅蓝色的环形线,称白线,它的位置相当于肛门内、外括约肌之间,白线至齿状线的距离约为 1cm。肛门指诊可触知此处有一环形浅沟,称括约肌间沟。

表 3-1　齿状线上、下结构的区别

	齿状线以上	齿状线以下
上皮	复层立方上皮(黏膜,属内胚层)	复层扁平上皮(皮肤,属外胚层)
动脉	直肠上、下动脉	肛动脉
静脉	肠系膜下静脉、髂内静脉	阴部内静脉
淋巴引流	肠系膜下淋巴结、髂内淋巴结	腹股沟浅淋巴结
神经分布	内脏神经(痛觉不敏锐)	躯体神经(痛觉敏锐)

（三）直肠和肛管的血管

直肠和肛管的血液供应来自直肠上动脉、直肠下动脉、肛动脉和骶正中动脉。直肠上动脉是肠系膜下动脉的延续,分支供应直肠上部,并与直肠下动脉吻合。直肠下动脉为髂内动脉的分支,有时发自阴部内动脉和臀下动脉,主要分布于直肠下部,与直肠上动脉和肛动脉吻合。肛动脉是阴部内动脉在坐骨直肠窝的分支,穿出阴部管后分为 2～3 支,供给肛门周围的皮肤及肛门内、外括约肌和肛瓣以下的肛管。在肛管下段,肛动脉与直肠上、下动脉发生吻合。骶正中动脉发出分支供给直肠与肛管连接处的肛管后壁,与直肠下动脉吻合。

直肠和肛管的静脉在肠管壁内形成直肠静脉丛,肌层以外为直肠外静脉丛,肌层以内为直肠内静脉丛。直肠内静脉丛是门静脉与腔静脉之间的重要交通途径,也是痔的发生部位。直肠内静脉丛以齿状线为界分上、下两部,齿状线以上称为痔内丛,向上汇合成 7～8 条静脉,在距肛门以上 7.5cm 处穿出直肠肌层,注入两侧的直肠上静脉,后经门静脉回流;齿状线以下称为痔外丛,痔外丛注入肛静脉,在坐骨直肠窝内伴随肛动脉,向外侧注入阴部内静脉,后经下腔静脉回流。

（四）直肠和肛管的淋巴

直肠旁淋巴结位于直肠和肛管的周围,多沿直肠上动脉排列,大致可划分为上、中、下三组。上组淋巴管收集直肠壶腹部的淋巴回流,它们的输出管沿直肠上神经走行,汇合乙状结肠的淋巴管,注入肠系膜下淋巴结群,经腹主动脉旁淋巴结群回流。中组淋巴管收集直肠壶腹以下至齿状线以上的淋巴回流。下组淋巴管汇集齿状线以下肛管和肛门周围皮下淋巴管丛的淋巴回流。一般认为,齿状线是肛管淋巴回流的分水岭,齿状线以上的淋巴管汇入盆腔的淋巴结,而齿状线以下的淋巴管汇入腹股沟淋巴结。

（五）直肠和肛管的神经

直肠和齿状线以上的肛管由内脏神经支配,其交感神经来自上、下腹下丛,随直肠上血管走行,分布于直肠下部和肛门内括约肌。副交感神经来自盆内脏神经,沿骶神经前行,参与直肠两侧的下腹下丛。齿状线以下的肛管由躯体神经支配,第 4 骶神经前支经阴部神经分出的肛神经分布到肛管下段的皮肤和肛门外括约肌。因此,直肠肛管的排便活动既可因内脏神经反射引起,又可受躯体神经的随意控制。

第六节　胰管

胰管分主胰管和副胰管。

一、主胰管

主胰管通常称胰管,在胰腺实质内从胰尾起始自左向右穿胰体,靠近胰的后面。主胰管平均长 13.8cm(8.2～19.1cm),管径从左向右逐渐增大,尾端管径平均 0.2cm,头端管径平均 0.4cm。胰管有两个生理狭窄区,分别在头、体交界处和胰体中 1/3 处,胰管在胰尾、胰体内经行中有 15～20 对小的胰腺管成直角汇入胰管,这些小支主要有头上支、头下支(即钩突支)、体上支、体下支、尾上支和尾下支。主胰管至胰颈则向下、向后、向右,达十二指肠降部后内侧壁处与胆总管并行一段,位于胆总管之左、内、下方,胰管与胆总管一起斜穿十二指肠壁,末端管径缩窄,而后与胆总管汇合。胆总管与胰管汇合的形式主要有 3 种:①胰管以距十二指肠大乳头开口不同距离汇合于胆总管,汇合后的管腔扩大,形成肝胰壶腹,此型占 85％;或不扩大(不形成壶腹),此型占 5％。国人汇合者有 81.7％(250/306)。②胆总管和胰管彼此靠近,但分别开口于十二指肠大乳头,约占 9％。国人资料二管不汇合的有 18.3％(56/306)。③胆总管与胰管分别开口于十二指肠不同点。主胰管平均长 12～15cm,管径从左向右逐渐增大,尾端管径平均 0.2cm,头端管径可达 0.4cm。影像学检查若发现胰管直径超过 0.4cm,即可认为胰管有扩张。

肝胰壶腹开口于十二指肠降部后内侧壁的十二指肠大乳头顶端。扫描电镜显示大乳头口形态不规则,其附近的大乳头黏膜形成纵横交错的皱襞并围成窦腔向十二指肠腔开放。乳头形状在内镜下呈粉红色乳头状隆起(45.7％),半球形(28.7％)或扁平形(25.6％)。乳头上方有纵行走向的口侧隆起,其表面有数条环行的缠头皱襞,乳头下方有 1～3 条小带。十二指肠纵襞的出现率为 96％,可作为寻找十二指肠大乳头的标志,72％人的纵襞形态为均匀的条形,其他有锥形、倒锥形和棱形。纵襞长度平均为 29.4mm,距幽门平均 73.3mm,其长轴与胆总管的夹角为 40.1°±11.8°,而与胰管的夹角几为直角,故临床上经内镜逆行胰胆道造影时,导管从正面垂直方向插入乳头开口易显示胰管。大乳头与纵襞的位置关系如下:大乳头可在纵襞上下端间任一点(36％)或纵襞上端(24％)、纵襞下端(18％),少数在纵襞左侧(16％)或右侧(2％)。在大乳头上方的纵襞内有胆总管者占 26％。

胰管末端和壶腹处有括约肌,Oddi 把肝胰壶腹括约肌分为三部分:①胆总管括约肌,为一环行肌,位于胆总管末端,是胆总管最强的肌纤维,它收缩可关闭胆总管下端。②胰管括约肌,位于胰管末端,常不完全,有时缺如。③肝胰壶腹括约肌,由十二指肠的环行肌纤维组成。以上三部分括约肌统称为 Oddi 括约肌。

二、副胰管

副胰管向上行于胰管之前方,与胰管有交通管相通(90%)。副胰管继续向上至胰头上部的前部,后即穿十二指肠降部的后内侧壁,开口于十二指肠大乳头上方约 2cm 偏前的十二指肠小乳头。也有副胰管左端在胰颈处连于胰管;或不连而在胰头上部偏前面右行,开口于十二指肠小乳头。寻找副胰管和十二指肠小乳头的方法,可以胃十二指肠动脉或其分支胰十二指肠上动脉为标志,因为副胰管在该动脉后方(从手术角度看即深面或下方)在胰头实质内由左向右穿入十二指肠降部的壁。这种紧密关系也能导致消化性溃疡手术时意外损伤副胰管。

主胰管和副胰管的相互关系较复杂,据国人 100 例解剖统计,共有六种类型:①主胰管横贯胰腺的全长,末端与胆总管汇合后开口于十二指肠大乳头。副胰管短而细,位于胰头的上部,左端与主胰管相通,右端开口于十二指肠小乳头。②无副胰管,胰头上部有一小胰管与主胰管相通,另端为多支细小胰管而不开口于十二指肠。③副胰管扩张并横贯胰腺全长,已代替主胰管的功能,其末端开口于十二指肠小乳头,主胰管反而细小,位于胰头下部,与副胰管不相连通,另端与胆总管共同开口于十二指肠大乳头。④副胰管较细,钩突的小胰管汇入副胰管,副胰管与胰管相通,另端开口于十二指肠小乳头。⑤副胰管较细,在胰头下部与胰管相通,经胰管浅面斜向右上方,开口于十二指肠小乳头。⑥胰管在胰头部呈圆圈形,副胰管连于圆圈形上方尾侧的胰管。有统计表明,主胰管出现率为 95%(其中 80% 为粗大的主胰管,15% 为细小的主胰管),主胰管完全缺如者约占 5%。副胰管出现率为 80%(其中 40% 为粗大的副胰管,40% 为细小的副胰管),副胰管完全缺如者约占 20%。主胰管和副胰管的开口,二者之间的关系常有变化,如主胰管可由胰尾部经胰体、胰颈直达胰头,开口于正常的十二指肠小乳头处,而副胰管则从胰头下部起始,与胆总管汇合,开口于正常的十二指肠大乳头处。这种形式在做 ERCP 时就见不到主胰管显影。又如主胰管正常,而副胰管起于胰头上部,反向至胰颈注入主胰管,此型副胰管就不直接开口于十二指肠。

三、胰管壁的结构

主胰管从胰尾至胰头行经胰腺全长,沿途接受小的导管汇入。与腺泡相连的一段细而长的导管称闰管,其伸入腺泡的一段成为泡心细胞,另一端汇入小叶内导管;闰管为单层扁平上皮,小叶内导管的上皮为单层立方上皮,闰管和小叶内导管上皮细胞的腔面均有少许微绒毛和小泡状的突出物。小叶内导管出小叶后,在小叶间结缔组织隔内汇成小叶间导管,后者又汇入主胰管。小叶间导管的上皮为单层柱状上皮,在柱状上皮细胞之间有杯状细胞。主胰管管壁稍厚,可分层。主胰管在接近十二指肠处,其固有膜内有小的黏液腺,弹性纤维明显,黏膜外有薄层环行的平滑肌及结缔组织。

第七节　肝外胆道

一、肝外胆道的组成、分部与毗邻

(一)胆囊

1.胆囊的位置、分部和毗邻　　胆囊位于肝下面的胆囊窝内,借疏松结缔组织与肝相连。胆囊充盈时,突向前的胆囊底与腹前壁紧贴。胆囊的上方是肝,下方是横结肠和十二指肠,左侧是胃的幽门,右侧是结肠右曲,前方是腹前壁。

胆囊呈梨形,国人长 5.30～9.73cm,宽 2.03～5.51cm,容量约 40～60ml,胆囊颈部梗阻胆囊显著扩张时容量可达正常容量之数倍。胆囊可分为底、体、漏斗部和颈 4 部:底圆隆,完全被腹膜包被,多数突出或平于肝右叶下(前)缘胆囊切迹处,胆囊底的体表投影点是在右锁骨中线与第 9 肋软骨的交点处或者是右肋弓与腹直肌外缘的交点。临床检查胆囊压痛点的墨菲征,就压此处。体与底部无明显界限,体向后上延续于漏斗部,漏斗是体与颈之间的部分,通常被认为是体的一部分,是从体连到颈的圆锥形部分,有时与体之间有一缩窄明显地将二者分开,漏斗部是胆囊动脉至胆囊壁的进入处。颈部的延伸形成胆囊管,长 2.5～4cm,管径 2～4mm。漏斗部壁的侧面向下向后偏心膨出,似一憩室,被称为 Hartmann 囊,它紧密地位于胆囊下面,并常常把胆囊管隐蔽起来。胆囊底及胆囊体下面紧邻十二指肠上部和降部,甚至与横结肠起始部接触,在胃十二指肠溃疡或胆囊炎结石时,若有穿孔,两器官之间常常形成粘连,可能形成胃十二指肠胆囊瘘或横结肠胆囊瘘,胆结石可进入十二指肠或横结肠。当胆总管梗阻(如胰头癌)发生黄疸,可利用此解剖关系行胆囊十二指肠吻合术。胆囊及胆囊窝形成肝肾隐窝上界的大部分,右结肠旁沟的上入口,故在胆道手术后,血性或者脓性渗出物可沉积于肝肾隐窝,并向上可至右肝上间隙扩散,或向下经右结肠旁沟扩散至盆腔。

2.胆囊管 　胆囊管的形态多变,大多呈弯曲的波浪状,也有直线走行的。胆囊管内有一连续的5～12个半月形黏膜皱襞,亦称螺旋襞,螺旋形结构的瓣可使胆囊管不致过度膨大或缩窄,有利于胆汁的进入和排出。瓣的隆嵴也能使临床插入导管探查或胆石通过困难,甚至嵌顿。瓣的隆嵴在胆道造影图像上使胆道外形呈弯弯曲曲外观,这不同于肝管的影像。根据国人资料,胆囊管长度差异很大,成人以2.5～4.0cm多见,儿童胆囊管长度在0.6～1.5cm者占71%,在胆囊切除术时,应紧靠胆总管处,避免遗留过长的胆囊管残端。胆囊管从胆囊颈起始,在肝十二指肠韧带中1/3从右侧以锐角与肝总管汇合成胆总管,胆囊管与肝总管的汇合形式多样,胆囊管与胆总管结合的形式和结合位置的变化有重要临床意义。胆囊管与肝总管的汇合形式常见的有角型、平行型和螺旋型三种。角型指胆囊管和肝总管成角相交,胆囊管与肝总管相遇后立即汇合成胆总管,以45°夹角为最多见,随年龄的增大而增大,其夹角变动范围在15°～90°。平行型指胆囊管与肝总管相遇后被一结缔组织包绕,两管在结缔组织鞘内平行下降一段距离后再汇合,此型颇为常见。螺旋型较少见,胆囊管与肝总管汇合之前,可绕过肝总管的前方或后方,开口于肝总管的前外侧壁或前壁,也可开口于后外侧壁、后壁或内侧壁。

3.胆囊壁的结构 　胆囊壁可分为黏膜、肌层和外膜三层。

(1)黏膜:胆囊的黏膜形成许多高而分支的黏膜皱襞,皱襞彼此重叠,形成肉眼可见的皱襞网。皱襞可随胆囊壁的扩展程度而改变其高度。胆囊颈部的黏膜皱襞呈螺旋状,称为螺旋瓣。黏膜上皮为单层柱状,无杯状细胞。上皮细胞顶部稍隆凸,有不明显的纹状缘,闭锁堤清楚可见。细胞顶端的胞质内含有中性脂滴及类脂质小泡,还有一些黏液颗粒。细胞核呈卵圆形,位于细胞基底部。上皮细胞的高度与胆囊充盈状态有关,高为20～52μm。上皮下有基膜。固有膜较薄,其中富有小血管和淋巴管。有时在固有膜或肌层可见由上皮凹陷而成的小窝,很似腺体,称为阿肖夫窦。

(2)肌层:由薄层的平滑肌组成。一般呈内纵外环状排列,但不规则。肌束之间的结缔组织内富有弹力纤维。

(3)外膜:很厚,胆囊与肝相接触的部分为纤维膜,而胆囊的游离部则为浆膜。此浆膜与肝的浆膜相连续。另外,在胆囊与肝相接处的外膜内常有一种管状结构,可能是胆道系在发生过程中的残迹,称为胆囊下肝管。

(二)肝左、右管及肝总管

肝内胆道系统在出肝门前汇合成左、右两条肝管。左、右肝管从肝门出肝后汇合成1条肝总管,国人98.6%有肝总管。肝左右管之间夹角100°～120°,有报道肝左、右管与肝总管之间成直角或呈"T"形(37％,100例),此种结合形式,已证实肝管内有结石时难于排出,插导管时也困难。肝总管行程在肝十二指肠韧带内居门静脉右前方,沿肝固有动脉之右侧下行,距离不定,与胆囊管汇合成胆总管,肝总管的长度决定于该管与胆囊管汇合点之高低,有研究者对国人128例成人肝总管长度检测为1.0～7.5cm,多见范围2.1～4.0cm,管径约0.78cm,国外报道4～15mm,平均8mm;儿童(n＝188)肝总管长度为0.3～6.8cm,常见范围1.1～2.5cm。国人100例内镜逆行胆道造影肝总管近端横径平均0.69cm(0.21～1.18cm),远端横径平均0.75cm(0.3～1.2cm)。有1.4％(5/358)无肝总管,即肝左、右管与胆囊管呈三叉形汇合形成胆总管;或是肝右管与胆囊管合成胆总管,而肝左管直接向下开口于十二指肠。

(三)胆总管

胆总管由胆囊管和肝总管汇合而成,长约7～9cm,直径约0.6～0.8cm,其长度可因胆囊管与肝总管汇合部位的高低而有变化。当其直径超过1cm时应视为病理状态(胆总管下端梗阻等)。胆总管按其走行可分四段。

1.十二指肠上段(第1段)　自胆总管起始部至十二指肠上部上缘为止,在肝十二指肠韧带下半右缘内走行。胆总管切开探查引流术即在此段进行。肝固有动脉位于胆总管左侧,门静脉位于二者之后,三者间以疏松结缔组织连接,并共同被包于肝十二指肠韧带内,恰位于十二指肠第一段上方、网膜孔之腹侧,在此下腔静脉正位于胆总管之背侧。

2.十二指肠后段(第2段)　是从十二指肠上部上缘至胰头上缘之间的一段胆总管,长约1.0～2.0cm,位于十二指肠上部的后方,向下内方行于下腔静脉的前方,门静脉的右方。胆总管可能是游离的或部分固定于十二指肠。胆总管十二指肠后段常常被十二指肠后壁溃疡病变蔓延侵及。炎症和由此而引起的瘢痕可能牵拉胆总管向左,当手术游离十二指肠上部时,胆总管可能容易受到损伤。

3.胰腺段(第3段)　弯向下外方,上部多由胰头后方经过。下部多被一薄层胰腺组织所覆盖,位于胆总管沟中。胰头癌或慢性胰腺炎时,此段胆总管常受累而出现梗阻性黄疸。

4.十二指肠壁段(第4段)　斜穿十二指肠降部中份的后内侧壁,与胰管汇合后略呈膨大,形成肝胰壶腹,又称Vater壶腹。壶腹周围及其附近有括约肌并向肠腔突出,使十二指肠黏膜隆起形成十二指肠大乳头。肝胰壶腹借乳头小孔开口于十二指肠腔。

胆总管的变异主要包括以下几个方面:①无胆总管,即肝总管与胆囊管不汇合,不形成胆总管,两管分别开口于十二指肠。但胆囊管常有与肝管或肝总管间的"联合管",或肝右管通于胆囊管。②胆总管开口异位,胆总管开口于胃幽门部、胃底,或者胆总管开口于十二指肠水平部[国人资料有 2.35%(6/255)]。③双胆总管或分叉,两个胆总管各自开口于十二指肠,两口相距不远。胆总管分叉,一支开口于十二指肠,另一支开口于胃,或两支均开口于十二指肠。④单个胆总管,内腔可分隔成两管、两口,开口于十二指肠。⑤先天性胆总管扩张,胆总管有气球形或圆柱形的局部扩大,也称胆总管囊肿,超声波检查易于发现。

(四)胆道壁的结构

肝内胆道为单层立方上皮,管壁无平滑肌。肝外胆道分黏膜、肌层和外膜 3 层。黏膜有纵行皱襞,固有膜内有黏液腺。肝管和胆总管的上 1/3,肌层薄,平滑肌分散;胆总管中 1/3 的肌层渐厚,尤其是纵行平滑肌增多;胆总管下 1/3 的肌层分内环外纵两层。胆道外膜为较厚的结缔组织。胆道纵行平滑肌收缩可使管道缩短,管腔扩大,利于胆汁通过。在胆总管穿入十二指肠壁与胰管汇合及开口于肠腔处.管壁肌层构成 Oddi 括约肌。

二、胆囊及肝外胆道的血供

正常供应胆囊和肝外胆道(以胆总管为主)血液的动脉主要是来自腹腔干(腹腔轴)的各级分支,但有时也有来自肠系膜上动脉的分支,而且各血管的行径及与胆道间位置关系也常有变化或变异,后一情况对临床手术更有重要关系。胆囊及肝外胆道静脉血回流于肝门静脉。

(一)胆囊的血供

胆囊动脉通常起于肝固有动脉的右支。可在肝管、胆囊管与肝下面所围成的胆囊三角(又名 Calot 三角)内找到。但由于其起点常有变异或其起点为肝管遮盖,手术中有可能把肝固有动脉的右支误认为是胆囊动脉而加以结扎,导致肝右叶坏死的严重后果。确认胆囊动脉的可靠方法是追踪该动脉到达胆囊颈。胆囊动脉通常在向前下达胆囊颈左侧缘处分浅、深两支,浅支至胆囊下面浆膜下,深支至胆囊上面与肝胆囊窝底之间。两主支分出 4~8 对侧支,围绕胆囊并吻合成网,分布于整个胆囊壁。在腹腔镜下浅支是寻找胆囊动脉的标志,顺着浅支向左即可见靠近腹腔镜的是较粗的胆囊管,而胆囊动脉较细,且离腹腔镜较远。当胆囊颈有结石时,可压迫胆囊动脉,使胆囊特别是胆囊底发生缺血、坏死,甚至穿孔。

胆囊肝面的静脉血由一些小静脉支引流,经胆囊窝底穿入肝内,不形成单一的胆囊静脉。胆囊的游离面浆膜下,由胆囊底和体处形成一小静脉,注入肝门静脉右支(国人 66.2%)或门静脉干(33.8%)。

(二)肝外胆道的血供

1.动脉

(1)肝左、右管的动脉:肝左、右管靠近肝左、右动脉,接受这两支动脉发出的许多小支,在管的表面形成丰富的血管丛。

(2)肝总管和胆总管第 1、2 段的动脉:由邻近该段管的动脉如十二指肠后动脉、肝右动脉、胆囊动脉胃十二指肠动脉等分出的小动脉(管径约 0.3mm)供血。这些小动脉沿该段胆道两侧缘形成两条轴血管,Northover 命名为 3 点钟(左)和 9 点钟(右)动脉。肝总管和胆总管第 1、2 段的血供 60%是来自十二指肠后动脉、胃十二指肠动脉等由下部向上行的大血管,38%来自肝右动脉或别的向下行的动脉如胆囊动脉、肝左动脉等,而只有 2%是来自肝固有动脉(横向行的分支)的非轴血管。轴血管以及其他小血管发出小支围绕胆道,形成胆道周围丛,由丛发小支伸入壁内广泛自由吻合,形成壁内动脉丛,由此丛再发小支至黏膜内形成黏膜毛细血管丛。

(3)胆总管第 3 段的动脉:由其邻近并平行的十二指肠后动脉的多个小血管,围绕胆总管第 3 段形成血管丛,其壁内分布同肝总管和胆总管第 1、2 段。

考虑到肝外胆道特别是胆总管和肝总管的动脉来源及供血特点,分离胆总管周围的上下范围(长度)应该限定为保证特殊处置的绝对需要的长度,而不应过多地分离胆总管;应该特别避免在胆总管两侧缘分离,以保护 3、9 点钟动脉及其至胆总管血管丛的分支;如有可能,分离胆囊管不应当达到胆总管水平,以避免损伤 9 点钟动脉;分离胆囊动脉应靠近胆囊分离,以保护胆囊动脉到胆总管的分支。

2.静脉　胆总管的静脉血大部是由沿胆总管和肝总管上行的许多小静脉输送,这些小静脉在胆总管和肝总管周围形成胆道外静脉丛,向上进入肝内,分支形成毛细血管。胆总管下部的静脉直接汇入门静脉。借助于胆道外静脉丛可以确认胆总管和胆囊管,后者表面无胆道外静脉丛。

三、胆囊及肝外胆道的淋巴回流

胆囊底和体的淋巴丛由沿着胆囊两侧缘走行的两条长集合淋巴管引流,左侧的长管注入胆囊三角内的胆囊淋巴结,右侧的长集合淋巴管随胆囊管以及胆囊淋巴结的输出管一起注入位于肝十二指肠韧带内的网膜孔淋巴结和沿胰十二指肠上动脉排列的胰十二指肠上淋巴结。肝外胆道的淋巴也引流入网膜孔淋巴结,进而至胰十二指肠上淋巴结。后者的输出淋巴管注入主动脉前的腹腔淋巴结,或者经位于胰头后的一些小淋巴结而至位于肠系膜上动脉根部的肠系膜上淋巴结。

四、胆囊及肝外胆道的神经支配

(一)交感神经

交感神经节前纤维起自胸脊髓第 4～10 节段侧角细胞,节前纤维经相应的脊神经、胸交感神经干而形成内脏大神经至腹腔神经节,终止于节细胞。节后纤维由此发起,随肝动脉分支而达胆囊及肝外胆道管壁及其血管。一般认为交感神经使括约肌和血管壁平滑肌收缩。

(二)副交感神经

副交感神经起于脑干迷走神经背核等,节前纤维随迷走神经前干分支——肝支,迷走神经后干分支——腹腔支至肝动脉,参与构成肝丛,再分支至胆囊和肝外胆道。副交感神经使胆囊及胆道壁平滑肌收缩,抑制括约肌的功能,参与胆汁的分泌与排空。

(三)内脏感觉神经

内脏感觉神经纤维有 3 部分:①随交感神经而行的来自胸第 4～10 脊神经后根节细胞的纤维。②随迷走神经副交感节前纤维而行的来自迷走神经下节的纤维。③右膈神经的分支至肝、胆囊及肝外胆道,这是胆囊疾患可产生右肩部牵涉性痛的解剖学基础。

第四章　常见消化道内镜检查及护理配合

第一节　上消化道内镜检查及护理配合

上消化道包括口腔、咽、食管、胃以及十二指肠的一部分,上消化道内镜检查主要用于食管、胃、十二指肠球部疾病的检查,口腔、咽则是内镜检查的必要通道。术前准备工作对内镜检查能否顺利进行非常重要。若准备欠佳,可影响检查效果。

一、上消化道内镜检查的适应证、禁忌证及并发症

(一)适应证

1.凡有上消化道症状,疑及食管、胃及十二指肠病变(炎症、溃疡、肿瘤等),而临床又不能确诊者。

2.有上消化道症状而上消化道 X 线钡餐检查未能发现病变,或不能确定病变性质者。

3.原因不明的上消化道出血,需进行急诊内镜检查者。

4.已确诊的上消化道病变如胃溃疡、萎缩性胃炎、胃息肉等癌前病变,或残胃等,需内镜随访复查者。

5.判断药物对消化性溃疡、幽门螺杆菌感染的疗效,需内镜随访者。

6.上消化道手术后仍有无法解释的症状者。

(二)禁忌证

上消化道内镜检查的禁忌证分为如下两类。

1.相对禁忌证

(1)心、肺功能不全的患者。

(2)上消化道出血,血压未平稳的患者。

(3)有出血倾向,血红蛋白低于 50g/L 的患者。

(4)高度脊柱畸形,巨大食管或十二指肠憩室的患者。

2.绝对禁忌证

(1)有严重心、肺疾病(如严重心律失常、心肌梗死急性期、重度心力衰竭、哮喘发作期、呼吸衰竭)无法耐受内镜检查的患者。

(2)处于休克状态的危重患者。

(3)疑及有消化道穿孔的患者。

(4)有严重精神失常不合作的精神病患者。

(5)有严重智力障碍不能合作的患者。

(6)口腔咽喉急性、重症炎症内镜不能插入的患者。

(7)腐蚀性食管炎、胃炎患者。

(8)主动脉瘤患者。

(9)脑卒中患者。

(10)烈性传染病患者。

(三)并发症

上消化道内镜检查技术在临床已应用多年,有很高的安全性,但若内镜检查指征掌握不严、操作不慎或个别受检者体质异常,亦会发生各类并发症,甚至死亡。

大多数并发症发生在内镜检查的操作过程中。死亡原因多是出现严重并发症后未及时治疗造成的,也有报道常规内镜检查致心脏骤停死亡的病例。常规上消化道内镜检查并发症发生率极低,并且随着内镜检查技术的发展,操作常规的日趋完善以及经验的积累,近年来内镜检查并发症更加日趋减低。1987 年我国多中心研究表明,严重并发症发生率为 0.012%;美国胃肠内镜协会统计,并发症发生率为0.13%,死亡率为 0.004%。

上消化道内镜检查并发症按其严重程度分为严重并发症(如心肺意外、严重出血、穿孔及感染等)和一般并发症(如下颌关节脱臼、喉头痉挛、癔症等)。

1.出血 常见的原因有:①活检损伤黏膜内血管;②检查过程中患者剧烈恶心、呕吐、导致食管贲门黏膜撕裂而致出血;③存在食管胃底静脉曲张等病变,内镜检查时损伤或误做活检而引起的出血;④内镜擦伤消化管黏膜,尤其有出血性疾病(如血小板减少或凝血功能障碍)的患者。故做诊断性内镜检查时,血小板应 $>20\times10^9/L$。必要时应输注血小板。

内镜检查时要辨清病变,活检时要避开血管;溃疡性病变要钳取边缘,不要过分强调取大、取深的组织;切忌误将静脉曲张进行活检;操作时动作要轻柔;进镜时勿将头端弯曲角度过大;退镜时宜将弯角钮放松;有剧烈呕吐时酌情应用止吐药物;活检后要常规观察片刻,如遇出血可喷洒止血药物或电凝止血,出血明显的患者应留院观察,必要时应住院止血治疗。

2.消化道穿孔　内镜检查时胃肠穿孔很少见,但一旦出现后果严重。穿孔的部位可发生在食管、胃、十二指肠。最易发生穿孔的部位是下段食管和咽喉梨状窝,约占全部穿孔的50%。原因可为:①患者不合作,检查者操作粗暴,盲目插镜引起;②颈椎前部骨赘、憩室及恶性肿瘤致管腔狭窄引起食管穿孔;③瀑布胃患者,内镜检查时内镜在胃底打圈,不能找到胃腔,粗暴用力所致;④有溃疡、憩室、肿瘤等疾病的基础,操作时注气过多引起;⑤活检引起,此类穿孔较少见。

一旦穿孔发生,应该尽早手术治疗,并根据穿孔部位、大小、形态和患者全身情况来决定手术方式如修补、局部切除或造瘘等。

3.感染　诊断性内镜检查时感染并发症主要来源于内镜操作过程或器械的污染,主要致病菌为位于口腔、咽喉部的菌群。另外应用了超剂量的镇静剂后可发生吸入性肺炎。

内镜检查能否引起病毒感染一直为医生和患者所关注。曾有1例内镜传播乙型肝炎病毒(HBV)的报道,认为与内镜的送气、送水管道清洗不够充分有关。也有报道,内镜(特别是治疗性内镜)操作可引起丙型肝炎病毒(HCV)的传播,传播途径为内镜的活检管道。还有研究发现,内镜工作人员感染Hp的危险性较其他医护人员增加,且内镜医师和护士血清Hp IgG抗体的阳性率(ELISA法)高于正常献血员的抗体阳性率。

4.心脏意外　在上消化道内镜检查过程中,患者可发生轻微的心律失常如室性期前收缩、房性异位节律、ST段或T波改变等,这些通常不会引起严重后果。操作时最常发生的心脏意外是诱发心绞痛、心肌梗死、心律失常和心脏骤停。引起心脏意外的原因是:①插镜时胃部扩张刺激了迷走神经;②检查时合并低氧血症,特别见于原有缺血性心脏病的患者、慢性肺病患者及老年患者;③术前应用了抗胆碱能药物而发生心动过速或其他心律失常的患者。

对一般人来说,在进行上消化道内镜检查时不需要常规心电监护,也不需要用利多卡因类药物来预防心律失常。但对某些特殊患者如有心律失常、冠心病、心绞痛、高血压病和肺部疾病的患者,以及年老体弱和精神特别紧张焦虑的患者,应术前给予适量的镇静剂、抗心律失常药物、扩冠状动脉药物,以预防心律失常和心绞痛的发生。在检查过程中应进行心电监护,必要时应同时监护皮肤血氧饱和度。内镜检查室内还应常规备有心脏除颤器和抢救药品及设备,一旦发生心脏意外,应立即终止检查,如心跳停止应立即行心脏体外按压等复苏措施,并行气管插管。

5.肺部并发症　术前应用麻醉剂、插管时刺激口咽部、检查过程中胃部膨胀膈肌上升等因素均可引起呼吸暂停、高碳酸血症及误吸等并发症的发生。下列情况的患者:年龄>65 岁;血红蛋白<100g/L;体重指数>28/m² 行内镜检查时发生肺部并发症的危险性更高。

6.咽喉部损伤　插镜时患者体位不正如头部向后造成颈部过度后仰、颈椎前突压迫咽部食管上段;或患者精神过度紧张,环咽肌痉挛阻碍内镜顺利滑入食管,如术者插镜角度控制不好,位置偏斜而又用力过大,势必造成擦伤及出血和糜烂,或引起局部血肿,唾液中可有血丝等出现;如插镜时损伤了咽部组织或梨状窝,导致该部位感染、脓肿,可出现音哑、咽部疼痛,甚至发热。

7.下颌关节脱臼　是一种不多见的并发症。是由于检查时安放口垫时张口较大,或插镜时恶心,特别是有习惯性下颌关节脱臼的患者更易出现。一般无危险性,手法复位即可。

8.喉头或支气管痉挛　大多由于内镜插入气管所致,患者可发生鸡鸣、窒息、发绀等阻塞性通气障碍表现,可有躁动不安。故在进行内镜操作时应让患者尽量咽喉部放松,内镜插至咽部时让患者做吞咽动作,一旦镜下发现患者的气管环状软骨要立即退镜。退镜后要让患者稍休息片刻再试插进镜,以免喉头痉挛。

9.拔镜困难　多发生于使用过分柔软的内镜,在胃内高位反转观察贲门口时,多是由于过度牵拉使内镜呈 90°弯曲并滑入食管下段引起。

10.唾液腺肿胀　插镜时的机械性刺激而引起恶心、呕吐造成的唾液腺分泌增加,加之导管痉挛引起排泄不畅所致。多为一时性,无需处理会自行消退。检查前酌量使用阿托品类药物可预防其发生。

二、上消化道内镜检查前准备

(一)器械准备

内镜检查前应:①备齐各类器械设备;②将内镜与光源、吸引器、注水瓶连接好,注水瓶内应装有 1/2～2/3 的灭菌蒸馏水;③检查内镜角度控制旋钮和弯曲角度(向上 180°～210°,向下 90°,左右 90°～100°),并将内镜角度旋钮调于自由位置;④检查注气、注水、吸引器等功能及光源是否工作正常;⑤观察镜面是否清晰,可用拭镜纸沾少许石蜡或用 3∶1 乙醚乙醇溶液将物镜、目镜擦拭干净;⑥用乙醇溶液纱布将镜身、弯曲部及前端部擦拭一遍,弯曲部涂上润滑剂(也可用麻醉剂代替)以利插镜顺利;⑦检查活检钳、细胞刷、清洗刷、照相系统等附件性能是否正常;⑧进行治疗时应备有 20ml 注射器,抽好生理盐水备用,注射器应配好针头,以备检查中注水冲洗,清洁视野;⑨备好一次性口圈、弯盘、纱布和治疗巾等必需用品;⑩做电子内镜白色平衡调节,保证照片的真实感和色彩正常。

(二)患者准备

内镜检查前患者至少空腹 6h 以上,以减少胃液分泌便于内镜下观察。上午检查者,前一日晚餐后禁食,禁食早餐;下午检查者,清晨可吃清淡半流质,中午禁食。重症及体质虚弱者,检查前应给予补液治疗,胃潴留和严重幽门梗阻的患者检查前应充分洗胃后再进行内镜检查。内镜检查前应禁烟酒。

对内镜检查有恐惧感或精神紧张不能自控的患者,术前应充分做好解释工作,告知其检查的必要性;让患者在有思想准备的情况下完成内镜检查。

对有心律失常及其他心、脑、肺部疾病患者,当有较强的内镜检查适应证时,应在正确判断心律失常、心肺疾病程度和内镜检查危险性的基础上,术前应对受检者应用适当药物治疗,术中进行心电、血压、血氧饱和度监测,以便安全完成操作。对精神病患者,确有内镜检查适应证者,应在专科医生或麻醉科医生的协助下完成内镜检查。

(三)术前介绍

1.医生应首先核对患者姓名、性别、年龄、送检科室和个人史、既往史以及初步诊断,病人信息核对无误进入开医嘱。

2.登记室工作人员或科室医生应对来进行内镜检查的患者,直接或通过录像形式向患者介绍相关内镜检查的知识,消除患者对内镜检查的恐惧感,争取患者的配合,告知要点包括如下内容。

(1)对有高血压、冠心病以及心律失常的患者,检查前应测量血压,做心电图检查,若发现存在有禁忌证,则应暂缓检查;做过上消化道钡剂检查的患者,应在2~3日后再进行内镜检查。

(2)内镜检查能对可疑的病变黏膜取黏膜活检标本,做病理学诊断,以确定临床诊断。黏膜活检对健康是无害的。活检术后要禁食 2h 和停用阿司匹林等药物,以防止再出血。

(3)讲清检查前患者应取的体位,应去除活动性假牙、解开领扣及放松裤带等。

(4)告知患者在插镜时应配合做好吞咽动作,如有强烈恶心、呕吐时,可做深呼吸动作。一般有充分心理准备的患者,只要检查时配合较好,反应亦较少;反之,则影响插镜及镜下观察。

(四)患者体位

在插镜前必须摆好患者的体位,这一步是插镜成功的关键。

1.标准体位　患者取左侧卧位,轻度屈膝,头稍向后仰,使咽部与食管几乎成直线,此种体位在进行插镜时通过贲门和幽门均较方便。患者还需解开领带、衬衣上钮扣及腰带;检查前患者要轻轻咬住口圈,全身放松。

2.平卧位　适用于昏迷、气管切开、脊柱畸形等无法侧卧位的患者,但在取平卧位时,应特别注意严防将内镜插入气管内。

3.右侧卧位　在内脏反位时,于观察胃部标记,可取右侧卧位进行插镜观察。

三、上消化道内镜检查的操作过程

内镜分为前视内镜和侧视内镜两类,后者主要为十二指肠镜,主要用于检查十二指肠降段及水平段等病变或做逆行胰胆道造影时用。

(一)前视内镜插镜方法

1.单手插镜法　操作者左手持内镜操作部,右手握住内镜硬性部(执笔式或握手式),调节上下弯角钮,使软管部略弯曲,将内镜纵轴与食管方向一致。内镜通过舌根后,即可见会厌软骨,偶尔可见声带,食管入口部通常呈闭合状态,一般从左侧的梨状窝插入。这时如遇阻力可嘱患者做吞咽动作以保证插镜成功。整个插镜过程应在电视屏幕的监视下进行。

2.双手插镜法　少数患者在插镜时,由于过于紧张或吞咽动作不协调,造成食管上括约肌不能打开,导致内镜插入困难.此时可用左手中、食指压住舌根,右手持镜,沿左手中、食指两指间进行插镜。

注意事项:①插镜成功是进行内镜检查的第一步,亦是判断内镜检查技术是否优良的重要标准之一。所以术者必须细心钻研掌握内镜插入要领,做到顺利插镜,并使患者在插镜过程中无不适的感觉;②插镜时医师常有一个误区,即在插镜的同时嘱患者进行吞咽。从生理角度来分析,吞咽时,软腭上抬,封闭鼻咽部;舌根后倾,使会厌覆盖喉头口,咽肌自上而下地依次收缩,如中咽缩肌收缩时,下咽缩肌松弛,呈瓦叠状收缩运动,终使食物通过。若过早地嘱患者做吞咽动作,则松弛的咽缩肌又开始收缩,则无法插入内镜;所以插镜时应在遇有阻力时再嘱患者做吞咽动作,而无需在插镜的同时即嘱患者做吞咽动作。

(二)前视内镜操作过程

1.食管、贲门的通过　内镜插入食管距门齿 15cm 后,即可边注气,边进内镜,在距门齿 40cm 左右时,即可见贲门及齿状线;注意应在贲门开启的状态下将内镜插入胃体,如感阻力应想到贲门可能存在病变。

2.胃体的通过　内镜进入胃体腔后继续注气,使胃体膨胀,这时可见胃体上部的一弧迹;其右上方为胃底穹隆部,左下方即为胃体部;此时调节弯角钮向左(或向左转动镜身)、向下即可见到胃小弯、胃大弯、胃体前后壁和胃角;再向右旋转镜身,使内镜恢复到自由状态,在胃体的下部后调弯角钮向上,在内镜距门齿 60cm 左右处,使内镜进入胃窦部见到幽门的远望像。

插镜进入胃体是初学者的第二个难点。若镜身未向左、向下,并未及时注入气体使胃体扩张,则可使内镜进入胃底腔,并在该处反转。若在进镜过程中,看到黑色的镜身,表示内镜已在胃底反转,此时可退镜至贲门的下方,调整方向后再重新插入。注意不要在胃底部过多地反转,以致造成患者的不适感。

3.胃窦部的通过　胃窦部的位置因胃的形态而异。①钩状胃:胃窦与胃体几乎平行,此时必须调整弯角钮向上,推送内镜才能进入胃窦。②牛角胃:胃窦与胃体几乎是一条直线,进镜十分容易。内镜进入胃窦后使幽门口始终保持在视野中央,推进内镜进入十二指肠球部。

4.幽门与十二指肠的通过　在幽门口处于开启的状态下和胃窦部蠕动正常的情况下,只要对准幽门口,前视式内镜通过幽门应无困难。若幽门紧闭,胃窦蠕动又较剧烈,则进入十二指肠球部较为困难,此时嘱患者平静呼吸,使内镜前端部正面(可适当调整角钮)对准幽门口,并尽量向幽门靠近;只要幽门无病变,在紧贴幽门口的同时注入气体,幽门自然会开启;幽门开放通过幽门时,术者会有落空的感觉。进入幽门后若无视野、看不到内腔时,提示内镜已贴紧十二指肠球部前壁,这时可稍稍退镜并注气或注水,即可看到十二指肠球腔四壁;在通过十二指肠上角时,可向右旋转镜身(即顺时针转镜),调解角度钮向右向上,即可越过十二指肠上角,进入十二指肠降部。

(三)前视内镜解剖定位观察法

在插镜过程中,术者为了不分散注意力,可做一般观察,并记住在食管、胃、十二指肠已发现的可疑病变;再在退镜过程中,按照十二指肠、幽门、胃窦、胃角切迹、胃体、胃底、贲门、食管的逆行顺序进行仔细观察。但对于食管、贲门的黏膜病变,应在进镜时仔细观察,退镜时做染色,活检等处理。进行内镜检查时为了能仔细观察到各个部位的病变,必须充分利用内镜的机械性能和运用各种操作手法,以便消除观察盲区,取得良好的观察效果。在观察时,应注意腔内黏膜色泽和黏膜平坦与否等情况;还应观察食管、胃、十二指肠的运动情况,如有胃壁浸润性肿瘤,胃的蠕动运动极差,若观察到这一点,则可作为临床的参考指征。

1.十二指肠的观察

(1)十二指肠降段:十二指肠降段呈典型的小肠管腔结构,为环形皱襞。进入十二指肠降部应充分利用弯角钮;并应运用注气等方法,避免镜面紧贴肠壁使视野不清。若疑有乳头病变,应尽量应用前视镜观察乳头的侧面像,若观察不满意,可更换十二指肠镜再做进一步检查。常规情况下,上消化道内镜检查的终点为十二指肠降段。

(2)十二指肠球部:内镜退至幽门缘,稍稍注气,球部前壁即在视野中;调节角度钮向上向右,即可分别观察到十二指肠球部小弯和后壁;十二指肠球部下方即为大弯,可在幽门口处进行观察。球部四壁的命名与胃部相同,即前壁(视野左侧)、后壁(视野右侧)、小弯(视野上方)及大弯(视野下方)。

2.胃部的观察

(1)胃窦:以幽门为中心,调节弯角钮分别观察胃窦四壁(视野的上、下、左、右分别为胃窦的小弯、大弯、前壁及后壁)。若小弯无法全部窥视,可将内镜沿大弯侧做反转观察,方法是将弯角钮向上,推进内镜即可。在观察胃窦时,应注意观察幽门启闭运动及有无十二指肠液的反流等。

(2)胃角:胃角是由小弯折叠而成,可在胃窦部运用低位反转法进行观察,即尽量使弯角钮向上,并同时推进内镜,这时即可见到两个腔,上方为胃体腔(可见镜身),下方为胃窦腔(可见幽门口),交界的桥拱状弧迹即为胃角切迹,此时可将内镜退至胃体中下部对胃角做正面的详细观察。

(3)胃体:胃体腔类似隧道,可分为三部分,分别称为胃体上部、中部和下部,中部又称垂直部。视野左侧为前壁,右侧为后壁,上方为小弯,下方为大弯;下方大弯侧黏膜皱襞较粗,纵向走行呈脑回状,上方小弯为胃角的延续部,左右分别为胃体前后壁,前后壁间距成人为 5cm 左右。由于后壁与镜轴面呈切线关系,因而容易遗漏病变,所以在可疑该区有病变存在时,应调节弯角钮做详细观察。

(4)胃底、贲门部观察:左侧卧位时,胃底与胃体上部交界处位于胃内最低部位,此时有胃液潴留,称为黏液湖。要观察胃底(穹隆部)需做反转观察,方法是:①低位反转法:即在胃窦反转观察胃角后,继续推进内镜,镜面即转向胃体腔,远远可见贲门,提拉内镜,使镜面接近贲门处即可观察胃底和贲门。②高位反转法:将内镜退至胃体上部时,转动镜身向右同时调节弯角钮向上,继续推送内镜,此时内镜紧贴在贲门口处反转,调整弯角钮,可仔细观察胃底和贲门。在进行反转观察时,内镜下方为大弯,上方为小弯,左侧为后壁,右侧为前壁,与正常顺序观察的标志不完全相同,应予注意。

(5)食管、贲门观察:结束胃部观察后,应尽量吸净胃内气体(以减少术后腹胀),将内镜退至食管下段正面观察贲门口,并注意贲门开启闭合情况和运动情况。食管全长约 20cm,等分为上、中、下三段,食管下段又是食管炎和食管癌的好发部位,应仔细观察:①白色齿状线呈犬牙交错状,是胃部的腺上皮与食管鳞状上皮交界部;②食管中段有左心房压迹,可见搏动性运动,还可见到支气管压迹,中部是食管憩室的好发部位,应予注意。由于食管为一直行的管道,其定位与胃和十二指肠稍有不同,视野上方为右侧壁,下方为左侧壁,左右侧分别为前壁和后壁。

四、护理措施

（一）术前护理

1.评估病人,病人准备

(1)了解病史、检查目的、特殊要求、其他检查情况、有无药物过敏及急、慢性传染病等。

(2)做好解释工作,向患者说明检查目的,介绍检查的大致过程。

(3)术前禁食 4～6 小时。已做钡餐检查者须待钡剂排空后(约 3 天)再做胃镜检查。幽门梗阻患者应禁食 2～3 天,必要时术前洗胃。最好排空大小便。

(4)咽部麻醉:检查前 15min 用 2％～4％利多卡因或普鲁卡因喷雾或口含,也可含服麻醉祛泡糊剂。有麻醉药过敏史者可不用麻醉。

2.准备工作

(1)环境准备:操作室消毒。

(2)护士准备:洗手,戴口罩、帽子。

(3)用物准备:各类器械,如内镜、光源主机、活检钳、细胞刷、必要的各种治疗器械、表面麻醉剂,各种急救药品(备用)以及内镜消毒设备。

（二）术中护理

1.查对床号、姓名,向病人解释操作目的,以取得合作。

2.协助病人取左侧卧位,轻度屈膝,头稍后仰,使咽部与食管几乎成直线,轻轻咬住牙垫,解开衬衣上纽扣及腰带,头枕于一小枕头上。

3.插镜中配合:护士位于病人头侧或医生旁,保持病人头部位置不动,插镜有恶心反应时,牙垫不要脱出,嘱病人不要吞咽涎液以免呛咳,让涎液流入弯盘内或用吸引管将口水吸出。嘱病人缓慢深呼吸。

4.镜检中配合:待镜子初入食管时,护士送镜勿过快,当镜头通过幽门、进入十二指肠降段、反转镜身观察胃角及胃底时,可引起病人恶心、呕吐,耐心做好解释工作,嘱病人深呼吸、肌肉放松。护士在旁送镜时,持镜的手应靠近牙垫,速度不要过快,以免加重对咽喉部的刺激。术中发现胃内有活动出血或活检后出血较多时,配合内镜下止血。检查结束退镜时,手持纱布将镜身上粘附的黏液血迹擦掉。

5.如需做治疗或取活检、刷片等,作好配合。

(三)术后教育

嘱病人禁食 2 小时,待麻醉作用消失进食,2 小时后可适当进半流质饮食。做活检者,当日禁食,次日可进软食,静脉麻醉留观至完全清醒为止。

整理用物,医疗垃圾分类处置,标本及时送检,内镜清洗、消毒。

第二节   小肠镜检查及护理配合

一、双气囊电子小肠镜

1.镜型   日本富士写真光机株式会社生产 EN-450P5/20 型双气囊电子小肠镜。整个内镜操作系统由主机部分、内镜、外套管和气泵四部分组成。内镜和外套管前端各安装一个可充气、放气的气囊,两个气囊分别连接于根据气囊壁压力不同而自动调整充气量的专用气泵。内镜长度 2300mm,外径 8.5mm,视角 120°,工作钳道 2.2mm,外套管长度 1450mm,外径 12.2mm。

2.检查方法   检查前将外套管套入小肠镜,两个球囊均抽气至负压,助手扶镜并固定外套管,由检查医师进镜。当内镜头部进入至十二指肠水平段后,先将小肠镜头部气囊充气,使内镜头部不易滑动,然后将外套管沿镜身滑插至内镜前部,随后将外套管气囊充气,此时两个气囊均已充气,内镜、外套管与肠壁已相对固定,然后缓慢拉直内镜和外套管,接着将内镜头端气囊放气,操作者将内镜缓慢向深部插入直至无法继续进镜,再依次将镜头部气囊充气,使其与肠壁相对固定,并同时释放外套管气囊,外套管沿镜身前滑,如此重复上述充气、放气、推进外套管和向后牵拉操作,直至到达病灶。亦可选择经肛门进镜,操作方法与经口途径相同,通过双气囊轮流的充放气、镜身和外套管的推进和钩拉将肠管缩短,可达空肠中上段。可根据小肠病变部位的不同,选择从口或肛门进镜(上、下镜分开)。通常情况,经口进镜可抵达回肠中下段或回盲瓣,经肛门进镜可达空肠中上段,这样交叉进镜可对整个小肠进行完全、彻底的检查。

双气囊小肠镜检查通常需由二名医师,一名主操作者负责插镜和控制旋钮方向,另一名负责托镜和插送外套管;一名护士协同操作,负责给药、观察患者和气泵操作。患者在术前需禁食 12h,并做碘过敏试验,以便需要时做造影检查;术前肌注山莨菪碱 10mg、地西泮 5mg,口服消泡剂,咽部行局部麻醉,亦可行其他镇静或麻3后做内镜检查。在操作过程中可根据需要从活检孔道内注入 30%泛影葡胺,在 X 线透视下了解内镜的位置、肠腔狭窄和扩张的情况、内镜离末端回肠的距离等。操作时如遇内镜盘曲、进镜困难时,除了采用拉直内镜和套管套拉的方法外,尚可使用变换患者体位、向肠腔内注入温水放松肠段和手掌腹壁按压等辅助手段。小肠镜还能在检查过程中进行活检、止血—息肉切除、注射等治疗,实现了集检查、治疗于同一过程中完成。小肠镜是多数小肠疾病检查最理想的手段。小肠镜检查的时间相对较长,平均 90min,在清醒镇静或全麻下检查,患者的耐受性和安全性均良好。从目前的累积经验分析,双气囊小肠镜检查亦有一定的盲区,如肠黏膜折叠后方,肠瓣后方观察较为困难甚至可能遗漏病灶。

二、推进式小肠镜

1.镜型

推进式小肠镜又称经口空肠镜,常见的类型有 Olympus SIF10 型纤维小肠镜和 SIF-100、SIF-240、XSIF-240 型电子小肠镜;Fujinon EN-410CM 型电子小肠镜;Pentax SB-34LA 型纤维小肠镜和 VSB-2900 型电子小肠镜;町田 FIS-B3 型电子小肠镜等。

2.检查方法　推进式小肠镜实际上是上消化道内镜的延长,操作方法与十二指肠镜相似。检查时取左侧卧位,咽部麻醉后经口进镜。通过胃时尽量少注气,小肠镜插入十二指肠后,通过反复钩拉、调整角度配合旋转镜身及适量注气等手法继续进镜,可达 Treitz 韧带以下 50～80cm,即空肠的近侧段。患者可变换不同体位以助内镜插入,同时亦可借助助手在腹部施加压力以减小或防止镜身在胃内成襻。为了增加该型内镜的插入深度,可使用滑管。操作时,先将滑管套入小肠镜,当小肠镜插入到 Treitz 韧带后,将镜头角度向上弯曲至最大,以固定在韧带部位,轻轻把小肠镜拉出,当小肠镜在贲门部至十二指肠降部几乎成直线时,将预先润滑的滑管沿镜身推进至十二指肠降部,将滑管固定在口垫处,然后解除前端的弯曲,向空肠的深部推进。当小肠镜的最大工作长度插入后,再将镜头弯曲固定并将镜身拉直,然后将滑管再次轻柔地送至 Treitz 韧带下以防止镜身在十二指肠水平部结襻。通过借助滑管,插镜深度达 Treitz 韧带以下 120cm。推进式小肠镜最好有 X 线监视,不仅可以定位,还可以指导进镜的方向。

此型小肠镜操作简单易行,易于掌握,准备工作简单,时间一般 30～40min。可通过活检孔道进行活检以及息肉切除、止血、放置鼻饲管以及帮助有症状的胆道空肠吻合术患者行胰胆道造影等治疗。缺点为插入深度只能抵达空肠中上段,顺利进镜需有一定经验,患者痛苦较大。部分患者可有贲门黏膜撕裂以及滑管引起

Vater 壶腹损伤而引起胰腺炎。

三、探条式小肠镜

1.镜型　探条式小肠镜有 Olympus A-250、SIF-SW、SIF-6B、SIF 系列(1~10)型纤维小肠镜和 XSSIF-200 型 CCD 小肠镜;町田 FIS-T₁、FIS-TB、FIS-T₂ 型纤维小肠镜。探条式小肠镜细而柔软,一般长度 3m 左右,与十二指肠减压管相似,有两个管道,一个用于注气,另一个用于充盈内镜头端的小囊。一般无活检钳道及角度控制装置[少数较新型设有活检钳道和(或)转角装置]。

2.检查方法　此型小肠镜可像 Miller-Abott 管那样插入,让患者吞下镜身,逐步送入内镜至十二指肠,然后小肠镜头端的水囊用水或水银充盈,此时注射甲氧氯普胺以刺激肠蠕动,当小肠镜随肠蠕动向深部迁移并到达回肠末端后,即可注射胰高糖素以抑制肠蠕动,在撤镜过程中进行肠黏膜的观察,操作时间需 14~15h。如同时将一较长的内镜插入胃内,利用活检钳抓住小肠镜头端,一起通过幽门并送入屈氏韧带下,操作过程可缩短为 3~8h。操作可在透视下检测小肠镜插入深度。

因无角度控制装置,需依靠压腹调整视野方向,因此难以观察到全部小肠黏膜。本法可使 75%~90% 达回肠,约有 5% 的患者不能通过近端空肠。探条式小肠镜是镜身细而柔软,患者痛苦相对较小,适用于儿童及一般情况较差的患者,也适用于肠腔狭窄,其他小肠镜不能通过的患者,可以检查全部小肠。缺点是操作较复杂,检查时间长,多不能活检及缺乏转角装置,一旦退镜就不能使镜身再前进,对黏膜观察有盲区,一般仅能观察到 50%~70% 的黏膜。只有很少医院使用。

四、肠带诱导式小肠镜

1.镜型　肠带诱导式小肠镜有:町田 FIS-Ⅰ、FIS-Ⅱ、FIS-Ⅲ、FIS-Ⅳb、FIS-Ⅴb 型纤维小肠镜;Olympus SIF-ⅡC 型双钳道纤维小肠镜。此型小肠镜一般长约 3m,有活检钳道及注气孔。

2.检查方法　将细聚乙烯塑料管(长 7m,外径 1.9mm,末端连水囊)经口送入胃内,进入十二指肠后,向囊内注入水或水银,将外面的塑料管盘绕,末端固定于耳部,塑料管随肠蠕动在肠腔内向下前进。多数患者于 24~48h 后可从肛门排出塑料管,注射甲氧氯普胺可使排出加速。如 3 天仍不排出,有腹痛症状出现,可能为塑料管过度弯曲,可拉出一段,再重新前进。塑料管排出后将其前端固定于肛门外。小肠镜可经口或肛门在塑料管的引导下送入。将塑料管体外段末端从小肠镜头端活检通道口送入,从操作部活检通道口伸出并缚于操作部,牵引塑料管另一端使小肠镜滑行进入肠腔。内镜到达目标后取出塑料管,退镜观察全部小肠并活检。

本法操作难度大,一般成功率仅 30％左右。患者有明显不适及腹痛。检查中牵拉绷紧塑料管时应注意避免小肠挫伤及穿孔。为避免检查中疼痛,需用麻醉药。此型小肠镜的优点为可观察全部小肠,可取活检。缺点是麻烦,费时间,有肠管狭窄或粘连时易失败,患者痛苦大,不易为患者及医生所接受。目前,此型小肠镜临床鲜为采用。

五、胶囊内镜

1.镜型　1999 年以色列 Given 公司研制成功了世界上第一个可吞咽的胶囊内镜。整个检查系统由三个主要部分组成:内镜胶囊、信号记录器和图像处理工作站。目前使用的 M2A 型胶囊大小为 26mm×11mm,其最外层为塑料外壳,两端为光学半球体,靠前半球体内侧周边装有 4 个白光发射二极管,用于照明。中央为成像光学凸透镜,透镜后衔接互补式金属氧化硅半导体显像(CMOS)芯片,胶囊正中央为 2 节氧化银电池,能维持内镜工作状态达 8h。闭合式环形信号发射器和环圈状天线紧贴后侧半球体。单个胶囊内镜重量为 4g,图像特征包括 140°视野,1∶8的放大比例,1～30mm 的可视深度,最小观察直径约为 0.1mm,是一种无线的一次性使用的胶囊。2004 年国产胶囊内镜由重庆金山科技公司研制成功,国产胶囊内镜大小为 28mm×13mm。

2.检查方法　检查前 12h 禁食并进行肠道准备,在患者腹部按传感器定位示意图做好标记,将阵列传感器及其外套的粘性垫片粘贴在患者腹部,将数据记录仪及电池包穿戴在患者腰部,将阵列传感器与数据记录仪连接,吞咽胶囊,2h 内禁水,4h 内禁食,检查过程中避免强磁场环境(如 MRI),避免身体大幅度运动。胶囊被吞下后,借助消化道的蠕动在全消化道内推进。在移动中以每秒拍摄和传输 2幅图像的速度向外连续发射,由接受器将信号接受并储存记录,胶囊电池能量耗尽后拍摄和传输过程自然终止。通常在吞服后 24～48h 排出体外。记录仪中的图像信号下载到工作站后可供专职医师分析、解读。CE 在近 8h 中可传输图像约 5 万幅,每例完整检查者平均下载时间为 2h 以上,平均解读时间为 60～90min。

胶囊内镜有许多优点,体积小,易吞咽,检查期间不需要住院,不影响行走和日常活动;患者无明显不适,无操作导致的并发症;胶囊为一次性,无交叉感染危险;可实现全消化道检查,图像资料可反复复习分析,操作简单。胶囊内镜的主要并发症是胶囊滞留体内,不能自行排出,自我国引入胶囊内镜以来,胶囊滞留体内的情况已发生多例。所以在选择应用胶囊内镜过程中应注意:无手术条件者及拒绝接受任何外科手术者、疑有消化道狭窄或梗阻者、有吞咽困难或严重动力障碍者(未经治疗的贲门失弛缓症和胃轻瘫患者)禁忌行胶囊内镜检查。国外已研制成功即将应用于我国临床的胶囊内镜探路系统,系先服用与 M2A 胶囊内镜同样大小的胶囊,如能排出体外可行正式胶囊内镜检查,否则不能做胶囊内镜检查,潴留体内的探路胶囊其后会自行溶解排出。这一技术的应用为胶囊内镜的普遍应用提供了有效的预试方法。目前胶囊内镜价格比较昂贵,图像分辨率不如电子内镜,图像都是随机摄取,视野有限,存在一定的漏诊率,医生不能控制整个检查过程,不能实现有目的的重点检查,不能进行肠道精确定位,不能活检进行组织学检查,对术前的清肠效果要求较高,对图像的解释受图像所限,有时模棱两可,影响了诊断的可靠性。胶囊内镜是一种全新的检查方法,其自身的某些局限性,还应予以改进和解决。

六、其他小肠镜检查方法

1.术中小肠镜　术中小肠镜是在开腹手术时进行的小肠镜检查。怀疑肠道疾病,剖腹探查不易确定病变性质及部位,可在术中经口、肛门或肠切口插入小肠镜。操作时由外科医师逐步将肠管套在内镜上配合内镜医师进行检查,不仅能够观察全部小肠黏膜,同时由于光线在肠腔内照射,可透过肠壁发现肠壁内的病变,有助于确定手术病变,并可避免剖开大段肠管寻找病变。该方法可靠性大,对判定原因不明的消化道出血,尤其是血管病变出血更有价值。缺点是需剖腹探查,而且有手术带来的危险,对新近有出血的患者及检查时正在出血的患者观察不满意,人为肠套叠可引起肠黏膜损伤。

2.母子式小肠镜检查法　SIM-Ms 型小肠镜含有母镜及子镜,母镜长 1995cm,插入部外径 13mm,镜头 4 个转角方向,子镜长 3710mm.插入部直径 5.8mm,头端 4 个转角方向。插入方法:小肠镜在 X 线透视下由两位术者操作。第一术者操作母镜角度,按照推进式小肠镜插入方法,把母镜插至十二指肠空肠曲,将母镜拉成直线。由第二术者把子镜通过母镜活检钳道向小肠内插入。第二术者操作子镜角度钮,观察小肠肠腔,第一术者随之把子镜逐渐向小肠深部插入。观察完毕后,先取出子镜,再拔出母镜。此型小肠镜的优点为操作简便易行,子镜可通过狭窄部,可取活检。缺点为子镜太细,析像能力较差,不耐用,超出母镜的距离短,不能观察深部小肠。

3.放大型小肠镜检查　放大型小肠镜有 Olympus SIF-M、町田 FIS-ML 等,可将病变放大 10~30 倍,主要观察小肠黏膜,对早期发现微小癌以及黏膜病理生理改变的诊断十分有用。SIF-M 通过肠带诱导法插入小肠,常规观察小肠后,用

0.1%～0.2%亚甲蓝10ml喷洒到小肠黏膜上,亚甲蓝迅速由绒毛突起部吸收,绒毛染为蓝色。仔细观察绒毛形态和排列,正常绒毛呈指状、杵状或叶状,接近回盲瓣正常黏膜的绒毛呈尾根状,高度一致,密集排列,形态规则。有淋巴滤泡部位的绒毛稍微压扁,高度低。小肠病变时,绒毛形态有改变,不规则,数目稀疏,甚至萎缩,亚甲蓝吸收差。有研究表明,绒毛出现异常是含绒毛的上皮细胞明显减少的指征,因此,可根据绒毛形态来判定吸收不良情况。肠淋巴管扩张症可见白色绒毛及散在白点,放大像全部绒毛白染,深部也有白染的绒毛,并有散在的白点,有孤立型、成簇型,活检见黏膜固有层水肿,有许多扩张的淋巴管。

　　4.结肠镜观察末端回肠　结肠镜可逆行通过回盲瓣进入回肠末端10～20cm。许多病变如结核病、克罗恩病、贝赫切特综合征等均好发于此部位,对发现这类病变很有价值。

七、小肠镜检查的适应证、禁忌证及并发症

(一)适应证

　　1.消化道出血患者,经胃镜和结肠镜检查未能发现病变,临床怀疑有小肠疾病者。

　　2.原因不明腹痛、呕吐或腹泻患者,经X线、胃镜和结肠镜检查未发现病变,或可疑小肠病变者。

　　3.不明原因贫血、消瘦和发热等,疑有小肠良、恶性肿瘤者。

　　4.不完全小肠梗阻。

　　5.诊断和鉴别诊断克罗恩病或肠结核者。

　　6.小肠吸收不良疾病者。

　　7.协助外科手术中对小肠病变的定位。

　　8.小肠钡餐检查病变和部位不能确定或症状与X线诊断不符者。

(二)禁忌证

　　1.有内镜检查禁忌证者。

　　2.急性胰腺炎或急性胆道感染者。

　　3.腹腔广泛粘连者。

(三)并发症

　　1.穿孔和出血。

　　2.粗暴插镜引起食管、胃或小肠黏膜损伤。

　　3.注入大量气体,引起术后腹痛和腹胀。

4.损伤瓦特壶腹引起术后胰腺炎。

5.鼻小肠镜插入引起医源性鼻出血。

八、双气囊小肠镜检查护理技术

双气囊小肠镜检查是指通过镜身和外套管上的两个气囊交替固定小肠管,利用长约200cm的内镜和长约145cm的外套管交替插入,从而完成整个小肠的检查。通过双气囊小肠镜检查,发现或排除小肠病变,为患者的病情诊断及治疗提供依据。根据病情需要小肠镜可经口、也可经肛或肠切口插镜检查。其优点是能在直视下完成全小肠的检查,并可进行小肠疾病的镜下治疗。其缺点是因小肠冗长且弯曲,小肠镜检查难度大,技术要求高,耗时较长,患者痛苦较大。但近年来随着无痛技术的发展,无痛双气囊小肠镜检查得到蓬勃发展,大大降低了患者检查的痛苦,患者的接受度也越来越高。目前双气囊小肠镜检查在临床上已广泛应用于小肠疾病的诊断和治疗,和胶囊内镜相比,它不仅可以检查小肠疾病,还可以进行镜下治疗。

(一)护理目标

正确安装外套管及气囊,检查前准备充分,检查过程顺利,无明显并发症的发生。

(二)操作步骤

(1)安装镜身气囊前一定要注意将注气孔内的余水吹干。

(2)安装外套管和内镜先端气囊时,必须先检查气囊是否完好。

(3)橡胶圈固定内镜先端部的气囊时,切记勿将注气孔堵住。

(4)在外套管的注水导管内注入少许润滑剂,减少内镜和外套管的摩擦。

(5)在操作过程中,有时需要调整患者体位,或在腹壁外手法防襻,使得更容易推进内镜。必要时在 X 线监视下进行镜身取直,使小肠镜形成同心圆为佳。

(6)因外套管和镜身长度相差 55cm,因此进外套管时不能超过镜身的 155cm 刻度。

(7)操作时护士要注意观察患者的反应,并进行心电、血压、血氧饱和度监测。

(8)操作过程中护士右手扶稳固定接近操作部的外套管头端,以方便术者插镜,左手固定接近口腔或肛门端的外套管,两手外展使暴露在身体外的外套管成一直线,以方便术者进镜。

(9)做标记时,先注入适量的空气,确定在黏膜下时,才能注入染料,防止注射针穿透肠壁,使染料进入腹腔引起感染。

（三）护理结果

(1)患者及家属对检查过程满意。

(2)患者未诉不适,检查过程顺利,无并发症发生。

(3)护士操作规范,消毒方法正确。

（四）护理措施

术前护理

1.查对　核对患者科别、床号、姓名、ID号、手腕带。

2.评估

(1)患者主诉、临床表现、胃肠道准备情况。

(2)血常规、出凝血时间、肝肾功能等化验检查。

3.告知患者及其家属

(1)检查的方法、效果和可能出现的并发症。

(2)交代检查的注意事项。

(3)检查的目的和风险,取得患者及家属的同意后,签署检查同意书。

(4)在患者无麻醉禁忌证时,为了使患者更舒适的接受检查,可建议患者全麻。

4.用物准备

(1)注射针、活检钳、染料、急救药品及器械。

(2)安装小肠镜外套管及镜身气囊。

(3)连接气泵并检测。

(4)建立静脉通道。

(5)在外套管的注水导管内注入少许润滑剂(橄榄油)。

术中护理

(1)操作者洗手,戴口罩、手套等。

(2)摆体位。

(3)术前用药。

(4)协助医师进镜。

(5)发现病变后,护士协助医师取活检、染色、做标记等。

(6)协助医师退镜。

(7)内镜及附件按消毒规范进行清洗消毒。

术后护理

(1)术后同胃肠镜检查常规护理,全麻患者按全麻术后护理。

(2)留院观察。

第三节　结肠镜检查及护理配合

　　既往结、直肠疾病的诊断主要依靠钡剂灌肠检查,然而准确性不高,较小的病灶容易漏诊,大的病灶又难以确诊。20 世纪 60 年代初期,纤维结肠镜开始应用于临床,80 年代初期出现了电子结肠镜,随着内镜及其配件的发展,结肠镜在结肠疾病的诊断和治疗上有了重大进展。它不仅能对各种大肠疾病做出正确的判断,而且在治疗方面也占有重要地位。对于已确诊的结肠癌和息肉患者行结肠镜检查是防止漏诊多发性结、直肠癌和多发性肠息肉的有效方法。结肠癌和息肉术后的结肠镜定期随访是及时发现肿瘤复发和再发的重要手段。目前结肠镜已成为结直肠疾病诊断和治疗中最常用、有效、可靠的方法。

一、结肠镜检查的适应证、禁忌证及并发症

(一)适应证

　　一般而言,临床上有消化道症状,怀疑大肠或末端回肠病变,诊断不能明确而无检查禁忌者,均可施行结肠镜检查。应用结肠镜的适应证如下。

　　1.结肠病变的诊断

　　(1)钡剂灌肠阴性,但有下消化道症状者。

　　(2)钡剂灌肠造影有可疑病变,不能确定诊断者。

　　(3)钡剂灌肠造影阳性者,为了进一步证实病变及性质。

　　(4)原因不明的下消化道出血,包括明显出血和持续隐血阳性者。

　　(5)大肠某些炎症性病变,诊断明确,需明确病变分布范围及程度。

　　(6)大肠良性病变诊断明确,如非特异性溃疡性结肠炎,大肠单纯性溃疡等,但怀疑有恶变者,通过活组织和细胞学检查,帮助明确和排除。

　　(7)大肠癌已明确诊断,需探查其他部位有无息肉或癌肿存在。

　　2.大肠息肉的诊疗

　　(1)做结肠镜下圈套电烙摘除。

　　(2)大肠息肉已明确诊断,需探查其他部位有无息肉。

　　(3)大肠息肉已明确诊断,需证实有无恶变或探查其他部位癌肿。

　　(4)大肠多发性息肉已明确诊断,需探查息肉分布范围及息肉病的性质。

　　3.随访

　　(1)大肠癌手术后随访。

（2）大肠息肉摘除后随访。

（3）对某些癌前期病变做定期随访。

（4）大肠多发性息肉已明确诊断,需探查息肉分布范围及息肉病的性质。

（二）禁忌证

1.大肠急性炎症性病变,如暴发性溃疡性结肠炎、急性憩室炎。

2.腹腔、盆腔手术后早期,怀疑有穿孔、肠瘘或有广泛腹腔粘连者。

3.腹腔、盆腔放射治疗后,有腹腔广泛粘连者。

4.严重心肺功能不全,极度衰弱,不能支持术前肠道准备者。

5.肠道准备不好,不够清洁,影响观察和插入者。

6.不合作的患者。

上述禁忌证主要是影响结肠镜插入和观察,检查时容易引起出血、穿孔等并发症。近年来随着器械的性能改进,操作技术提高,在小心谨慎操作情况下,原来认为的某些禁忌证仍可施行结肠镜检查。相反,有些是适应证,如操作粗暴,仍可引起各种并发症。因此,在临床实践工作时,可根据具体情况参考应用。

（三）并发症

结肠镜是诊断大肠疾病简单、安全、有效的方法,如果使用不当,也有一定的并发症,并可造成死亡。发生并发症的原因主要在于适应证选择不当,勉强施行检查,术前准备不充分,术者对器械使用原理了解不够、经验不足、操作粗暴。

1.*肠壁穿孔*　并发症中肠壁穿孔比较常见,在结肠镜诊断和治疗时均可发生。发生原因如下。

（1）术者未遵照"寻腔进镜"的操作要领,使用暴力而盲目滑行,镜端顶破肠壁。如检查前肠道准备不充分,肠腔内粪便残留影响观察而勉强进行检查时,易致穿孔发生。

（2）乙状结肠冗长,腹部手术后粘连的患者,肠曲较固定。插入时困难,用"α"翻转或"右旋缩短"等手法时易造成穿孔。

（3）手法解除乙状结肠肠襻时,未及时退出镜身,伸展的乙状结肠瞬间缩短,镜身有效长度增加,镜端会顶破前方降结肠或脾曲肠壁。

（4）活检操作不当,咬取组织过深。

2.*出血*　肠道出血是结肠镜诊治的常见并发症之一,发生率平均为0.5%～2%,较肠壁穿孔更为常见。发生部位多见于直肠及乙状结肠。肠道出血的危险性较穿孔小,大部分患者保守治愈。发生原因如下。

（1）进镜粗暴,损伤黏膜引起撕裂出血。

（2）原有的结肠病变使黏膜变脆，插镜时擦伤出血。

（3）活检时咬取组织过大，过深和在血管暴露部位咬取引起出血。

（4）患者有凝血机制障碍者。

3.肠系膜、浆膜撕裂及脾破裂　发生原因如下。

（1）肠系膜、浆膜撕裂：插镜过程中肠襻不断扩大，肠管过度伸展，使浆膜和系膜紧张，如注入过多气体，肠腔内压力升高，当压力超过浆膜所能承受限度时发生撕裂。

（2）脾破裂：均发生在结肠镜插过脾曲或手法解除乙状结肠襻时。因脾脏上方有脾膈韧带固定于横膈，下方有脾结肠韧带与结肠相连。做手法牵拉力量过强，超过脾结肠韧带所能承受负荷时，致脾破裂。

4.肠绞痛　发生原因如下。

（1）插镜过程中注入过多空气，术前用过多肠道解痉剂。

（2）在息肉摘除术中电灼范围过大、过深引起肠浆膜炎，尤以无蒂息肉多见。

5.心脑血管意外　原有心脏呼吸疾病者术前要详细了解病史，检查时过度牵拉可刺激内脏神经引起反射性心律失常，甚至心跳骤停。高血压患者检查时紧张可加重高血压，引起脑血管意外。

6.感染　患者有心脏瓣膜病，免疫力低下者，大肠镜可以引起革兰阴性败血症。对于这部分患者预防性应用抗生素非常重要。

二、结肠镜检查方法

（一）术前准备

1.肠道准备　结肠镜检查之前应排尽大便，以便观察，如果肠道准备不理想，会影响检查效果。肠道准备的方法是术前一天进流食，晚口服泻药。服药后 2h 左右会腹泻，为了防止脱水，应多饮水。一般经过 6～8h 的准备即可进行结肠镜检查。

2.术前用药　结肠痉挛明显时可肌内注射解痉剂，患者明显烦躁时可予镇静剂肌内注射。

3.术中监护　心功能不全、呼吸功能不全的患者检查时应予心电监护，建立静脉通路，同时准备心肺复苏药物及除颤器，肺功能不全者术中吸氧。

（二）操作方法

由于大肠镜检查方法较多，有单、双人操作，现以后者讲述大肠镜的操作方法及要点。

1.肛管、直肠和直乙状结肠移行部 病员取左侧卧位,先检查肛口及肛门周围有无病变,然后常规做肛指检查,确定有无梗阻性病变。镜端插入时与肛口呈斜行方向插入。前进5cm左右,注入少量空气,可见直肠三条横襞,循腔进镜达12cm左右,见肠腔向右急转的直乙状结肠移行部,循腔插镜,右旋镜身,滑进乙状结肠。如需观察肛管,可在直肠注入空气适量,在壶腹部做"U"字形翻转,此手法进行时要谨慎,防止直肠破裂。

2.乙状结肠及乙降结肠移行部 乙状结肠移行部肠管呈急弯,折叠呈明显锐角,并且是从游离肠袢进入固定肠袢,通过比较困难,结肠镜到达该部不见肠腔,但可见肠管向左走向急弯,沿该走向滑进10~20cm即可通过而达降结肠。此时,乙状结肠形成一定形态的肠袢,大致分为3种类型:①"N"型:最常见,比较符合结肠生理形态,插入比较容易;②"α"型;③"P"型。后两种插入时患者感到腹痛。一旦通过有困难者需用手法帮助,手法有三种。①N形钩拉法。结肠镜镜端一定要通过乙状结肠移行部10~20cm,钩拉肠管向外退镜,镜端不随之向外退出,相反,有时前进,直至结肠变直,再插镜时即能循腔进镜成功。②P形旋转法。结肠镜呈P形插入,一定要在通过移行部10~20cm后,见到降结肠肠腔,然后向右旋转镜身180°,镜端向前直至结肠镜变直。③α翻转法。结肠镜呈P形不能通过,将镜端退至乙状结肠中段,然后向左旋转镜身180°,循腔进镜。

3.降结肠及脾曲 在解直肠乙状结肠肠袢后,一般通过降结肠较顺利。到达脾曲后,脾曲弯角较钝者,循腔进镜结合滑镜能顺利通过。多数插至脾曲后,插入力不能传导至镜端,出现退镜时镜端不能前进,甚至反而退出的现象。这时需做手法解除结圈的肠袢,然后再做防袢手法来通过脾曲。

(1)根据乙状结肠结圈的不同形态,需用不同方法。"N"形者,镜端通过脾曲的弯角钩持肠管拉退镜身同时做逆时针方向180°旋转。α形者在拉退镜身同时做顺时针方向180°旋转。解袢后取直镜身再插入结肠镜,为了防止乙状结肠圈袢重新形成,需做防袢手法。

(2)防袢法

1)腹壁加压法:插至脾曲,助手在患者腹壁脐下左侧向左下方加压,插镜时助手手指触及镜身,用力顶住,使插入力能传导到镜端,防止乙状结肠重新结圈。

2)改变体位法:镜端到达脾曲后,改变成右侧卧位,使脾曲向下向右下坠下可使脾曲弯角变钝再循腔就容易通过。该法成功关键是镜端要退至降结肠近端,然后尽可能吸引肠腔内气体,使肠腔呈微开状态,容易通过。

4.横结肠及肝曲 大多数人的横结肠冗长,且下垂,肝曲的位置较高,是结肠镜最难通过的部位,需要用一定手法。

(1)钩拉法:是最常运用的通过方法。结肠镜通过脾曲后循腔进镜通过横结肠,远端抵达中段下垂的弯角时见不到肠腔,利用滑进方法,通过下垂角右见横结肠近端的肠腔,此时如继续插镜会出现"进则反退"现象,这时镜端钩持肠管向外拉退镜身,视野中会出现"退则反进"的现象,镜端向右上腹抬起,直至视野中见到有浅蓝色的肝曲特征,而且镜端刚要后退时瞬间停止退镜,吸引肠腔内气体,缩短肠管,肝曲急弯角变钝,再仔细寻找肝曲进入升结肠的肠腔,循腔进镜。

(2)腹壁加压法:由助手在患者腹壁脐上向右上腹加压,防止横结肠向下伸展。该法成功的关键是一定要通过横结肠的下垂角,拉退镜身,使镜身能完全拉直后再加压插镜。部分患者横结肠向下伸展,加压时乙状结肠结圈,此时需两者同时加压才能成功。

(3)结圈法:横结肠及肝曲的结圈,常见有 r 形及反 r 形。它们的形状可无需做手法,循腔进镜结合滑进即自然形成;也可通过顺时针或逆时针旋转镜身再循腔进镜形成,原理是肝曲的锐角变钝角,有利于通过。此法较为少用。

5.升结肠及盲肠　结肠镜一旦通过肝曲见到升结肠肠腔,则很容易通过而达盲肠。

6.末端回肠　结肠镜抵达回盲瓣时,见回盲瓣开口活动,等其开口在张开时直接循腔进镜插入,另一种方法是,先插至盲肠,镜端向上翻转见回盲瓣开口,逐渐后退镜身到达开口时,镜端再弯向开口,抬起回盲瓣的上唇,同时做逆时针方向旋转,即可通过回盲瓣。镜端一旦通过回盲瓣,即可见到回肠的肠腔,循腔进镜一般可插入 20cm 左右。

结肠镜检查时患者有腹痛腹胀,主要是由于拉长了游离肠管或肠袢形成以至过度牵拉肠系膜根部,其次是由于注气过多,肠腔过度膨胀。以下方法可减轻患者腹痛腹胀。

(1)进镜过程中始终拉直镜身,并控制进镜速度,进镜过快容易拉长游离肠管或形成肠袢。

(2)少注气,常吸气退镜可以套叠游离肠管并拉直镜身。

(3)循肠管自然走向旋转镜身使弯曲角处角度变小,避免进镜时力传导支点和阻力的产生。

结肠镜完成了大肠内插入后,要对整个大肠进行观察检查。结肠镜的观察检查原则上应该把结肠镜插到回盲部或回肠末端,然后在逐渐退出镜身时对全大肠黏膜进行观察。退出镜身时要缓慢,把肠腔尽可能调在视野中心,肠腔周壁的黏膜都应显露在视野内,如果找到病变,再调节镜前端位置重点观察。结肠镜插至回盲部时,一般均取直了圈袢,肠段都套叠在结肠镜镜身上,有时,即使在结肠镜退出时很缓慢,而肠腔在瞬间却退出很长,也要求术者在这种情况下,注意力高度集中在视野内,并不断进退镜身,使套叠的肠腔黏膜逐渐展开,进行观察。在结肠镜插入时,也要进行观察,因为这样会弥补退镜观察的不足,在结肠镜插入时,观察到的病变应该确定所在结肠部位并记录下来,以便退镜时对该部做重点观察,而当时一般不应做活组织检查,以免局部出血而干扰视野的观察,影响继续插入及对其他部位的观察。

(三)插镜的基本原则

1.少注气　注气过多,肠管膨胀并延长,移动度减少,并引起患者腹胀、腹痛、增加肠穿孔的危险性。

2.循腔进镜结合滑镜　循腔进镜最安全,弯曲折叠处需滑镜时,必须准确判断肠管走向。

3.去弯取直解肠圈　进镜与吸气退镜反复进行以便取直镜身,推力可达前端,同时又增大乙状结肠移行部、脾曲、肝曲的角度,有利于进镜。

4.急弯变慢弯、锐角变钝角　这是插镜的最基本原则,如 α 翻转法、拉镜法,都属于该原则,易于循腔进镜通过弯曲成角处。

三、护理措施

(一)术前准备

1.向患者做必要的解释、心理安慰等工作　告诉患者在操作过程中应注意的事项,急症需要内镜治疗者取得家属理解与签字,检查前做好病史询问,消除检查者的紧张情绪,帮助患者摆正体位,必要时建立静脉通路。

2.肠道准备　结肠镜检查的肠道准备包括饮食准备和肠道准备:

(1)饮食准备:检查前 2 天进少渣饮食,检查前 1 天晚上进无渣的流质饮食。上午行肠镜检查者,当日早晨应禁食;下午行肠镜检查者,当日早晨可进流质饮食,中午禁食。如患者要求无痛肠镜检查者,应禁食禁水 4～6 小时。

(2)清洁肠道:目前较常用的肠道清洁法主要有以下三种。

①聚乙二醇(PEG)电解质溶液口服法:为电解质和 PEG 的混合物,粉剂,检查前将其溶于 2000ml 水中,混匀后服用。一般在饮用 3～4 小时即可行肠镜检查。肠道准备效果好,时间短,易为患者所接受。②硫酸镁口服法:于检查前 4h 口服硫酸镁 25～30g,同时饮水 1500～2000ml,服药后 15～30 分钟即开始腹泻。此法简

单易行,但硫酸镁的口感较差。③泻剂+灌肠清洁肠道法:泻剂一般选用蓖麻油,通常于检查前晚口服蓖麻油 25～30ml,3～4 小时后可连续腹泻数次。于检查前 2 小时内用温开水 800～1000ml 灌肠 2～3 次,直到排出液体澄清为止。避免用肥皂水灌肠,以免肠黏膜充血。

3.术前用药　肠镜检查或多或少都会给患者带来不适感,严重者无法耐受腹痛或腹胀等痛苦,而不得不终止检查。因此术前给予解痉镇痛药是非常必要的。

4.抗胆碱能药物　结肠镜刺激大肠黏膜可促进肠蠕动甚至导致肠痉挛。结肠镜检查时使用抗胆碱能药物可减少肠蠕动,便于进镜及更好地观察、治疗等。常用药物为 0.5～1mg 阿托品,或 654-2 10mg 术前 10 分钟肌注,药物作用时间为 0.5 小时。青光眼、前列腺肥大者应禁用。

5.镇静、镇痛药　常用镇静药物有异丙酚、地西泮及咪达唑仑等,镇痛药物主要有芬太尼、吗啡和哌替啶等。可采用静脉麻醉法,首先建立静脉通道,采用舒芬太尼+依托咪酯+丙泊酚静注,使患者处于浅睡眠状态,检查完毕后数分钟,患者即清醒。此方法必须有麻醉医生的协助。

(二)术中配合和监护

常规检查:国内肠镜检查多开展双人插镜法,助手插入的最基本操作是循腔进镜;主要注意插镜阻力,及时和检查医师沟通;插镜速度要均匀;必要时调节插镜角度,及时改变患者体位。

患者取左侧卧位,插镜时,先在肛门口涂少许润滑剂,用左手拇指与示指、中指分开肛周皮肤,暴露肛门;右手握持肠镜弯曲部距镜头数厘米处,将镜头放在肛门的左侧或前侧,用示指按压镜头滑入肛门。如患者紧张,肛门收缩较紧,可让患者张口呼吸,以放松肛门,切莫将镜头强行插入。循腔进镜,不进则退。若遇半月形闭合腔,注气后仍不能扩张,可反复抽气,使肠管变软缩短,常可消除扭曲见到肠腔。如仍闭合不开,亦可认准肠腔走行方向,将镜头越过半月形皱襞挤入扭曲的腔内滑进,但滑进距离不能太长,然后充气并稍进、退肠镜。如此反复就能通过,切忌盲进。

插镜时应根据肠腔走行变换体位,消除肠管扭曲,为防横结肠下垂,可用左手从脐部向后及剑突方向推顶。如进镜有阻力时,可退镜钩拉,助手对镜子施以一定阻力,可旋转镜身,利于拉直肠镜,又不致将镜子拉出,拉直后再次向内插入。为方便插镜,减少患者痛苦,插镜时要注意患者腹壁的紧张度,提醒医师合理注气,充气过多,会使肠管膨胀增粗,肠壁变薄,甚至形成扭曲折叠,引起腹胀、腹痛,并易造成肠穿孔。

在医师对肠腔吸引时,助手可进镜,这样可缩短结肠长度,使镜身有足够的长度到达回盲部。对严重溃疡性结肠炎的患者,肠黏膜特别脆,易发生肠出血及肠穿孔,应特别注意。另外,检查时要注意观察患者的生命体征,因患者对疼痛的敏感程度不同、体质不同、病情不同,有些患者在检查中可出现面色苍白、出大汗、心率加快等不良反应,护士应注意观察,及时给予适当处理,如停止检查、给予高糖口服等。

检查过程中应做好患者的心理护理,患者可通过显示器观看到肠腔内的情况和病变部位,因此会产生种种疑问,护士应向患者讲解,使患者了解自己的病情。对急诊、危重、高血压、心肺功能不全等患者做到心中有数,密切观察患者情况,随时向医师汇报,必要时请专科医师进行监护,同时建立静脉通道以备抢救及术中用药。

(三)术后护理

检查结束时,尽量抽气以减轻腹胀,嘱患者稍事休息,观察 15～30 分钟再离去。做过息肉摘除、止血治疗者,应用抗菌治疗、半流质饮食和适当休息 4～5 天。

第四节　胶囊内镜检查及护理配合

光导纤维内镜和电子内镜的临床广泛应用对消化系统疾病的诊断与治疗做出了巨大贡献。常规纤维或电子内镜可进行全食管、胃、结肠检查并且没有盲区。由于小肠远离口腔和肛门,肠袢冗长、弯曲度大等特点,传统小肠镜技术均存在操作复杂、插入病人痛苦重、无法全小肠检查等缺陷。另外,从硬式内镜到电子内镜三代内镜均为"插入式"或称"推进式"内镜,优点是可操作性强,但其"有创性"的缺陷难以克服。胶囊内镜的问世,填补了全小肠可视性检查的空白,也为消化道无创性检查带来了新的革命。

胶囊内镜的结构和原理参见本书第一章第四节,不再赘述。本章节以 Given 公司生产的胶囊内镜诊断系统为例,从其检查步骤、适应证、禁忌证、并发症和临床应用等几个方面进行叙述。

一、胶囊内镜检查术

(一)术前准备

1.知情同意书的签订　在检查前术者应详细了解患者病情,并向患者详细介绍可能出现的不良反应及并发症等。在患者完全知情同意的基础上,医患双方签订知情同意书。

2.仪器准备　Given 公司生产的图像诊断系统由三部分组成:M2A 胶囊内镜、数据记录仪套件及 RAPID 工作站。术前应准备胶囊内镜一粒,数据记录仪及配套腰带一套、阵列传感器一套、《传感器位置指南》一张及一些相关用品。若患者为儿童或体重少于 40kg,需准备专用的儿童用阵列传感器和记录仪腰带以及《儿科传感器位置指南》。检查前还应将数据记录仪及时充电。

3.患者准备　患者应于检查前一天进半流食,当晚 10 点后除水及必要药物外不能再进食。在小肠胶囊内镜检查前 4h 进行肠道准备。

(二)胶囊内镜检查步骤

1.将患者信息录入工作站。

2.安装 Given 数据记录仪及其附属装置,包括将阵列传感器粘贴在患者胸腹部的正确位置上、佩戴记录仪腰带等。

3.将胶囊内镜从支架中取出,胶囊内的磁性开关合上从而被激活开始工作。需注意的是:在吞服之前医师应测试摄像胶囊的功能状态。方法为胶囊从密封盒中取出后,将其置于传感器前至少 15s,如果小肠摄像胶囊的数据记录仪指示灯以 2 次/秒的频率闪烁,表明摄像胶囊功能状态良好可以使用。随后用清水将胶囊内镜送服。

4.在消化道穿行期间,胶囊内镜以每秒 2 帧的速度,传送其所捕获图像数据到患者随身携带的数据记录仪中。一次胶囊内镜检查需时约 7h,每例患者可获得约 50000 张左右的图像,绝大多数受检者能完成食管、胃和全部小肠的检查。检查结束后,数据记录仪中的图像被下载到工作站中,由特殊的电脑软件合成动态图像,供内镜医师观察和诊断。

(三)术中及术后注意事项

1.在吞服胶囊内镜之后至少 2h 内禁饮食,2h 后患者可饮水,4h 后可进流质、半流质饮食,检查结束后可恢复正常饮食。

2.检查过程中,患者允许自由走动,但不要远离检查场所,保证患者在吞服胶囊内镜后 7h 期间处于医学监护之下。

3.避免接近任何强力电磁源区域,如核磁共振(MRI)、无线电台,以免影响胶囊内镜的正常工作。

4.患者如出现上腹痛、恶心、呕吐等不适症状应及时告知术者,并定时检测数据记录仪指示灯情况,明确其工作是否正常。

二、胶囊内镜检查的适应证、禁忌证及并发症

(一)胶囊内镜的适应证

适于胶囊内镜检查的疾病主要包括：原因不明的消化道出血；怀疑为小肠器质性病变导致的腹痛、腹泻；其他传统检查提示小肠影像学异常；了解克罗恩病及乳糜泻的累计范围；小肠血管畸形（如血管瘤）；肠营养吸收不良病；观察小肠手术吻合口情况；监控小肠息肉病综合征的发展以及某些小肠疾病的治疗效果等。

对于查体，胶囊内镜的临床意义在于能发现亚临床疾病，提升小肠疾病的早期诊断和早期治疗水平。

(二)胶囊内镜检查的禁忌证

胶囊内镜为侵入性检查，因此胶囊内镜检查的禁忌证主要与摄像胶囊在消化道移动的特征有关，凡是有潜在消化道不通畅者，进行胶囊内镜检查均要慎重考虑。胶囊内镜检查的相对禁忌证是发生胶囊内镜检查失败或摄像胶囊排除障碍的高危人群，如：疑有消化道狭窄或梗阻者、严重动力障碍者（未经治疗的贲门失迟缓症和胃轻瘫患者）、患者体内如有心脏起搏器或已植入其他电子医学仪器者、有吞咽困难者。绝对禁忌证是无手术条件者及拒绝接受任何外科手术者，因为一旦发生胶囊内镜排除障碍，滞留的摄像胶囊将无法通过手术取出。

(三)并发症

1.胶囊内镜滞留　任何临床操作都存在并发症，胶囊内镜也不例外，主要是胶囊内镜滞留于消化道狭窄近侧。滞留主要发生于未经诊断的克罗恩病、非甾体类消炎药等所导致黏膜糜烂后瘢痕以及缺血性狭窄等，这些患者往往经各种检查均未发现有任何狭窄的征象。

2.胶囊内镜通过迟缓　胶囊内镜可能因食管狭窄、胃轻瘫或幽门狭窄而在食管、胃内滞留时间过长，电池消耗，从而不能完成全小肠的检查。

3.胶囊内镜故障　如胶囊内镜电池故障不能完成全小肠的检查等。

三、胶囊内镜的临床价值

(一)消化道的胶囊内镜正常表现

1.食管　正常食管黏膜为粉白色，表面光滑，有数条纵行皱襞。食管黏膜薄，可见细小的黏膜下血管网，上段的血管呈直行，中段呈树枝状或网状，下段呈栅栏状。约25％正常人食管黏膜可见白色富含糖原的结节或颗粒状结构，直径约数毫

米至 1cm 不等,称为糖原棘皮症。

食管-胃连接部,是鳞状上皮和柱状上皮交界处,粉白色的食管黏膜和橘红色的胃黏膜分界清晰,形成不规则的齿状线(Z 线)。

2.胃　胃为消化道管腔最膨大的一段,由于现阶段的胶囊内镜的仪器性能无法满足全面观察胃部的条件,胶囊内镜观察胃黏膜及形态极为受限。胶囊内镜对胃的观察所见主要与摄像胶囊在胃内的移行特点有关。目前 Given 公司新一代摄像胶囊由单侧摄录改为双侧,可能对胃腔黏膜的观察有所改善。

正常胃黏膜皱襞迂曲且平行、大小相互一致,自胃体上部延伸至胃体下部,止于胃窦部。胃黏膜呈浅红色或橘红色,黏膜光滑、柔软、细致,表面附着一层透明黏液。胃内黏液池多存留少量胃液,量约 30ml,清亮、透明,偶可见黄绿色胆汁和白色泡沫样黏液。胃蠕动 3～4 次/分,蠕动时皱襞呈环形,自胃体上中部渐向胃窦推进,消失于幽门。胃角为一横向的皱襞,光滑、整齐。幽门是胶囊内镜检查的重要标志,是胃十二指肠的分界线,正常幽门呈开放、闭合交替,开放时幽门为圆形或椭圆形,边缘整齐、光滑,闭合时局部皱襞呈梅花样。

3.十二指肠　小肠是消化道中最长的一段,上端起自幽门,下段与盲肠相接。十二指肠是小肠的起始段。十二指肠球腔呈球形,黏膜光整无皱襞,黏膜色较胃黏膜略淡或呈暗红色,黏膜因由高柱状微绒毛组成呈天鹅绒样外观。球后壁有一较急转弯,后进入十二指肠降部。十二指肠降部最为重要的标志是十二指肠乳头,乳头有覆盖皱襞,其下有 2～3 条纵行皱襞。乳头开口类型较多,可呈圆形、裂隙状等,偶可见黄绿色的胆汁间断性流出。

4.空回肠　正常空肠较之回肠管腔直径较大,黏膜皱襞较密呈环周性,黏膜呈粉红色,湿润而有光泽,表面密布天鹅绒状绒毛。空肠腔内肠液量少,因胆汁浓度相对较高而呈黄绿色或淡黄色。肠腔张力较高,蠕动较频繁,8～11 次/分。

回肠皱襞较空肠细而稀疏,越向小肠远端,皱襞越细、短、稀,至末段回肠时皱襞基本消失。回肠黏膜颜色比空肠黏膜稍浅,绒毛的密集程度和长度也较空肠为稀疏和短。回肠肠液一般清亮、透明,至回肠末端时由于肠黏膜的吸收作用,肠液逐渐变为半透明。回肠的血管纹理也较空肠明显。回肠的张力和蠕动均较空肠减弱,蠕动频率 6～8 次/分。回肠末段黏膜表面有大小均匀的细颗粒状隆起,直径 1～10mm,大者隆起似半球状息肉,为淋巴滤泡,数目及密集程度随年龄大小而不同。

回盲瓣是小肠与结肠的分界标志,也是胶囊内镜检查完全成功的重要标志。由于回盲瓣的作用,摄像胶囊在末端回肠滞留数几分钟至几小时不等,而通过回盲瓣的表现有快速通过和缓慢通过两种。

5.大肠　大肠由盲肠、结肠及直肠组成。正常状况下,结肠处于闭合状态且肠液混浊,胶囊内镜对结直肠的观察作用有限。正常大肠黏膜呈橘红色,光滑湿润,有明显光泽。黏膜层较薄,血管纹理清晰可见,为鲜红色树枝状,主干粗而分枝逐渐变细,相互交错形成网状,边缘光滑、粗细均匀。肠蠕动除在蠕动波出现时较明显外,多不明显。胶囊内镜下肠腔形态多不能获得观察,偶尔可见肠腔的"三角形",但无法分辨结肠具体部位。在少数胃肠道蠕动活跃或使用泻剂的受检者,摄像胶囊可在检查记录的有效时间内到达直肠,从而获得肛门部摄像,此时可见纵行排列的肛乳头。

(二)胶囊内镜在小肠疾病中的诊断价值

胶囊内镜的设计原理及仪器特点均提示胶囊内镜的最佳适用脏器是小肠。下面将重点介绍胶囊内镜在小肠疾病中的诊断价值。小肠疾病诊断困难,常规消化道检查手段包括 X 线小肠钡餐、血管造影、核素扫描、小肠镜等对其诊断率较低。其中小肠镜虽对小肠疾病的检出率较高,但其操作复杂、患者痛苦、多不能对全小肠进行检查。胶囊内镜的问世实现了全小肠直视下检查,国内吴云林等报道胶囊内镜查出小肠疾病的检出率为 64%(29/45),其中大部分患者经传统小肠镜检查未发现病变。临床应用证明,胶囊内镜对提高小肠疾病的诊断率有重要意义。

1.胶囊内镜对原因不明的消化道出血的诊断价值　大部分慢性消化道出血的原因临床可通过胃镜和大肠镜得以检出,而 2%～10% 的慢性出血病灶位于小肠,其他传统方法对之检出率不高,推进式小肠镜虽可以对小肠出血做出诊断,但操作复杂、患者痛苦重等缺陷不能避免。胶囊内镜具有无创、安全、操作简便等优势,国内外多项研究表明其对不明原因消化道出血的部位和病因的诊断明显高于常规检查方法和小肠镜,当胃镜、肠镜检查阴性时应为首选诊断方法。Lewis 等观察 11 例患者,对比推进式小肠镜和胶囊内镜检查小肠出血源情况,发现胶囊内镜的检出率为 64%(7/11),而推进式小肠镜未能发现小肠出血灶(0/11)。一项近期的前瞻性研究中,Pennazio 等对 100 例原因不明消化道出血使用胶囊内镜进行检查,发现胶囊内镜在持续显性出血、持续隐性出血及先前有显性出血史的患者中病变检出率分别为 92.3%、44.2% 和 12.9%;对最终获确诊的 56 例分析,显示胶囊内镜对原因不明出血的病因诊断敏感性为 88.9%、特异性 95.0%。综上所述,胶囊内镜对不明原因消化道出血的诊断具有较高的敏感性和特异性,有助于出血的定位诊断。

2.胶囊内镜对克罗恩病的诊断价值　克罗恩病是一种原因未明的胃肠道慢性炎性肉芽肿性疾病。病变多见于末端回肠和邻近结肠,但从口腔至肛门各段消化道均可受累,呈阶段性或跳跃式分布,其中小肠占30%~40%。由于小肠远离口腔和肛门,因此小肠X线检查仍为小肠克罗恩病的首选检查方法,但对于轻型病例,尤其是炎症局限于黏膜层时,病灶往往会被漏诊。胶囊内镜可发现从黏膜增厚水肿、糜烂、溃疡、肉芽增生至肠腔狭窄等各种克罗恩病的典型表现,对小肠克罗恩病诊断率较高。国内萧树东等使用胶囊内镜对20例疑似小肠克罗恩病但传统检查阴性的患者进行检查,结果显示胶囊内镜的诊断率达65%(13/20)。认为胶囊内镜在对传统方法未能检出的小肠克罗恩病具有较高的检出率,尤其对于疾病早期和轻型患者的诊断有很大优越性。Lo等比较27例小肠克罗恩病的X线与胶囊内镜检出率分别为19%和78%,两者差异有极显著性(P<0.0001),且X线检出的病变均可被胶囊内镜发现。进一步印证了在对小肠克罗恩病的诊断方面,胶囊内镜比X线检查具有更大的优势。目前胶囊内镜下克罗恩病的小肠改变可参见小肠镜所见。对胶囊内镜如何鉴别克罗恩病与非甾体抗炎药相关性小肠病损、嗜酸细胞性小肠炎、结核性小肠炎等各种病因引起的小肠病变均有待于更深入的研究。另外值得注意的是,克罗恩病合并小肠梗阻多见,胶囊内镜检查前需经X线明确无小肠梗阻方可实施。据报道最新发明的一种可崩解的模拟胶囊内镜作为首次检查,将可能避免这一并发症,我们期待其尽快进入临床。

3.胶囊内镜对其他疾病的诊断价值　由于病人行胶囊内镜检查时多采用直立体位,胶囊迅速通过食管,故很难发现食管病变。如要求患者吞服胶囊后平卧15~20min左右,方可能显示食管疾病。Andre等报道经胶囊内镜检查可确诊食管静脉曲张及反流性食管炎病例。Janowski等报道胶囊内镜可对胃、十二指肠溃疡及出血性胃炎病例做出诊断。胶囊内镜的电池最多应用7~8h左右,一半以上的患者胶囊内镜未达到回盲部时图像传输已经终止,所以对大肠疾病的诊断少用胶囊内镜。

胶囊内镜的面世为小肠疾病的诊断带来了一个历史性的突破,尤其是它的高效、安全、无创等特性得到国内外学者的一致赞誉。但我们也应看到胶囊内镜还存在需要不断改进和完善之处,如胶囊内镜移动的不可控制性、肠道积液对观察的影响、图像分辨率较之电子内镜低、无活检和治疗功能等等。国内学者预测,随着科学技术的发展和进步,理想的胶囊内镜将会是实时的、可控制的、具有三维图像的、可进行活检和治疗的真正意义的全消化道内镜,其可能成为未来消化道内镜检查的主流。

四、胶囊内镜检查护理技术

胶囊内镜是一种新型的无创无痛消化道(特别是小肠)无线检测系统,属于非侵入性检查。患者吞入智能胶囊后,胶囊随着胃肠道的蠕动在整个消化道管腔内运行,同时对经过的胃肠道进行连续摄像,并以数字信号传输图像给患者体外携带的图像记录仪进行存储记录。术者通过影像工作站分析图像记录仪所记录的图像,以了解患者整个消化道的情况,从而重点对患者的小肠疾病做出诊断或排除小肠疾病。胶囊内镜具有检查方便、无创伤、无导线、无痛苦、无交叉感染、不影响患者的正常工作等优点,扩展了消化道检查的视野,克服了传统的插入式内镜所具有的患者耐受性差、不适用于年老体弱和病情危重患者等缺陷,可作为消化道疾病尤其是小肠疾病诊断的首选方法。但是胶囊内镜检查的缺点是影响图像质量的因素较多、定位诊断较难、对病变不能重复观察、同时还存在内镜胶囊排出延迟或障碍的风险。胶囊内镜的诞生推动着消化道疾病的诊断和治疗朝着无痛、无创的方向发展。临床上胶囊内镜已广泛应用于小肠疾病的诊断。

(一)护理目标

患者肠道准备好,仪器准备充分,患者配合,检查过程顺利,胶囊所拍摄的图像清晰。

(二)操作步骤

(1)检查前应清除图像记录仪内的全部数据,以防在检查过程中出现内存不足。

(2)检查智能胶囊包装上的序列号和通道号,输入时切不可输错,否则会导致胶囊不能正常初始化。

(3)取出胶囊后,应待胶囊前端正常闪烁,并可在实时监控窗口看到胶囊所拍摄的图像时方可让患者吞服,以确保胶囊正常工作。

(4)吞服胶囊时,嘱患者切勿用牙齿咬,以免损坏胶囊。

(5)患者吞服胶囊40分钟后仍未进入小肠,此时需调整胶囊的采样频率,并缩短实时监视的间隔时间,最好在胶囊进入小肠前对患者进行连续监视,待观察到胶囊进入小肠时再将采样频率调整至“正常”;如果吞服2小时后仍未进入小肠,可让患者服用胃动力药或通过胃镜将胶囊送入十二指肠。

(6)检查过程中,为保证最佳图像摄影效果,嘱患者吞服胶囊后尽可能减少饮水,6小时后方可进食少量简餐。但若胶囊内镜在胃内滞留时间较长,则应让患者推迟进食时间,甚至在整个检查过程中只饮水,待检查结束后方可恢复正常饮食。

（7）检查当天不宜从事重体力劳动和剧烈活动，并避免弯腰、屈体等大幅度动作，以免影响检查过程中的摄像质量；同时也不应卧床休息，影响胶囊的运行；检查期间应避免图像记录仪受到挤压、碰撞，远离电磁场干扰（如磁共振），以免影响检查效果；同时被检查者之间应避免相互靠近，以免造成信号干扰；发现图像记录仪电量不足应及时进行充电。

（8）患者每 15 分钟需观察一次记录仪的 ACT 指示灯是否闪烁，如在吞服胶囊后的前 6 小时内停止闪烁，则需记录发现时间，并及时通知术者处理。

（9）告知患者注意观察大便，了解胶囊排出情况。

（10）患者 72 小时后仍不能确定胶囊排出体外，就需要注意观察患者有无进行性腹痛、呕吐或其他肠道梗阻的症状，并及时与术者联系，同时做好腹部 X 线检查的准备，必要时可通过 X 线来观察胶囊的运行情况及存留位置。

（三）护理结果

（1）检查过程顺利，患者未诉不适。

（2）图像清晰，患者满意。

（3）胶囊顺利排出体外。

（四）护理措施

术前护理

1.查对　核对患者科别、床号、姓名、ID 号和手腕带。

2.评估

（1）患者主诉、临床表现。

（2）血常规、出凝血时间、B 超等化验检查。

（3）评估患者有无检查禁忌证。

3.告知患者及其家属

（1）检查的方法、效果和可能出现的并发症。

（2）检查的目的和风险，取得患者及家属的同意后，签署检查同意书。

4.准备

（1）肠道准备（同常规肠镜检查）

（2）胶囊和图像记录仪。

（3）影像工作站、一杯纯净水。

（4）口服消泡剂。

术中护理

（1）穿戴图像记录仪。

(2)连接图像记录仪到影像工作站。

(3)输入患者及胶囊信息。

(4)对图像记录仪进行时间校正。

(5)清除图像记录仪内的全部数据。

(6)进入实时监控窗口。

(7)胶囊初始化。

(8)吞服胶囊。

(9)实时监视。

术后护理

1.交代注意事项

(1)饮食指导。

(2)活动指导。

(3)观察 ACT 指示灯。

2.结束检查

(1)饮食指导。

(2)注意胶囊排出情况。

(3)观察有无并发症的发生。

第五节　放大内镜检查及护理配合

放大内镜的出现为临床内镜医师观察消化道黏膜微细结构改变、预测病变病理学类型、提高早期癌的检出率等提供了可能,随着内镜技术的进步,放大内镜自问世至今的 40 多年中,不断发展完善,无论是放大倍数、图像清晰度还是可操作性等方面均取得了长足进步,临床上已越来越受到重视。

一、放大内镜的发展简史

放大内镜的发展经历了三个阶段,即实体显微镜阶段、纤维放大内镜阶段和电子放大内镜阶段。

实体显微镜放大倍数为 6~40 倍,常用于手术切除胃标本的检查。早在 20 世纪 60 年代,病理学家就通过实体显微镜发现,正常胃黏膜的微细形态在溃疡形成或黏膜癌变时会发生特征性变化,因此严格意义上来说,实体显微镜是放大内镜的基础。

1967 年纤维放大内镜问世,奥山首先应用其对胃黏膜进行观察,但放大倍数仅为 3 倍。1967—1980 年间日本生产了多种特殊类型的纤维内镜,放大倍数 3～35 倍。较高倍数的纤维放大内镜提供了精细观察黏膜微细结构的可能,但由于操作上的限制,这些内镜并未在临床上获得广泛应用。1982 年由 Olympus 和 Machida 公司生产的放大倍数达 170 倍的超高倍放大内镜问世,这些超高倍放大纤维内镜可达到观察细胞及其核的水平。

随着电子内镜的诞生及其技术的不断发展进步,电子放大内镜的可操作性、放大倍数、图像清晰度均得到显著提高,放大内镜也越来越受到临床重视,起初临床医师主要运用电子放大肠镜观察大肠黏膜腺管开口分型辅助诊断大肠疾病,而上消化道放大内镜应用远不如放大肠镜广泛。近年来开发出了具有 85 万和 130 万像素,能放大 70～200 倍的高清晰放大内镜,最大水平分辨率达 $7\mu m$,使临床由单纯观察胃小凹特征变化进入到运用电子放大胃镜研究黏膜表面微血管改变和腺管开口特征进行诊断的阶段。

二、放大内镜原理

(一)原理

放大内镜的结构与原理与普通内镜并无本质区别,只是在物镜与导光束或物镜与 CCD(电荷耦合器件)间装有不同倍数的放大镜头,同时像素更密集。电子放大内镜的放大技术主要分为电子放大和光学放大两类。电子放大技术只是单纯放大图像,但同时降低了图像质量。光学放大包括固定焦点放大和可变焦点放大两种,分别按其原理制造的内镜,称为固定焦点式放大内镜和焦点调节式放大内镜。

(二)产品型号与参数

从目前临床常用的几种放大内镜与常规内镜的参数对比来看,当今的放大内镜无论从视野、弯曲角度还是插入管外径等方面均与普通内镜无显著差别,但放大内镜通过安装在操作部的调焦旋钮改变其前端部的透镜焦点,对目标进行逐级放大,能为术者提供高清晰黏膜微细结构图像,使内镜诊断提高到一个新的水平。

放大内镜的放大能力是放大图像尺寸与目标实际尺寸的比值,值得注意的是,日本内镜显示器多为 14 英寸(1 英寸=2.54cm),而欧美显示器为 20 英寸,所以在日本 80 倍的放大倍数相当于欧美的 115 倍放大倍数。另外目前临床常用的几种放大内镜产品均有光学放大及电子放大两部分,放大能力是两者的乘积。上述因素可能是某些产品说明书中多不注明最大放大倍数的原因。

三、放大内镜检查护理技术

放大内镜检查是指通过消化道黏膜微细形态的内镜观察,从与肉眼形态完全不同的角度进行诊断的方法。用放大内镜操作旋钮移动内镜前端的可动镜头贴近黏膜表面,将内镜图像从光学的、广角的、观察深度较深的观察状态,切换成窄角的、放大倍率高的放大观察状态。而染色放大内镜检查是通过放大内镜技术结合内镜下黏膜染色,对消化道黏膜腺管开口形状、对病变的微细变化均清晰可辨,且更容易观察。对平坦、凹陷病变的性质,肿物的良、恶性鉴别等有重要价值。放大内镜由于放大倍数的增加、清晰度的提高和可操作性的增强,已逐步进入临床。其放大倍数介于肉眼和显微镜之间,与实体显微镜所见相当,能发现黏膜的微细病变,对于提高疾病的早期诊断率有显著的临床意义。

(一)护理目标

充分做好术前准备,检查过程顺利,患者配合,未出现明显并发症。

(二)操作步骤

(1)上消化道放大内镜检查,检查前10～20分钟口服配制好的消泡剂,去除黏膜表面的泡沫,使镜下视野清晰,可避免遗漏微小病变。服后嘱患者尽量勿咽口水。检查前再常规口服咽麻剂。

(2)检查前遵医嘱适量应用镇静药及解痉药,如地西泮注射液5～10mg,丁溴东莨菪碱20mg或盐酸山莨菪碱(654-2)5～10mg,以减轻患者的不适及减轻胃肠的蠕动。

(3)检查前,将放大帽固定在内镜先端部。发现病变后,将放大帽贴紧病变黏膜面,进行放大观察。

(4)在检查中如遇黏膜表面黏液多、泡沫多、有血迹、有食物残留等影响视野清晰度时,可用50ml注射器经活检管道注水冲洗,使用黏膜消泡剂冲洗效果更好。

(5)如术中结合色素放大内镜观察后,应告知患者可能出现的状况。如食管复方碘溶液染色后一般会出现咽部或胸骨后有烧灼感、0.2%～0.4%靛胭脂或亚甲蓝染色后短时间内大便会出现蓝色,均属正常现象。

(三)护理结果

(1)胃肠道准备干净。

(2)放大帽固定牢固。

(3)患者未诉不适,检查过程顺利,无并发症发生。

(4)护士操作规范、动作熟练,患者及家属满意。

(四)护理措施

术前护理

1.查对　核对患者科别、床号、姓名、ID号、手腕带。

2.评估　患者主诉、临床表现,有无放大内镜检查禁忌证。

3.告知患者及其家属

(1)检查的方法、效果和可能出现的并发症。

(2)交代检查的注意事项。

(3)检查的目的和风险,取得患者及家属的同意后签署检查同意书。

(4)在患者无麻醉禁忌证时,为了使患者更舒适的接受检查,可建议患者实施无痛检查。

4.物品准备

(1)电子放大内镜。

(2)喷洒导管。

(3)20ml、50ml注射器。

(4)生理盐水、蒸馏水。

(5)根据病变需要选择染料:Lugol液、亚甲蓝或靛胭脂等。

(6)清除黏膜表面黏液的消泡剂。

(7)活检钳、内镜放大帽。

(8)内镜润滑剂。

(9)急救药品及器械等。

术中护理

(1)操作者洗手,戴口罩、手套等。

(2)摆体位。

(3)术前用药。

(4)协助医师进镜。

(5)如发现病变,护士需协助医师冲洗、染色等。

(6)协助医师退镜。

术后护理

术后护理同胃肠镜检查。

第五章　消化道出血

第一节　上消化道出血

上消化道出血(UGH)是指 Treitz 韧带以上的消化道包括食管、胃、十二指肠或肝胆胰等病变引起的出血,胃空肠吻合术后空肠病变出血亦属此范围。

上消化道出血临床上最常见的病因是消化性溃疡、食管胃底静脉曲张破裂、急性糜烂出血性胃炎和胃癌。食管贲门黏膜撕裂综合征引起的出血亦不少见。按发病机制可分为四大类:①上消化道疾病:食管、胃、十二指肠疾病;②门静脉高压引起的食管胃底静脉曲张破裂或门脉高压性胃病;③上消化道邻近器官或组织的疾病:胆道出血,胰腺疾病累及十二指肠,主动脉瘤破入食管、胃或十二指肠,纵隔肿瘤或脓肿破入食管;④全身性疾病:血管性疾病、血液病、尿毒症、结缔组织病、急性感染性疾病等。

【诊断标准】

1.临床表现　上消化道出血的临床表现一般取决于病变性质、部位、出血量与速度。

(1)呕血与黑便:是上消化道出血的特征性表现。上消化道大量出血之后,均有黑便。出血部位在幽门以上者常伴有呕血。若出血量较少、速度慢亦可无呕血。反之,幽门以下出血如出血量大、速度快,可因血反流入胃引起恶心、呕吐而表现为呕血。粪便或呕吐物隐血试验阳性。

(2)失血性周围循环衰竭:急性大量失血时由于循环血容量迅速减少而导致周围循环障碍。表现为头晕、面色苍白、突然起立发生晕厥、肢体冷,心率增快、血压降低等,严重者呈休克状态。

(3)贫血和血象变化:急性大量出血后血红蛋白浓度、红细胞计数与红细胞压积下降,为失血性贫血,在出血后 3～4 小时以上出现,24～72 小时血液稀释到最大限度。出血 24 小时内网织红细胞即见增高。上消化道大量出血后白细胞计数可升至$(10～20)\times10^9/L$。

(4)发热:上消化道大量出血后可出现低热,持续 3～5 天降至正常。

(5)氮质血症:在上消化道大量出血后,可出现肠源性氮质血症。

2.诊断

(1)上消化道出血诊断的确立:根据呕血、黑便和周围循环衰竭的临床表现,呕吐物或粪便隐血试验呈阳性,血红蛋白浓度、红细胞计数及红细胞压积下降的实验室证据,可作出上消化道出血的诊断,但必须注意与以下情况相鉴别。

①排除消化道以外的出血因素:呼吸道出血;口、鼻、咽喉部出血;食物或药物引起的黑便。

②判断上消化道还是下消化道出血:呕血、黑便提示上消化道出血,血便大多来自下消化道出血。但是高位小肠乃至右半结肠出血,如血在肠腔停留时间久亦可表现为黑便。上消化道短时间内大量出血亦可表现为血便,如不伴呕血难与下消化道出血鉴别,应及时做急诊胃镜检查。

(2)出血严重程度的估计和周围循环状态的判断:成人每日消化道出血＞5～10ml,粪便隐血试验阳性,每日出血量 50～100ml 可出现黑便。出血量超过 400～500ml,可出现全身症状,如头晕、心悸、乏力等。短时间内出血量超过 1000ml,可出现周围循环衰竭表现。

依照呕血与黑便的频度与量估计出血量是不精确的,血红蛋白浓度、红细胞计数及红细胞压积可估计失血的程度,但不能在急性失血后立即反映出来,仅供参考。临床可以根据血容量减少导致周围循环改变如伴随症状、脉搏和血压、化验检查来综合判断失血量。应警惕少数患者仅有周围循环衰竭征象,而无显性出血,避免漏诊。

(3)出血是否停止的判断:如果患者症状好转、脉搏及血压稳定、尿量＞30ml/h,提示出血停止。

下述症候与化验提示有活动性出血。

①呕血或黑便次数增多,呕吐物呈鲜红色或排出暗红色便,或伴有肠鸣音活跃。

②经快速输液输血,周围循环衰竭的表现未见明显改善,或虽暂时好转而又恶化,中心静脉压仍有波动,稍稳定又再下降。

③红细胞计数、血红蛋白浓度测定及红细胞压积继续下降,网织红细胞计数持续增高。

④补液与尿量足够的情况下,血尿素氮持续或再次增高。

⑤胃管抽出物有较多新鲜血。

　　(4)出血的病因诊断:病史、症状与体征可为出血的病因提供重要线索,但确诊出血的原因与部位需靠器械检查。

　　①病史、症状与体征提供的线索:如:消化性溃疡有慢性反复发作上腹痛史;应激性溃疡患者多有明确的应激源;恶性肿瘤患者多有乏力、食欲减退、消瘦等表现;有黄疸、右上腹绞痛症状应考虑胆道出血。

　　②实验室检查:胃液或呕吐物或粪便隐血试验、外周血红细胞计数、血红蛋白浓度、红细胞压积、凝血功能试验、尿素氮、肝功能、肿瘤标志物等检查。

　　③内镜检查:是目前诊断上消化道出血病因的首选检查方法,应尽早在出血后24～48小时内进行。内镜检查不仅可以判断出血部位、病因,还可评估再出血的危险性,同时可进行内镜止血治疗,并可行活组织检查以明确病灶性质。

　　④X线钡餐检查:对经内镜检查出血原因仍不明,怀疑病变在十二指肠降段以下小肠段者,有特殊诊断价值。也适用于有内镜检查禁忌证或不愿进行内镜检查者。活动性出血时禁忌此项检查。

　　⑤其他检查:如选择性动脉造影、放射性核素扫描、小肠镜或胶囊内镜等。

【治疗原则】

　　1.一般急救措施　患者应卧床休息,保持呼吸道通畅,避免呕血时血液吸入引起窒息,放置胃管,必要时吸氧。活动性出血期间禁食。严密监测患者生命体征,如心率、血压、呼吸、尿量及神志变化、肢体温度、皮肤和甲床色泽。观察呕血与黑粪情况,并定期复查红细胞计数、血红蛋白浓度、红细胞压积及尿素氮。必要时行中心静脉压测定及心电监护。

　　2.积极补充血容量　立即建立快速静脉通道,静脉输入晶体液,同时准备输血。输液、输血速度要快,可以加压输血,以尽快把收缩压升高至 $80～90mmHg$ 水平。对于有心、肺、肾疾患及老年患者,要防止因输液及输血量过多、过快引起的急性肺水肿,密切观察患者的一般状况及生命体征、尿量变化,并通过测定中心静脉压来随时调整输入量。

　　3.止血措施

　　(1)非静脉曲张破裂出血的治疗

　　①药物治疗:抑酸药物:能提高胃内 pH,可促进血小板聚集和纤维蛋白凝块的形成,避免血凝块过早溶解,有利于止血和预防再出血,临床常用的制酸剂主要包括 PPI 和 H_2RA,首选 PPI。上消化道大出血推荐使用大剂量 PPI 治疗:PPI 80mg 静脉推注后,以 8mg/h 输注持续 72 小时,PPI 几乎完全抑制胃酸分泌,且作用持久,可使胃内 pH 平稳 >6.0。止血药物:静脉止血药包括注射用血凝酶、安络

血、6-氨基己酸、止血环酸、卡络磺钠等,大出血时可酌情选用。去甲肾上腺素,使血管收缩而止血、冰盐水稀释后经胃管灌注或口服;凝血酶促进血液在黏膜表面凝固,10~100U/ml 经口服给药。老年患者慎用静脉止血药物,以局部止血为主。

②内镜治疗:起效迅速、疗效确切,应作为治疗的首选。推荐对 Forrest 分级 Ⅰa～Ⅱb 的出血病变行内镜下止血治疗。常用的内镜止血方法包括止血药物喷洒、药物局部注射、热凝止血和机械止血。药物注射常选用 1∶10000 肾上腺素盐水、95%～100%无水乙醇、硬化剂等;热凝止血包括氩离子凝固术(APC)、热探头等方法;机械止血主要采用各种止血夹。临床证据表明,在药物注射治疗的基础上,联合一种热凝或机械止血方法,可以进一步提高局部病灶的止血效果。

③放射介入治疗:选择性血管造影及栓塞,适用于药物及内镜不能控制的非静脉曲张性上消化道出血,针对造影剂外溢或病变部位经血管导管滴注止血药。无效者可做栓塞止血治疗。

④手术治疗:诊断明确但药物、内镜和介入治疗无效者;诊断不明确、但无禁忌证者,可考虑剖腹探查,结合术中内镜止血治疗。

⑤针对出血病因的治疗:对出血的病因比较明确者,如 Hp 阳性的消化性溃疡患者,应予根除 Hp 治疗及抗溃疡治疗。需要长期服用非甾体抗炎药者一般推荐同时服用 PPI 或黏膜保护剂。

(2)静脉曲张破裂出血的治疗

①止血药物:生长抑素及其类似药:目前用于临床的有 14 肽天然生长抑素,首剂 $250\mu g$ 静脉注射,再 $250\mu g/h$ 持续静滴。另一种人工合成的衍生物奥曲肽,常用量首剂 $100\mu g$ 静脉缓注,继以 $25～50\mu g/h$ 持续静脉滴注。垂体后叶素及其衍生物:不良反应大,常见心绞痛、心律失常、急性心肌梗死、肠绞痛、血压增高等,常与硝酸甘油等扩血管药物合用。三甘氨酰赖氨酸加压素(特利加压素)为垂体后叶素的衍生物,其作用时间长,止血率优于垂体后叶素,副作用小。

②气囊压迫止血:用于食管胃底静脉曲张破裂出血。经鼻腔插入三腔二囊管,进入胃腔后先抽出胃内积血,然后注气入胃囊,向外加压牵引,用以压迫胃底,若未能止血,再注气入食管囊,压迫食管曲张静脉。持续压迫 12 小时后要放气 30 分钟,必要时可重复充盈气囊恢复牵引。气囊压迫止血有一定效果,缺点是痛苦大、患者依从性差,停用后早期再出血率高。

③内镜治疗:目的是控制急性食管胃底静脉曲张出血,并尽可能使静脉曲张消失或减轻以防止其再出血。内镜治疗包括食管静脉曲张套扎术(EVL)、硬化剂或组织胶注射治疗。

④放射介入治疗:经颈静脉肝内门体分流术(TIPS),适用于食管静脉曲张破裂出血,对药物疗效差、反复出血的患者,止血效果可靠,但术后易发生肝性脑病。

⑤手术治疗:有断流和分流二大类,采取何种手术方式为最佳应根据医师个人经验和患者肝功能情况而定。

⑥预防再出血用药:对于有过食管静脉曲张破裂出血的患者,目前预防再出血的治疗主要是药物治疗,如β受体阻滞剂普萘洛尔最常用,可自小剂量开始,逐渐加量,以心率每分钟不低于 55 次为限。

第二节　下消化道出血

下消化道出血是指 Treitz 韧带以远部位的小肠和大肠出血。

按疾病的系统分类,可分为原发于下消化道的疾病(按部位不同又分为肛门、结直肠、小肠等)和继发于其他系统疾病两大类;按疾病的性质分类,可分为肿瘤性、炎症性、血管性、机械性、全身性、先天性及其他病因。下消化道出血的主要病因有大肠癌、大肠息肉、炎症性肠病、肠道感染性疾病、血管病变(包括痔和血管畸形)、憩室、放射性肠炎等。

不明原因消化道出血是指常规内镜检查(胃镜和结肠镜)不能确定出血来源的持续或反复消化道出血,多为小肠的肿瘤、Meckel 憩室和血管病变,详见后面附录小肠出血。

【诊断标准】

1.临床表现

(1)下消化道出血的症状:便血是下消化道出血的主要症状,便血的颜色取决于出血的部位、出血量和出血速度,以及在肠道停留的时间。高位小肠出血在肠道内停留时间较长,大便可呈黑色或有光泽的柏油样;低位小肠或右半结肠出血量少,出血速度慢,大便亦可呈黑色;粪便表面附有血,提示左半结肠出血;便后滴血一般为肛管部位出血;下段直肠出血量大时,血色鲜红,排出体外后可凝成血块。

(2)下消化道出血的诊断

①排除上消化道出血:可根据血便的颜色和量确定。在排除饮食及药物因素之后,出现间断少量红色或暗红色血便,即可初步拟为下消化道出血。当出现大量暗红色或红色血便时或仅表现为黑便或便潜血阳性时,应常规行胃镜检查除外上消化道出血。对一般状况差、不能耐受 X 线、内镜或动脉造影检查的消化道大出血患者,可行胃管冲洗以排除上消化道出血。

②判断出血病因:黏液脓血便伴里急后重或肛门坠胀感,大便次数增多或排便习惯改变,应考虑细菌性痢疾、溃疡性结肠炎、结直肠癌;便血伴剧烈腹痛者,尤其是老年心血管疾病患者,应警惕缺血性肠病、肠系膜动脉栓塞;便血伴发热、皮疹、皮肤黏膜出血,多见于急性传染病如伤寒、副伤寒、流行性出血热、钩端螺旋体病、急性血吸虫病等;持续便潜血阳性者,应警惕消化道肿瘤可能。

婴儿和儿童以先天性疾病居多,以 Meckel 憩室最多见,其次为大肠幼年性息肉,其他还有肠道感染性疾病、血液病、肠套叠、肠重复畸形等;青年与成人以息肉居多,随着年龄增长,大肠癌比例显著增高;60 岁以上老年人以直、结肠癌和息肉为下消化道出血的常见病因。

2.实验室检查　血常规、大便常规及潜血试验、血尿素氮及肌酐、出凝血机制测定、血培养、结核菌素试验等。

3.辅助检查

(1)直肠指检:常规检查,有助于查明中、下段直肠腔内的病变。

(2)内镜及活检:结肠镜及病理检查是诊断下消化道出血病因最重要的检查方法。

(3)放射性核素扫描。

(4)X 线钡剂造影:气钡双重造影,对肠憩室、狭窄、扭转及间质瘤、克罗恩病等疾病的诊断较有价值。

(5)选择性腹部血管造影:活动出血期,出血量>0.5ml/min 时可见造影剂外溢,静止期可发现血管走行异常,并可选择出血动脉行血管栓塞、注射血管收缩剂等止血。

总之,完整的下消化道出血的诊断包括下消化道出血的确立、出血速度、出血量和出血部位的判断,以及明确出血的原因,因此需要详细询问病史、细致体格检查并结合实验室及内镜、消化道造影等辅助检查。

【治疗原则】

1.一般治疗　卧床休息,严密监测患者生命体征,如心率、血压、呼吸、尿量及神志变化,必要时行中心静脉压测定。老年患者可根据情况进行心电监护。活动性出血期间应禁食,观察便血情况,监测血常规、肝肾功能等。

2.补充血容量　对急性下消化道大出血患者,要尽快建立有效的静脉输液通道,及时补充血容量,包括输液、输血浆或全血,可先输平衡液或葡萄糖盐水。开始输液速度宜快,待血压回升后可根据中心静脉压和每小时尿量决定输液速度和种类;出现低血容量休克时,应尽早输注全血,必要时在补充血容量的同时酌情应用多巴胺、间羟胺等血管活性药物以维持血压稳定、保证重要脏器血流灌注。有酸中毒时可用碳酸氢钠静脉滴注。

3.药物止血治疗　凝血酶保留灌肠或去甲肾上腺素液灌肠有时对左半结肠出血有效；静脉应用血凝酶、抗血纤溶芳酸和 6-氨基己酸等对止血亦有一定疗效；血管活性药物，如血管加压素、生长抑素有一定作用。

4.内镜下止血治疗　常用的方法包括止血药物喷洒、药物局部注射、热凝止血和机械止血。药物注射常选用 1：10000 肾上腺素盐水、95％～100％无水乙醇、硬化剂等；热凝止血包括氩离子凝固术（APC）、热探头等方法；机械止血主要采用各种止血夹。临床证据表明，在药物注射治疗的基础上，联合一种热凝或机械止血方法，可以进一步提高局部病灶的止血效果。

5.介入治疗　可行选择性或超选择性血管造影，明确消化道出血部位后，经导管注入血管加压素 0.1～0.4U/min，对右半结肠及小肠出血止血效果优于静脉给药。对血管造影后动脉输注血管加压素无效病例，可在出血灶注入栓塞剂行血管栓塞治疗。

6.紧急手术治疗　经内科保守治疗仍出血不止危及生命者，无论出血病变是否明确，均为紧急手术指征。

7.病因治疗　针对不同病因选择药物治疗、内镜治疗、择期外科手术治疗等。

第三节　消化道出血的内镜治疗

一、静脉曲张性出血内镜治疗方法

食管胃底静脉曲张破裂出血是门脉高压严重的并发症之一，往往出血量大、再出血率高、死亡率高，随着内镜技术和设备的不断发展，内镜治疗成为目前治疗食管胃底静脉曲张破裂出血的重要手段。一般经药物治疗（必要时加气囊压迫）大出血基本控制，患者基本情况稳定后，再进行急诊内镜同时进行治疗。

【食管、胃底静脉曲张（GOV）出血及预测】

静脉曲张最常见的部位见于食管下段 2　5cm 处。该处浅静脉缺乏周围组织的支持，易发生破裂出血。近 50％门静脉高压症病人可出现食管、胃底静脉曲张，其程度与肝功能损害的严重程度有关。肝功能 Child-Pugh 分级 A 级病人仅 40％有静脉曲张，Child-Pugh C 级病人则为 85％。在原发性胆汁性肝硬化病人早期，甚至在未形成肝硬化前就可出现食管、胃底静脉曲张并发生静脉曲张破裂出血。HVPG<12mmHg 时不会形成静脉曲张；HVPG 为 12mmHg 时，易形成静脉曲张。当 HVPG 为 20mmHg 时则易发

【食管、胃底静脉曲张分级与分型】

按照食管静脉曲张形态及出血危险程度可分为轻、中、重 3 级。轻度(G_1)：食管静脉曲张呈直线形或略有迂曲，无红色征。中度(G_2)：食管静脉曲张呈直线形或略有迂曲，有红色征或食管静脉曲张呈蛇形迂曲隆起但无红色征。重度(G_3)：食管静脉曲张呈蛇形迂曲隆起，且有红色征或食管静脉曲张呈串珠状、结节状或瘤样（不论是否有红色征）。

胃底静脉曲张通常根据其与食管静脉曲张的关系及其在胃内的位置进行分型。胃底静脉曲张是食管静脉曲张的延伸，可分为 3 型。1 型静脉曲张（GOV_1）：最常见，表现为连续并沿胃小弯伸展至胃食管交界处以下 2～5cm，这种静脉曲张较直；2 型静脉曲张（GOV_2）：沿胃底大弯延伸，超过胃食管结合部，通常更长、更迂曲或贲门部呈结节样隆起；3 型静脉曲张（GOV_3）：既向小弯侧延伸，又向胃底延伸。

孤立胃静脉曲张（IGV）不伴有食管静脉曲张，可分为 2 型。1 型（IGV_1）：位于胃底，迂曲交织，呈串珠样、瘤样和结节样等；2 型（IVG_2）：罕见，常位于胃体、胃窦或者幽门周围。若出现 IGV_1 胃底静脉曲张时，需排除脾静脉受压或血栓形成。

【食管、胃底静脉曲张和静脉曲张破裂出血的诊断】

食管、胃底静脉曲张的诊断依据为食管胃十二指肠镜（EGD）检查。当内镜显示以下情况之一时，食管、胃底静脉曲张出血的诊断即可成立，如：静脉曲张有活动性出血；静脉曲张上敷"白色乳头"静脉曲张上敷血凝块或无其它潜在出血原因的静脉曲张。

【内镜治疗】

旨在预防或有效地控制曲张静脉破裂出血，并尽可能使静脉曲张消失或减轻以防止其再出血。内镜治疗包括内镜下食管曲张静脉套扎（EVL）、食管曲张静脉硬化剂注射（EIS）和组织粘合剂等为一线疗法，疗效可靠，与生长抑素及其类似物相近。因此，食管、胃底静脉曲张破裂急性出血应首选药物和内镜套扎治疗，二者联合治疗则更为有效，并发症则更少。

1.EVL 和 EIS　①适应证：急性食管静脉曲张出血；手术治疗后食管静脉曲张复发；中、重度食管静脉曲张虽无出血但有明显的出血危险倾向者；既往有食管静

脉曲张破裂出血史。②禁忌证:有上消化道内镜检查禁忌证者;出血性休克未纠正;肝性脑病期;过于粗大或细小的静脉曲张。③疗程:首次 EVL 后间隔 10～14d可行第 2 次套扎治疗;每次 EIS 间隔时间为 1 周,一般需要 3～5 次。这两种治疗的最佳目标是直至静脉曲张消失或基本消失。④随访:建议疗程结束后 1 个月复查胃镜,此后每隔 6～12 个月再次胃镜复查。

2.组织粘合剂治疗　①适应证:急性胃底静脉曲张出血;胃静脉曲张有红色征或表面糜烂且有出血史。②方法"三明治"夹心法。总量根据胃底曲张静脉的大小进行估计,最好 1 次将曲张静脉闭塞。

(一)食管静脉曲张硬化剂注射疗法

食管静脉曲张硬化剂注射疗法(EVS)是利用硬化剂注入血管内或血管旁,使之产生无菌性炎症,刺激血管内膜或血管旁组织.引起血栓形成血管闭塞和组织纤维化,从而使曲张静脉消失,达到止血和预防再出血的目的。早在 1939 年Crafoord 已施行,但因各种原因未能得以推广。20 世纪 80 年代以来得以广泛应用,现已被公认为一线治疗方法,并用于预防再出血。

1.适应证

(1)静脉曲张出血急性期。

(2)既往有食管静脉曲张破裂出血史。

(3)外科手术后静脉曲张再发者。

(4)不适于手术治疗者。

(5)对无出血史的患者,如静脉曲张为重度且红色征阳性,70%～80% 近期可能发生出血,应尽早进行预防性治疗。

(6)内科保守治疗无效的出血。

2.禁忌证

(1)反复大出血循环失代偿,或正处于休克状态。

(2)肝性脑病。

(3)活动性大出血,内镜下视野不清,操作不能准确进行。

3.术前准备

(1)器械准备:各型前视型纤维或电子胃镜;硬化注射针(MTW 或 OlympusNM-1K、3K 或国产胃内注射针);有条件者需备气囊、纤维或电子内镜止血套管;硬化剂(聚桂醇、5% 的鱼肝油酸钠或 1% 的乙氧硬化醇、无水酒精、生理盐水、注射器、止血药等),必要时备 CO_2。

(2)患者准备:术前测出凝血时间。术前15～30min 丁溴东莨菪碱 40mg 或山莨菪碱 10mg 肌注,地西泮 10mg 肌注,有条件者最好在无痛状态下进行。

(3)备好 2 台吸引器,1 台操作用,1 台备用,抢救时用,且吸力要足。余同胃镜准备。

4.操作方法   常规插镜至十二指肠降部,详细观察十二指肠、胃有无病变,贲门、胃底食管静脉曲张程度、范围,选择合适的注射方法,常用的注射方法有以下三种,现分别介绍。

(1)血管旁硬化法:将硬化剂注射在曲张静脉周围,以促使周围纤维组织增生纤维化,防治破裂出血。由于纤维组织硬化需要一定时间,曲张静脉可在纤维组织形成期间再出血,每隔 7～10 天注射一次,直至曲张静脉不再突出,4 次为 1 个疗程。

(2)血管内硬化法:将硬化剂注射于曲张的静脉内,在血管内形成血栓,闭塞血管,以控制出血,用于紧急止血。方法一般是自出血部位远端注射,如无活动性出血,可在贲门上方 2cm 的曲张静脉内进行环形注射硬化剂(聚桂醇),进针方向与曲张静脉成 45°,每个点注射硬化剂 5～8ml,每次注射点多为 6～8 个,为避免穿刺部位出血及硬化剂外渗,可在注射后对注射点进行压迫,食管一般不注射组织胶,(食管壁薄,脱胶易致穿孔或大出血),而胃曲张静脉用栓塞剂。

(3)联合硬化法:既使曲张静脉内形成血栓又使血管旁纤维化的联合注射法,其目的在于同时硬化曲张静脉及食管内壁,注射点尽可能接近贲门处。开始第一次将硬化剂(如聚桂醇)2～3ml,在每根血管旁注射形成肿胀压迫曲张静脉;第二次除血管旁注射外,再用 4～5ml 做血管内注射。注射点可围绕贲门上 2ml 进行环形注射,或选择在粗大静脉自下而上螺旋式注射。每次注射点多为 6～8 个。硬化剂用量视药物种类及注射部位而定,一般来说,静脉内的量可大一些,而血管外注射量切勿过大。初次注射后如未再出血,可于 1 周进行第二次注射,以后每月 1 次,直至所有静脉均发生硬化为止。

5.术后处理

(1)术后禁食 8h,以后可进流质,并注意休息。

(2)适量应用抗生素预防感染。

(3)酌情应用降门脉压药物,如奥曲肽或生长抑素类。

(4)术后要严密观察病情。

6.并发症   常见并发症有出血、溃疡、穿孔、狭窄、胸骨后疼痛、撕裂、吞咽困难、低热等,少见并发症尚有菌血症、食管旁脓肿、纵隔炎、胸膜渗出、门静脉和肠系膜静脉血栓形成。

7.常见并发症处理

(1)对术后出血患者可行三腔二囊管压迫、钛夹止血及静脉用生长抑素或抑酸药等,对术中出血,采用注射硬化剂后留针可减少出血。

(2)对食管狭窄或吞咽困难患者可行萨式探条或气囊扩张。

(3)胸骨后疼痛可对症处理及使用抑酸剂,严重者可静注哌替啶。

(4)发热一般不超过38.5℃,持续2天左右,可常规应用抗生素2～3天,超过38.5℃或持续时间超过2天警惕菌血症及败血症发生,应及时做血培养并给予相应处理。

(二)食管静脉曲张套扎治疗法

食管静脉曲张套扎治疗法(EVL)在1986年由Stiegmann首先应用并取得成功,其机理与内痔的结扎治疗相似,是通过机械作用使被结扎静脉处黏膜或部分静脉壁缺血、坏死,导致曲张静脉内血栓形成而止血。对于快速消除食管曲张静脉,结扎术是目前最为简单而有效的内镜方法。

1.适应证　同硬化治疗。

2.禁忌证

(1)食管静脉曲张伴明显胃底静脉曲张。

(2)伴有严重的肝肾功能障碍,大量腹水黄疸以及最近多次硬化剂治疗后或曲张静脉细小者。

3.术前准备

(1)器械准备:各型前视型纤维或电子胃镜;多环套扎器、尼龙圈套器或单发结扎器。

(2)患者准备:同硬化治疗。

(3)备好2台吸引器,1台操作用,1台备用,抢救时用,且吸力要足。

4.操作方法　护士协助将结扎装置安装在内镜活检孔内,结扎环套在内镜前端部,固定好时有种落空感,结扎环的外部涂内镜润滑胶,此时医护配合要娴熟,将内镜送入食管,确定结扎部位,使内环全周与靶组织接触后进行吸引,将靶组织吸入内环所形成的腔内,此时视野呈红色,即转动释放装置,使橡皮环从内环脱落自然固定在病变基底部,将病变结扎,然后再逐个结扎其余病变。结扎部位尽量接近齿状线,自下而上进行,距齿状线10cm以上的结扎,橡皮圈容易脱落。镜下见与食管静脉不相连的胃曲张静脉不宜单独结扎治疗。每条静脉结扎平面较接近并不导致食管腔狭窄,因为 EVL 不影响食管壁肌层。每例患者每次行结扎应对食管曲张静脉全部结扎,尤其有血泡样红色征者应彻底结扎,以防止未结扎静脉血液回流增多而出血。但目前使用的 6 环和 7 环结扎器,每次只限 6～7 个部位。由于静脉结扎治疗后,所有患者治疗部位均发生浅表溃疡,2～3 周溃疡愈合,因此间隔 2 周再治疗是适宜的,有利于病灶修复。

5.注意事项

(1)套扎时应充分吸引,避免因吸引不足使圈套早期脱落,此时静脉内血栓形成不全,易致大出血。

(2)多个结扎点尽量不在一个平面上,避免套扎后食管狭窄。

(3)第二次结扎至少远离上一次结扎 1.5cm 以上。

(4)对于急性大出血,一定要选用多连发套扎器,一次进镜连续结扎,避免使用单发套扎器,以免反复进镜,延长操作时间,增加患者恶心症状,加重出血。

(5)发现出血点或血栓头时应注意在出血位点下方进行套扎,直接正对出血点或血栓进行套扎,在负压吸引时可能会引发大出血;发现交通支可以在交通支上加固套扎。

6.术后处理　术后禁食 24h,进流质及半流质,余同硬化治疗。

7.并发症及预后　术后 1 周左右因局部溃疡造成大出血、术中出血、皮圈脱落,曲张静脉套勒割裂出血。严重并发症(如狭窄、穿孔等)较少,但术后静脉曲张复发较 EVS 早。

(三)胃底静脉曲张硬化治疗法(见彩图 4)

以往胃底静脉曲张(GV)的硬化治疗疗效较差,1985 年 Soehendar 最先使用内镜栓塞术,通过曲张静脉血管内直接注射组织粘合剂,获得满意疗效。内镜注射组织粘合剂可达到快速止血及消除 GV 的作用,目前认为组织粘合剂在使用中是安全的,没有产生严重并发症。内镜下曲张静脉精准断流术(ESVD)是北京地坛医院李坪教授并命名的一种内镜下治疗方法,是通过精准选择判断胃食管静脉曲张的来源及去路血管,进行精准堵住,从而不仅达到即时止血,同时也最大程度的预防出血,实现肝硬化病人长期安全、健康生活的一种治疗方法。

1.适应证

(1)其他方法难以控制的食管胃底静脉曲张破裂出血采用硬化剂注射紧急

止血。

（2）重度食管胃底静脉曲张，有出血史者，高龄，肝功能严重受损伴严重并发症，不能耐受手术者。

（3）以往有食管静脉曲张出血，当前仍有出血倾向者，进行硬化剂治疗，预防再出血。

（4）近期曾有出血的食管静脉曲张者，有可能施行手术治疗，止血成功将为手术治疗提供较好条件者。

2.术前准备

（1）器械准备：同硬化剂治疗器械准备：胃镜、注射针、组织粘合剂、硬化剂、注射器、止血药等所用物品都在有效期内。

（2）患者准备：同硬化治疗。

（3）备好 2 台吸引器，1 台操作用，1 台备用，抢救时用，且吸力要足。

3.操作方法　组织粘合剂是一快速固化水样物质与血液接触后即时聚合反应，闭塞血管控制出血，常用的方法是硬化剂（聚桂醇）2ml＋组织胶 0.5ml＋空气 2.5ml＋生理盐水 3ml 注射，一般的曲张血管可按此标准注射，如果遇到较粗的曲张血管可根据情况适当增加组织胶的量。此操作有 2 名护士配合，1 名专门抽药，另 1 名护士配合医生进行注射药物，动作快速敏捷，操作熟练。由于这种粘合剂的迅速固化作用给内镜操作带来了困难，并可引起注射针或内镜钳道堵塞，此操作医护配合必须娴熟，护士现将内镜的表面及活检孔道内涂碘化油，大夫进镜，发现曲张静脉后，巡回护士打开注射针放于操作台，助手护士抽取聚桂醇、组织粘合剂、生理盐水，用聚桂醇将注射针内的空气排空，把注射针递给大夫，对准注射点进行穿刺，护士将注射针退回针筒内，有血液回流到针筒内，说明是在血管内，护士立即注射聚桂醇 2ml 迅速换组织粘合剂＋空气 2.5ml 缓慢注入后换生理盐水 3ml 注射，将针筒内的组织粘合剂推入血管内，护士收回注射针头，此点注射完毕，观察效果，给大夫提供较好的建议，操作完毕，撤器械，为防止粘合剂损坏胃镜主要采用下列方法：①注射管道内事先注入 1ml 碘化油，使碘化油在管道内面有一层油性薄膜，预防组织粘合剂堵塞管道，将配制好的（0.5：0.8）的组织粘合剂和碘油快速注入静脉内，每点粘合剂剂量不超过 1ml；②三明治夹心法：2ml 聚桂醇＋0.5ml 组织黏合剂＋2.5ml 空气＋3ml 生理盐水，先注入 2ml 聚桂醇，接着注入组织黏合剂 0.5ml ＋2.5ml 空气，再注入 3ml 生理盐水，拔针后快速注入生理盐水冲洗掉管内残存粘合剂，组织黏合剂及生理盐水的量可根据血管粗细来选择量。

4.术后处理　同 EV 硬化疗法,酌情使用抑酸药。

5.并发症　偶有异位栓塞,如门静脉和肺静脉栓塞。

二、非静脉曲张性出血内镜治疗方法

以消化性溃疡为主要病因所致的非食管胃底静脉曲张性上消化道出血在上消化道出血中占比例较大,内镜检查对于其具有重要意义,多数情况下内镜检查对于出血量、出血部位、出血病因、目前是否仍有活动性出血等都能做出明确诊断。胃、十二指肠非静脉曲张性出血的治疗方法包括药物治疗、外科手术治疗、X 线介入治疗及内镜治疗,下面主要介绍非静脉曲张性出血的内镜治疗方法。

1.适应证　①消化性溃疡出血;②Dieulafoy 病出血;③急性胃黏膜病变并出血;④血管畸形并出血;⑤肿瘤所致出血;⑥Mallory-Weiss 综合征;⑦上消化道息肉摘除、十二指肠乳头切开、吻合口狭窄切开术等手术治疗引起的出血;⑧其他原因所致胃、十二指肠血管出血。

2.禁忌证　①胃镜检查禁忌者;②失血性休克尚未纠正;③安装心脏起搏器者禁忌高频电凝止血。

3.术前准备

(1)器械准备:电子胃镜、依照所选方法配备如:钛夹、注射针及注射用药(正肾素盐水、无水酒精等)、喷洒管、喷洒用止血剂(凝血酶、孟氏液等)、氩离子凝固器、高频电发生器、微波治疗仪等。

(2)患者准备:①一般在出血后 4～48h 内进行;②治疗前向患者及家属做好解释工作,取得患者的合作,并履行知情同意书签字手续;③在内镜操作过程中监测血压、心率、氧饱和度,对高危人群或有心血管系统疾病者应使用心电监护。

4.操作方法

(1)药物喷洒法:内镜下直接喷洒止血药物主要用于局部渗血的治疗,对动脉性出血疗效较差,护士将配制好的止血药经内镜活检孔注入直接将药物喷洒到出血部位(病灶上如有血块覆盖病灶,先用冰生理盐水冲洗干净)促进血管血栓形成,起到止血作用,使用的药物有凝血酶、去甲肾上腺素盐水混液及孟氏液等,目前主要用于内镜止血处置后,喷洒在局部加强止血作用,单独应用作用弱。

(2)局部注射法:内镜发现喷射性出血或血管显露可用局部注射法止血,通过局部黏膜下层液体浸润、压迫及药物引起的血管收缩和栓塞作用,达到局部止血目的,对于溃疡性出血可在出血血管周围或血道内及溃疡基底部直接注射。在内镜直视下将注射针经活检道插入,最常用且安全的方法为局部注射 1∶10000 肾腺上素,不损伤组织,可以在黏膜下层注射 10~20ml,在血管周围注射,每点 0.5~1.0ml,活动性出血注射直至出血停止,通常总量 10ml。其他可选择注射高渗盐水、酒精及已氧硬化醇,注射时护士将注射针内的空气排空,递给大夫,对准注射部位行穿刺术,护士将药物正确注入注射点,然后回抽针芯,压迫片刻,观察效果,给大夫提供较好的建议,操作完毕,撤器械。要正确地使用注射技术、选择止血剂、掌握注射剂量及浓度,以减少并发症。

(3)热凝固疗法

1)电凝止血:应用高频电的热效应使组织蛋白变性而止血,主要适用于溃疡出血,尤其内镜下见到喷射状出血的小动脉裸露,注意要使电凝探头垂直接触出血部位并轻轻加压,每次通电 2~3s 凝固电流(电凝指数 PSD 3~4,UES 3~3.5),以产生火花为宜,在通电时若见出血,组织发白或出现烟雾,应立即停止通电。此操作护士准备好电凝设备,调整好参数,做好配合工作。

2)微波止血:通过电极压迫和微波凝固作用引起血管壁膨隆,血栓形成,可将圆珠形或针状电极经内镜接触或刺入出血灶黏膜内 1~2mm,功率为 30~50W,时间为 5~10s。

3)热电极止血:将电能转变为热能,使组织脱水,蛋白凝固,血管萎陷而达到止血目的,操作时将热探头经内镜接触并轻轻加压于出血灶进行热凝固,一般将温度设定在 140~150℃,每次能量 15J,持续 1s,如仍出血可反复进行至出血停止,热探头脱离凝固组织前应局部注水,以防组织粘连撕脱而致出血。

4)激光止血:将光能在组织内转变为热能,使组织蛋白凝固而止血,目前临床应用的有氩离子激光和钇铝石榴石激光两种,后者的作用较强,其激光束能穿透组织 5mm,对活动性出血性溃疡止血率为 83%~99%,其使用功率为 40~52W,照射时间为 0.5~1.0s,距离约 1cm。

(4)钛夹止血法:主要用于内镜下息肉摘除后血管性出血以及胃肠血管畸形、Diulafoy 病出血,应用时护士将止血夹递给大夫,止血夹经内镜活检孔道送入,对准出血点,护士将止血夹夹住出血点,观察未再出血,释放止血夹,医护配合默契额,操作完毕,整理用物。怀疑溃疡穿孔出血者为使用止血夹的禁忌证,恶性肿瘤出血亦不适宜使用止血夹止血,出血的溃疡直径略大于止血夹张开最大径,又无明确露出血管者,亦可用数个止血夹将溃疡封闭,先从溃疡两侧边缘开始,使溃疡直径缩小后,再向中心部位放置止血夹,内镜观察困难的部位如球部后壁等不适宜应用止血夹止血,病变愈合后止血夹可自行脱落而随粪便排出。

(5)氩离子凝固术(APC):APC射出的氩气流是散发的,因而可产生轴向和侧向传导,故凝固的范围较广。操作前护士准备好氩气管,电源等,护士调节好氩气刀参数,操作时将APC导管递给操作医生,经内镜活检孔道送入,探头置于距出血部位2~3mm以内进行凝固治疗,直至组织发白凝固、出血停止,操作完毕,整理用物。该方法不仅用于治疗消化道出血,而且对早期癌肿、良恶性狭窄、息肉、血管畸形等也有较好疗效,并发症主要有穿孔,胃肠胀气也较常见,术中应注意抽气。

5.并发症及其处理

(1)腹痛:可于术前常规使用镇静镇痛药。

(2)术后溃疡,术后需常规使用抑酸剂和胃黏膜保护剂。

(3)穿孔,X线可见膈下游离气体,穿孔小者可保守治疗,即禁食静脉使用抗生素、抑酸剂,也可采用内镜下钛夹封闭治疗。经上述治疗无效可行手术治疗。

(4)高血压危象和心动过速,由于注射肾上腺素剂量过大引起,给予对症处理。

三、护理配合

1.术前护理

(1)病人的准备:做好术前病人身份、信息的核对,详细了解病史及有无操作禁忌证,与病人或病人家属签好知情同意书,取得病人及家属同意后方可进行治疗。操作前应做好各项常规检查,在给病人吸氧、心电监护的同时开辟两条静脉通路,迅速补充血容量,纠正失血性休克,待血压平稳,休克症状纠正后方可进行内镜检查及治疗。

(2)心理护理:消化道出血病人由于发病急,病情重,病人及家属心情多焦虑和担忧,既寄期望于治疗的效果又担心治疗的风险。多数病人术前均较紧张、恐惧,护士应在最短的时间内做好解释工作,例如介绍成功的病例及手术医生的技术水平,详细向病人及家属说明胃镜检查对病人的必要性、安全性及术中、术后可能出现的并发症,还可根据病人对疾病认识程度及家庭经济状况向其说明镜下止血治疗见效快,住院时间短,可节省住院费用等,适时满足病人的合理需求,积极配合治疗。

(3)物品准备:普通上消化道内镜必备的物品、急救车(气管插管、急救药品等)、监护仪、吸引器、止血用品(氩气刀、高频电刀等)、治疗配件(注射针、止血夹)、药品(肾上腺素等)。

2.术中护理

(1)体位:此时护理人员应帮助病人摆好正确体位,固定口垫,取左侧卧位口角下放弯盘,头稍后仰双膝稍弯曲,面向操作者,有义齿者需取下。

（2）非麻醉的患者：进镜 10min 前给病人含服 2％利多卡因胶浆 10mL,减轻恶心、呕吐反应,术者及助手需默契配合,动作轻巧迅速熟练,术中给予吸氧,生命监测,保持呼吸道通畅,当病人出现明显恶心时,可在出现呕吐动作的间歇嘱其缓慢深呼吸,还可适时握住病人的手,给其安慰,分散其注意力,增强其安全感,缓解或减少操作带来的痛苦,病人在呕吐时体位容易改变,出现不能耐受、躁动,应注意以防误伤、误吸。护士应帮助固定好病人体位,安慰病人,告知如何配合操作,使医生对病灶准确定位,使操作能够顺利地进行。检查过程中密切观察病人面色、呼吸、脉搏、血压,发现异常应立即报告医生,做出处理,必要时停止检查。

（3）局部注射配合：注射前先检查内镜注射针是否通畅并通气,注射时护士将注射针内的空气排空,递给大夫,对准注射部位行穿刺术,注射时需保持针头与黏膜 15°～30°,推药速度均匀,护士将药物正确注入注射点,然后回抽针芯,退针时速度要快,压迫片刻,观察效果,给大夫提供较好的建议,操作完毕,撤器械。止血配合医生掌握好注射的部位和深度。

3.术后护理　　消化道出血是急诊内镜的绝对适应证,95％以上的急诊内镜止血治疗可达到满意的效果,但术后密切观察是巩固治疗效果,及时发现再次出血的关键。病人结束检查治疗后应绝对卧床休息,观察半小时,待平稳后护送病人返回病房,临床护理人员应严密观察病人的意识、呕血、大便次数及性质、肠鸣音的变化情况,记录 24h 尿量,保持静脉输液通畅,注意血压脉搏变化,有无体位性低血压,注意血尿素氮及血红蛋白变化,注意有无再出血征象,协助生活护理,完成平稳过渡。一旦出现再出血或怀疑再出血,应及时报告医师,再次急诊内镜检查确诊,及时采取相应的治疗措施。

4.饮食护理　　向病人及家属说明注意饮食的重要性,术后嘱病人禁食 1d～3d,无活动性出血后,改为流质饮食 1 周。若仍无继续出血,逐渐过渡至半流质饮食,饮食以清淡及易消化为宜,少量多餐,避免粗糙、油腻、刺激性食物。恢复期还要多卧床休息,保证足够的睡眠,根据病人的恢复情况逐步增加活动范围,避免过早从事体力活动。

5.预防性健康指导　　①预防性健康指导应贯穿于住院期间、出院前及出院后,让病人了解非静脉曲张性上消化道出血治疗原则,让他们知道非静脉曲张性上消化道出血的治疗时间比一般溃疡病治疗要长,需要坚持服药治疗至少 6 个月以上,反复出血者甚至需要坚持 1 年～2 年才能达到彻底治愈的效果。应建立电话随访制度,定期追踪病人治疗情况,鼓励和督促病人坚持规范治疗。②对服用 NSAIDS 和幽门螺旋菌感染的病人,指导他们做好门诊随诊,定期复查相关实验室检查,在专科医生的指导下进行规范治疗以巩固现有的疗效。③为病人发放宣传资料,内容为不良心情与不良生活习惯的危害性及其与上消化道出血的关系,上消化道出血的病因、临床表现、治疗要点及补血原则、防护知识等,使病人和家属对本病有充分的认识,同时取得病人家属的配合,制订针对性的健康教育计划,主要内容为配合医疗、护理、检查,主动改变不良习俗,坚持按时作息,保持心情愉快、劳逸结合等。强化病人在坚持服药,积极配合治疗的同时,建立科学的生活方式,减少疾病复发的几率。

第六章　消化道早癌

第一节　消化道早癌

　　胃癌、食管癌和大肠癌是严重威胁人类健康的三大恶性肿瘤,其死亡率分别占我国全部恶性肿瘤的第三、四、五位。世界上50%以上食管癌患者发生在中国,食管癌预后差,总5年生存率不足10%,胃癌的5年生存率也仅为20%。进展期大肠癌的5年生存率约为50%,且发病率呈逐年上升趋势。目前降低消化道癌病死率和提高生存率的关键是在早期甚至癌前病变阶段就能发现、诊断并进行治疗。

　　随着内镜性能的不断改进及检诊技术的不断提高,尤其是色素内镜和放大内镜的应用,配合活组织检查,促进了消化道早期癌和癌前病变内镜检诊技术的应用与发展。在此基础上,激光、高频电、微波、氩离子凝固技术以及相应的治疗配件的应用,为内镜的微创治疗开辟了新的途径。20世纪80年代初,日本开始探索内镜治疗消化道早期癌的各种方法,并已取得满意成绩,部分取代了传统的手术治疗,成为早期癌首选的治疗方法。现已有大量文献报道,早癌内镜治疗的远期疗效与外科手术切除的疗效相似,且创伤小,患者痛苦少,因此,内镜治疗作为相对简单的微创手术,是一种新的外科治疗模式和发展方向。

　　随着对消化道早期癌和癌前病变研究的不断深入,学者们逐渐认识到"三早"(早期发现、早期诊断、早期治疗)并不能完全适应未来人群消化道癌防治的需要,"三前"(癌前发现、癌前诊断、癌前治疗)比"三早"更有临床价值。目前认为,消化道癌前病变是发展成癌之前的一段病理过程,常持续数年时间,这就为观察和追踪其演变以及抉择治疗提供了充裕的时间保证。一般应用于消化道早期癌的治疗方法也能用于癌前病变的治疗,这对降低和控制消化道癌的发生率,具有重要的战略意义,应作为消化道癌二级预防的主要内容。本文就消化道早期癌及癌前病变内镜治疗的相关问题作一介绍。

一、消化道早期癌及癌前病变的概念与分型

1.早期癌的定义

(1)早期食管癌:一般指癌组织侵及黏膜层或黏膜下层,无淋巴结转移者。这是 1976 年日本食管疾病研究协会给出的定义。病理组织研究表明:上皮内癌无脉管浸润及淋巴结转移。黏膜内癌和黏膜下癌脉管浸润率分别为 $12.5\%\sim20\%$ 和 $72.9\%\sim84\%$,淋巴结转移率分别为 $0\sim4\%$ 和 $33.3\%\sim50\%$。可见,黏膜下癌具有高度淋巴结转移潜能,黏膜内癌才可被认为是早期癌。

(2)早期胃癌:是指限于黏膜内及黏膜下层的癌,不论癌的大小以及有无淋巴结转移。癌灶直径小于 1cm 者称为小胃癌,小于 0.5cm 者称为微小胃癌。这是日本内镜学会于 1962 年提出的诊断标准,已被世界大多数国家所接受。但有人认为凡有淋巴结转移的病例,再称为早期胃癌是不妥当的,因此提出,早期胃癌应当是内镜诊断及手术标本的病理诊断无淋巴结转移的病例。

(3)早期大肠癌:以往曾将早期大肠癌定义为限于黏膜层和黏膜下层的癌病变,不论大小或有无淋巴结转移。但近年随着内镜下治疗的广泛开展,其定义发生了变化,根据 1997 年的日本大肠癌处理条例规定,早期大肠癌是指癌浸润至黏膜下层 $300\mu m$,最近有学者将范围扩大到 $700\mu m$ 或 $1000\mu m$。早期癌应当是无淋巴结转移的、浸润深度能够被完全切除的早期癌。

随着对消化道早期癌认识的不断深入,早期癌的定义也将不断确切和完善。适合于内镜治疗的早期癌应当是无淋巴结转移的、浸润深度能够被完全切除的早期癌。

2.消化道早期癌的分型

(1)早期食管癌:我国是食管癌发病率和死亡率最高的国家,其中鳞状细胞癌是食管癌的主要组成部分,因此,开展食管鳞状细胞癌的早期发现和及时诊治十分重要。常规白光内镜下早期食管癌表现为黏膜粗糙、白斑、红斑、糜烂或浅溃疡。黏膜质脆,易出血。放大内镜可以清晰的观察到上皮乳头内毛细血管袢(IPCL)的形态,结合 NBI 下观察会更加清楚。IPCL 的形态变化对诊断早期食管癌及其浸润深度都具有重要意义。Inoue 等 17 根据放大内镜下 IPCL 的不同表现,将 IPCL 分为 5 型。Ⅰ型:IPCL 形态规则、分布均匀,见于正常食管;Ⅱ型:IPCL 延长,见于食管炎;Ⅲ型:IPCL 轻微变化,碘染色不着色,见于食管低级别上皮内瘤变;Ⅳ型:发现 IPCL 有扩张、扭曲、管径粗细不均及不规则形态 4 种改变中的 $2\sim3$ 种,主要见于食管高级别上皮内瘤变。V-1 型:出现扩张、扭曲、管径粗细不均及不规则形

态改变中的所有 4 种变化,主要见于食管鳞癌。V-2 型:出现 V-1 型 IPCL 的延长;V-3 型:IPCL 高度破坏;V-N 型:出现新生肿瘤血管。IPCL I-IV 型均为非癌病变,IPCL V-1 到 V-N 为癌性病变,V-1、V-2、V-3 和 V-N 型病变的浸润深度分别相当于 M1、M2、M3(或 SM1)和 SM2 层。V-2 型病变以前各型可行内镜下完全切除,V3 型病变行只能行内镜下诊断性切除,术后根据病变基底情况决定是否追加外科手术,而 V-N 型病变不能行内镜下切除。

(2)早期胃癌:常规白光内镜下,早期胃癌分为三型,Ⅰ型:隆起型,呈息肉样隆起,表面黏膜规则或稍紊乱,常规内镜下无法判断其良恶性。Ⅱ型:又称表浅型,又分为Ⅱa(表浅隆起型)、Ⅱb(表浅平坦型)和Ⅱc 型(表浅凹陷型)。常规胃镜下易漏诊,特别是Ⅱb 型,可能仅表现为局部灶性黏膜变色、稍粗糙或稍凹陷。另外就是Ⅱc 型,有时其表现就象一个溃疡瘢痕一样而易漏诊。Ⅲ型为溃疡型,不易与良性溃疡鉴别,即使是愈合期溃疡,也需内镜+病理活检随访。

Nonaka 等根据 NBI 放大内镜下黏膜表面微形态结构(MS)和黏膜微血管形态(MV)分为五型,Ⅰ型:清晰的黏膜微腺体结构和不清晰的微血管图像;Ⅱ型:清晰的微腺体结构和清晰的微血管结构;Ⅲ型:清晰的黏膜微腺体结构和异常的微血管结构;Ⅳ型:轻度模糊的微腺体结构和异常的微血管结构;Ⅴ型:显著异常的微腺体结构和异常的微血管结构。同时指出,根据此分型内镜下鉴别胃腺瘤和高分化癌是可行的。另外,CLE 可识别早期胃癌及其癌前病变,癌变黏膜处存在结构紊乱的异型腺体结构及肿瘤细胞,分化型癌的异型血管增多,而未分化型癌则血管减少。(3)早期大肠癌:早期结直肠癌是指肿瘤仅于黏膜及黏膜下层,分为两型:隆起型和非隆起型。前者又分为有蒂、亚蒂和无蒂型。而非隆起型分为表浅隆起型、表浅平坦型和表浅凹陷型。表现为正常的黏膜纹理紊乱、中断,黏膜下血管纹理模糊、中断或紊乱。如表浅型病变直径大于 1cm 称为侧向发育型肿瘤(LST)。放大肠镜可以对结直肠病变表面腺管结构进行观察,借助色素的染色作用,分析腺管开口情况。上世纪 90 年代 Kudo 等明确了放大内镜下大肠黏膜腺管开口的 5 个分型:Ⅰ型为圆形,常见于正常黏膜;Ⅱ型为星芒状或乳头状开口,较正常腺管开口变大,常见于增生性病变;Ⅲ型分为 L 型和 S 型两个亚型,前者腺管开口呈管状或类圆形,较正常腺管开口大,常见于腺瘤,多为隆起性病变,后者腺管开口呈管状或类圆形,较正常腺管开口小,常见于腺瘤或早期结肠癌。Ⅳ型腺管开口呈分支状、脑回状或沟回状,常见于绒毛状腺瘤;Ⅴ型分为Ⅰ型和 N 型两个亚型,前者腺管开口排列不规则,大小不均,常见于早期结肠癌;后者腺管开口消失或无结构,多为浸润癌。NBI 技术与放大内镜的结合,不仅可以清晰的观察腺管开口情况,更能够进行微血管分型,在鉴别结直肠腺瘤和非腺瘤以及腺瘤和癌的诊断中很有帮助,而且一键切换的电子染色在肠镜操作中显得更加便利。目前,日本的研究者对 NBI 放大内镜有更加深入的研究,并提出了多种 NBI 放大内镜对结直肠肿瘤的诊断分类。①Sano 分型:也称血管祥分型(CP),将病变表面微血管结构表现分为Ⅰ、Ⅱ、ⅢA和ⅢB 4 型。Ⅰ型表现为内镜下不可辨认的网状毛细血管,常见于增生性息肉;Ⅱ型特征为清晰的网状毛细血管包绕着黏膜腺体,常见于腺瘤;Ⅲ型常见于腺癌,特点是网状毛细血管出现盲端、分支和不规则的减少。Ⅲ型分为两个亚型,ⅢA 型为不均匀的微血管密度增高,ⅢB 型表现为部分区域接近无血管或微血管密度疏松,常见于黏膜下层浸润癌。②NICE 分型:Kudo 分型注重表面结构,而 Sano 分型注重血管祥。NICE 分型则结合二都的长处,涵盖面更广。其建立是来自一个包括日本、美国、法国和英国内镜专家在内的国际组织共同研究组织(CTNIG),该分型以结直肠癌的 3 种 NBI 特征:颜色、血管和表面结构为依据,分为 3 种类型。③Hiroshima 分型:Hiroshima 分型包括 A、B、C1、C2 和 C3 共 5 型,既包括病变黏膜的表面分型又包括微血管分型,表面分型和腺管开口分型类似,鉴定黏膜表面的白色部分。A 型特点是模糊或不可辨认的微血管,常见于增生性息肉。B 型常见于腺瘤,特征为清晰的或规律的表面形态,围绕腺管开口的微血管密度增加或规律的网状血管结构。C1 型常见于黏膜内癌和表浅的 SM 浸润癌,表现为不规律的表面形态,环绕腺管开口微血管密度增加,血管管径及分布均一。C2 型表现为不规律的表面形态,比 C1 型更高的血管密度和不均一的血管管径及分布。C2 型可见于黏膜内癌和 SM 浸润癌,大约 60% 的 C2 型见于深层 SM 浸润癌。C3 型表现为不清晰的表面结构,无微血管结构或者分散的微血管碎片,常见于深层 SM 浸润癌。

3.超声内镜检查根据浸润深度分型　超声内镜将黏膜内癌(m 癌)和黏膜下癌(sm 癌)定义为早期癌变。m 癌又分为 3 种情况:上皮内癌和(或)黏膜内癌仅浸润固有膜表层为 m_1;癌组织浸润固有膜中层为 m_2;癌组织浸润固有膜深层或黏膜肌层为 m_3;sm 癌也可根据浸润深度分为 3 型:癌组织浸润黏膜下层上 1/3 为 sm_1;浸润黏膜下层中 1/3 为 sm_2;浸润黏膜下层下 1/3 为 sm_3。

4.癌前病变的概念　癌前病变是一个病理学概念,泛指恶性肿瘤的前驱病变,是指较其他病理改变更容易发生癌变的组织病理变化。无论任何器官,任何病变,达到不典型增生就可列为癌前病变。不典型增生是癌变过程中必经的一个阶段,这一过程是一谱带式的连续过程(即正常→增生→不典型增生→原位癌→浸润癌),常处于不稳定状态。这一阶段在某些因素持续作用下,可以由量变到质变,转化成为恶性肿瘤;相反,如果某些因素被去除,又可能恢复到正常状态。

　　食管癌前病变是指食管上皮发生不典型增生的病理改变,分为鳞状上皮不典型增生和化生型柱状上皮及其不典型增生。前者可根据不典型增生上皮细胞累及范围分为三级:轻度和中度不典型增生分别累及上皮层的下 1/3 和 2/3;重度不典型增生累及上皮层下部超过 2/3 但尚未达全层。后者是指胃液反流等原因长期刺激,反复修复导致柱状上皮化生,继而出现不典型增生,与食管腺癌的发生密切相关。一般广义地讲,鳞状上皮的各级不典型增生均属癌前病变,但各级不典型增生的转归差异很大,轻度和部分中度不典型增生可长期稳定,甚或自然逆转,重度及部分中度不典型增生逆转的比率较小,癌变的风险高,是癌的后备群体,是临床上需要密切观察的高危人群。

　　胃癌前病变目前认为有两种,一是胃黏膜异型增生,又称不典型增生,是指胃黏膜上皮偏离了正常生长和分化的病理学变化,包括细胞异型、结构紊乱和分化异常。根据上皮细胞的异型性、核多形性、排列不规则、呈假覆层化、核浆比例增大、细胞极性消失以及腺体大小改变等方面可分为轻、中、重度三级。二是大肠型化生,因其肠化细胞不含亮氨酸氨基肽酶和碱性磷酸酶,被吸收的致癌物质易在细胞内积聚,导致细胞异型增生而发生癌变。

　　大肠癌前病变主要指不典型增生和腺瘤。不典型增生根据细胞形态和组织结构上偏离正常的程度,一般也分为轻、中、重度三级。大量研究表明,绝大多数大肠癌来自腺瘤癌变,即所谓腺瘤-癌顺序,故腺瘤性息肉也被认为是癌前病变。一般腺瘤越大、形态越不规则、绒毛含量越高、上皮不典型增生越重,癌变概率越大。

二、内镜治疗消化道早期癌及癌前病变的理论依据

　　随着人群中开展普查及内镜性能和检诊技术的不断提高,食管、胃和大肠早期癌及与癌发生密切相关的癌前病变的检出率明显增加,提供了大量可供分析研究的早期癌手术。结合标本进行系统病理研究及回顾性的内镜形态学分析,得以深入了解了消化道早期癌的内镜下形态学特点、浸润深度、淋巴结转移关系及癌前病变的演变规律等重要生物学特性。如上皮内癌无淋巴转移;病灶直径<1cm 的 Ⅱa 型、Ⅱc 型及 Ⅰ 型早期胃癌几乎全是黏膜内癌,黏膜内癌淋巴转移概率为<3%,且主要见于侵及黏膜肌层的病例等。

　　食管黏膜层厚 $500\sim800\mu m$(其中上皮层 $260\sim400\mu m$),黏膜下层厚 $300\sim700\mu m$。上皮层由 $20\sim30$ 层单一的鳞状上皮组成,呈叠瓦状复层结构,底层细胞紧紧附着于厚 $40\sim60\mu m$ 的基底膜上,基底膜对于癌细胞的侵袭是一道坚固的防线。食管鳞状上皮的原位癌和癌前病变是局限于上皮内的病变,没有淋巴、血循、

腺体及其他间质存在,容易局部彻底清除,这为内镜治疗提供了科学依据。

日本学者报道 250 例胃黏膜内癌仅 1 例淋巴转移。Igarashi 等报道的一组数据显示,经手术切除的 47 例大肠 sm_1 癌中无淋巴结转移,而浸润至黏膜下 2/3 层的 49 例 sm_2 癌和 18 例 sm_3 癌中,淋巴结转移率分别为 16% 和 22%。从内镜治疗的角度来看,一般黏膜内癌和 sm_1 癌适于内镜切除,而 sm_2 和 sm_3 癌因其相对较高的淋巴和脉管转移率不应再行内镜治疗。

消化道癌的早期诊断是提高生存率的关键,值得一提的是,癌前病变的发现与阻断治疗更具有战略意义。癌前病变是正常组织向癌转变的一段缓慢的病理过程,常持续几年以上时间,如果在这一阶段发现癌前病变并给予有效的阻断措施,则癌的发病率自然就会下降。治疗癌前病变是超前治疗癌的新概念。由于病灶表浅,且发展缓慢,可长期维持在癌前阶段,治疗起来简单、安全。王国清指出,如果能切实执行食管癌前病变的阻断治疗,5～10 年后在研究的人群中可望看不到晚期食管癌病例,每年只要治疗一批癌前病变患者即可。由此可以推断,只要对消化道癌前病变进行深入研究并给予足够的重视,必将对其防治产生重大而深远的意义,这也是当前消化道癌综合防治的关键。

第二节　消化道早癌的内镜治疗

一、消化道早期癌及癌前病变内镜治疗的适应证

1.早期食管癌　m_1 或 m_2 癌,侵及周径<1/2 者。早期胃癌:直径<2cm 的 I 型、IIa 型、<4cm 的 IIb 型癌灶;<1cm 的无溃疡凹陷型癌;局限于黏膜内直径<3cm 的肠型腺癌。早期大肠癌:m_1 或 m_2 癌;黏膜下注射后黏膜隆起为完全隆起软型。

2.癌前病变　包括有重度不典型增生灶;中度不典型增生,经随访 6～12 个月内镜下表现及病理诊断无好转者;肉眼疑为癌灶者。

3.外科高危患者,包括高龄、体弱、重要脏器合并严重疾病,不能耐受手术者。

4.拒绝开胸开腹手术者。

5.自愿接受内镜治疗者。

二、内镜治疗的方法

目前可以选择的内镜治疗方法根据是否保留标本分为破坏病灶法和切除病灶

法两种。

1.破坏病灶法 是通过物理或化学的手段使病变组织凝固变性或坏死以达到治疗目的。此类方法多较简单,但不能保留标本以验证治疗是否彻底是其重要缺憾。主要包括内镜下药物注射疗法、微波凝固疗法、激光光凝疗法、光动力学疗法(PDT)、氩离子凝固疗法(APC)等。

(1)药物注射疗法:药物注射疗法是在局部病灶黏膜下注射药物,达到破坏病变组织或病变细胞的目的。常用药物有化疗药物[5-氟尿嘧啶(5-Fu)、丝裂霉素(MMC)等]、组织凝固药物(无水乙醇、5%鱼肝油酸钠)以及免疫激活剂[香菇多糖、溶链菌(OK432)]等。内镜下局部注射抗癌药物与全身化疗相比,具有操作简便、肿瘤组织局部药物浓度高、作用时间长、疗效高、不良反应少、全身反应轻等特点。这种局部靶向性化疗的方法和原理可能可以延伸到癌前病变灶的治疗中。

1)器械准备:直视性内镜、注射针(根据内镜选择不同型号,如 NM-3K、NM-1K 等)。

2)操作步骤:在电子内镜直视下,先仔细观察病变部位、数目和形态,并染色确定治疗范围后,经钳道插入注射针,呈 45°斜角刺入病灶或交界处偏病灶侧,深度3~5mm,每点注射 1~2ml,一般注射 4~6 点。如注射中有出血,可局部喷洒凝血酶止血。5-Fu 和 MMC 每次注射总剂量分别为 50~500mg 和 2~6mg,溶成总量10~20ml,注射量视病变大小而异。每周 1 次,4~6 次为 1 个疗程,必要时间隔15~30 天后行第二疗程治疗。OK432 100U 溶于生理盐水 10ml 中,多点注射,每次用量 5~10U,每周 1~2 次,反复注射。香菇多糖 1~2mg/次,每周 1~2 次,可重复注射。

局部注药后,要仔细观察有无活动性出血、腹痛、发热等症状,每次重复注射时应观察上次注射后的局部变化,有无溃疡形成等,经 4~6 次后若活检仍为阳性,需继续治疗或配合其他方法治疗;活检阴性的病例也应再重复治疗 1~2 次,以后每隔 2~3 个月随访复查或重复治疗,直至临床治愈。

(2)微波凝固疗法:微波治疗仪由微波发生器、连接导线、脚踏开关和微波同轴导线(天线)组成。微波发生器的功率在 5~200mA,输出频率为 2450MHz,波长为 12cm。微波同轴导线有插入型(针形)和接触型(球形、圆柱形和螺旋形)两种,前者一般长 2~3mm,治疗时插入组织内,可凝固电极周围 2mm 范围的组织,适用于较深组织破坏。后者治疗时紧密接触组织,凝固约 3~5mm 范围组织,适用于较浅组织破坏,破坏面较大。治疗时需要两者结合应用。目前多数医院使用的是国产微波治疗仪。

1)器械准备:稳压器、微波发生器、微波同轴导线。

2)操作步骤:进镜后先仔细观察病变部位、数目和形态,对病变进行染色进一步确定治疗范围后,经内镜钳道插入微波同轴导线,先于病灶四周距灶缘 0.5～1mm 处点灼标记拟治疗的范围,然后采用功率 30～40W,每点凝固 3～4s,自标记点从四周逐点向中心凝固处理,直至病灶完全凝固破坏。治疗过程中,视病变的深浅两种电极结合应用。

微波治疗仪使用时应配有稳压器,使电源电压保持在 200V,确保微波能量稳定,剂量准确。开机后预热 3min,接好同轴导线和仪器接头,用湿纱布包住探头,行足踏起动传输微波试验。使用时必须将探头伸出 1.5cm 以上,以免损伤内镜。治疗时尽量缩短加温时间,一般 3～5s 为宜,最好不超过 10s。过短、过频的微波启动及断离易损耗磁控管。内镜下微波治疗的早期癌例选择及微波凝固破坏组织的足够深度、面积及均匀性是确保疗效的关键。病灶范围的清晰显示,是完全凝除病灶的前提。但是,由于微波每一凝固点面积较小,故常出现布点不均,凝固深度不均的可能性。因此,微波治疗不适于大面积病灶治疗,治疗后常需重复治疗。

(3)激光光凝法:常用于内镜的激光有 Nd:YAG(掺钕钇铝石榴石)激光和 Ar⁺(氩离子)激光两种,一般前者应用较多。激光照射分为非接触性照射和接触性照射两种,前者是导光纤维顶端与病灶之间保持一定距离,采用较大功率,短时间的脉冲式照射。光纤距病灶越近,效果越好,一般距离在 5mm 以内,采用功率 30～80W,0.5～1s 脉冲式照射,每点照射破坏组织的面积约 3～5mm。后者则是使用特制的光纤照射探头,光纤顶端与病变接触,采用低功率连续式照射。一般使用功率 15～30W。

1)器械准备:激光器和传输光导纤维。

2)操作步骤:以非接触性照射为例:首先调整、校验光导纤维末端输出功率达到治疗所需功率,再插入内镜了解病变范围,使病灶暴露于视野中央,直视下经活检孔道将光导纤维伸出内镜前端 1～2cm,并送至末端距病变表面 5mm 处,发射激光进行治疗。治疗前,也应先标记拟治疗范围,对标记内病灶进行反复多点照射,直至病灶完全凝固破坏。治疗过程中适时吸引以清除产生的烟雾。一般每周治疗一次。

激光光凝治疗早期癌取得了肯定的治疗效果。1987 年日本全国统计激光治疗早期胃癌 1400 余例,5 年生存率 67.5%,同期手术 97.2%,但激光治疗组多因其他疾病死亡,这可能与内镜治疗组多为不能耐受手术的高龄、合并心肺严重疾病的病例选择有关。杨观瑞等应用 Nd:YAG 激光治疗早期食管贲门癌 32 例,五年存活率达 97%。因此,可以认为内镜 Nd:YAG 激光治疗消化道早期癌的远期疗效还比较满意。无淋巴结转移的原位癌和黏膜内癌可基本达到外科手术的类似疗效。因激光功率大,深度不易掌握,易出现穿孔等并发症,因此使用时应严格掌握照射的功率、距离和时间,避免同一部位的反复照射。

(4)PDT 法:PDT 法治疗恶性肿瘤的原理是某种能吸收光的物质即光敏剂进入机体后,被肿瘤组织选择性吸收并滞留,使其对光的敏感性明显增强,内镜下用特定波长的激光照射时,吸收光子能量,由基态变成激发态,处于激发态的光敏物质很不稳定,可通过快速化学退激过程生成大量活性氧,其中最主要是单态氧,使细胞成分产生不可逆的氧化,破坏肿瘤细胞的结构,造成癌细胞变性坏死,而正常组织不受到损伤,达到治疗目的。临床上常用的光敏剂是血卟啉衍生物(HPD),对卟啉类光敏剂有效的光源是波长为 630nm 的激光。应用光敏剂前,需做过敏试验。临床研究表明,注射 HPD 后 48h 进行光敏治疗最为适宜,因此时癌组织中光敏剂的浓度较正常组织中高约 10 倍。

1)器械准备:激光器和传输光导纤维,光导纤维的头端有平面、球形和柱形三种。

2)操作步骤:HPD 按 2.5～5mg/kg 体重加入适量生理盐水静脉滴注,48h 后将光导纤维经内镜活检钳孔插入腔内,发现病变后尽量吸净病变周围的液体,保持视野清晰,然后发射激光进行病变区照射。光导纤维端与照射部位相距 1～2cm,输出功率 0.2～0.4W/cm²,照射时间约 10～30min。根据病灶选用平面光纤或柱状光纤,前者适用于表浅的小病灶,进行光斑式照射,后者适用于广范围的病灶。球形光纤因不便插入活检孔道而应用较少。一般两次为一疗程,两次间隔 24h。需要多次治疗时,一般在注射 HPD 1 周内重复照射不再注药,1～2 周可再注射一半剂量,超过 2 周,则按原剂量给药。

PDT 法对小面积的早期癌和癌前病变治疗的效果是满意的。Barr 等认为该法可以根治小的结直肠早期癌。Overholt 等采用光动力治疗 Barrett 食管 12 例,其中 7 例伴有重度异型增生,5 例早期癌变,随访 6～54 个月,除 1 例残存重度异型增生外,余病灶消失。皮肤光敏反应是其最主要的不良反应,因此,在注射光敏剂后,患者应避光 4～6 周,以防皮肤损伤。

(5)APC 法:APC 是一种新的非接触性凝固治疗技术,是目前临床上应用最为广泛的技术之一。该技术 1991 年首次应用于消化系疾病的内镜治疗,经多年的临床实践,在治疗消化道出血、良恶性狭窄、息肉、Barrett 食管等方面都取得了很好的效果。

1）器械准备：氩离子凝固器。包括高频电能发生器、氩气源和连接导线。

2）操作步骤：正确连接后，开启氩气钢瓶阀门，注满氩气。体外预试验可置湿肥皂于垫板上，脚踏电凝板开关，每次 1～3s，可见导管前端产生短暂的蓝红色火光及少许无味烟雾。

操作时，进镜至病变部位，先仔细观察病变部位、数目和形态，对病变进行染色进一步确定治疗范围后，经内镜钳道插入 APC 导管，导管伸出内镜头端约 0.5～1cm，以每次 1～3s 的时间施以 APC 治疗。治疗前先在病灶周围电灼拟治疗范围，治疗次数视病灶大小、质地情况而定，一般以内镜下整个病灶灼除为止。APC 治疗时，病灶周围黏膜初始肿胀，继而水分蒸发，发生固缩和塌陷现象。操作过程中应抽吸腔内烟雾，以免影响视野和治疗的进行。有研究显示，APC 治疗前黏膜下注药可有效阻止黏膜以下的深层组织破坏，预防并发症的发生，是 APC 治疗方法的重要改进。

APC 治疗后，病灶表面出现棕黑色、黄褐色、白色变化。吴明利等采用人离体食管标本和猪食管进行 APC 凝固实验，提出了根据凝固后黏膜颜色变化可以准确预示组织破坏深度的理论，即食管黏膜凝固后的棕黑色、黄褐色、白色变化，相对应组织破坏深度为黏膜下层、黏膜层、上皮层，这一理论可能对一切通过烧灼凝固原理的内镜治疗方法均具有重大的指导意义。

APC 治疗与其他内镜治疗方法相比具有以下优势：①治疗面积大、彻底。激光疗法、微波凝固疗法则是多个治疗点的融合，而 APC 法是通过氩离子束发挥作用，是多个治疗面相融合，故可将漏灼或治疗不彻底的可能性降到最低。②相对更安全、术后并发症更少。APC 法是非接触性凝固技术，克服了高频电疗法、微波凝固疗法在治疗中探头与组织粘连易出血的弊端。③APC 治疗方法简便安全，易于在人群中推广普及使用，因此具有广阔的应用前景。

2.切除病灶法 切除病灶法是在内镜下采用高频电技术完整切除病变，达到治疗目的。自 20 世纪 80 年代日本多田正弘等首先报道了所谓"黏膜剥脱活检术"，是一种对常规活检难以确诊的病变或对胃癌浸润深度难以估计的病例进行较大块活检的方法，后来应用于早期黏膜层胃癌的切除，又称为内镜黏膜切除术（EMR）。该方法对癌前病变灶同样适用。该方法开创了内镜治疗早期癌的新时代，它改变了以往破坏病灶法无法获得病变标本的致命弱点，是最符合早期癌和癌前病变生物学特征的治疗方法，目前已成为消化道早期癌和癌前病变首选的治疗方法。常用的方法有双钳道镜切除法、套帽吸引切除法（EMRC）和黏膜剥离法（ESD）等。

（1）双钳道镜切除法

1）器械准备：双钳道内镜（如 Olympus GIF2T240）、高频电发生器、圈套器、活检钳等。

2）操作步骤：进镜至病变部位，通过染色显示病变轮廓，再用高频电刀距灶缘3～5mm 标记拟切除范围后，经一个钳道插入圈套器，另一钳道插入活检钳，将圈套器张开置于病灶上方，再用活检钳把病灶夹住提起，使其呈亚蒂状，然后收紧圈套器使其套紧病灶根部，通以高频电切除病灶并收取标本。也可采用 2 条细径内镜代替双钳道内镜。该方法在消化道早癌内镜治疗的初期应用较广泛，但实际操作中常发生钳抓不住、钳抓过深、钳抓与圈套丝结扎常难协调等情况，目前有应用逐步减少的趋势。

（2）EMRC

1）器械准备：内镜、高频电发生器、圈套器、透明套帽、注射针等。

2）操作步骤：标准的 EMRC 术包括三步：标记、抬举和切除。即进镜至病变部位，通过染色显示病变轮廓并标记拟切除范围后，用注射针于黏膜下注射含美蓝的1∶10000 盐酸肾上腺素盐水，使病灶充分隆起。退出内镜，镜端装上透明套帽，再次插入内镜，吸引含病灶黏膜入套帽内，收紧圈套丝、套扎后，通电切除，收取标本。术毕，应仔细观察创面有无出血，是否平整等。切除的黏膜块，送病理详细检查，评价病变的情况及切除的彻底性。

EMRC 法有很多优点，应用越来越广泛，在消化道早期癌和癌前病变的切除治疗方面做出了很大的成绩。该方法采用标准内镜即可完成，且对操作技术的要求不是很高；较大病变可一次分块逐步切除；并发症少，各项报道总结 EMRC 出血发生率为 3%～4%，穿孔率为 0.3%～2%，未见死亡病例的报道。

（3）ESD

1）器械准备：内镜、高频电发生器、1）器械准备：内镜、高频电发生器、丢刀（650刀）、绝缘头（IT）电刀、钩刀、注射针等。

2）操作步骤：分为三步，前两步同 EMRC。用丢刀沿病灶边缘切开，病灶部位的黏膜层和黏膜下层与固有肌层充分分离后，用 TT 刀或钩刀沿病灶的外缘向中央分离病变组织，使其完整地切割下来。该方法通过切割分离病灶下方的黏膜下层可将整块病变组织完整剥离，不管病灶的大小、形状、位置以及是否合并溃疡等，克服了 EMRC 分块切除较大面积病灶时边缘有残留的可能性，是一种切除消化道早期癌彻底的、理想的新方法。这种方法的缺点是出现出血、穿孔等并发症的概率较前几种方法高（出血率约为 25%，穿孔率为 5%），需要有一定技术水平的医师来操作,耗时长(据统计,ESD 法治疗直径小于 2cm 的胃部病灶一般至少需要 60min)。因此,目前 ESD 法较普及,应严格选择适应证,Hirasaki 等建议 ESD 法适合切除直径>3mm 的病灶,直径 2~3mm 的黏膜内癌则应征求患者的意见。

切除病灶法可获得标本进行病理检查,这是其他内镜治疗方法无法比拟的优点,尤其适于重度不典型增生灶的治疗。吴明利等报道食管重度不典型增生 21 例实施黏膜切除,术后病理证实癌变 6 例,占 28.6%,说明重度不典型增生常与早期癌重叠,重度不典型增生应采用黏膜切除法治疗。

三、内镜治疗的术后处理及随访

切除的标本平铺并用大头针固定在泡沫板上,仔细观察、记录;福尔马林固定,每隔 2mm 做连续切片组织学检查。患者术后给予止血和抗生素治疗 3 天,食管和胃病变的治疗需加抑酸剂 3 天,禁食 1~2 天,进流食 1 周,逐步过渡到正常饮食。

患者应于内镜治疗后 1、3、6、12 月复查随访,复查时应用色素内镜着重观察治疗部位有无病灶残留或复发,以便及时给予补充治疗。检查无明显异常时应每年内镜复查 1 次,至少监控 5 年。

四、内镜治疗的并发症

内镜治疗的并发症主要包括出血、穿孔狭窄和切除不完全。一般切除病灶法发生并发症的概率高于破坏病灶法。

1.出血　出血是消化道早期癌和癌前病变治疗中较为常见的并发症,发生率为 2%~10%。多为轻度渗血,偶见小动脉喷射性出血,一般局部注射肾上腺素盐水或用 APC 探头对准出血点灼凝即可,但不可过度操作。出血原因主要与病变部位血供丰富、通电切除过程中电凝不足有关。尤其应注意的是贲门小弯侧,因其系胃左动脉供血,胃左动脉短而粗又靠近压力高的腹主动脉,故出血概率高,出血量大。此外,在切除蒂较粗的病灶时也应倍加小心,以防术中或术后继发性出血。

2.穿孔　穿孔是内镜治疗较严重的并发症,发生率为 0.3%~2%左右。原因主要是病灶基底的固有肌层被圈套器套入而切除或高频电的电凝指数和时间过长引起的深层组织损伤。充分的黏膜下注药,掌握高频电切除技术等是预防并发症的关键。EMR 术后使用止血夹,可收缩局部创面,预防穿孔,但一定要确诊切除术后无肿瘤残留情况下才能使用止血夹。大的穿孔,尤其是食管穿孔应及早手术修补,以免延误治疗时机造成严重后果。

3.狭窄　狭窄的发生率很低,除因切除范围广、切除过深,如食管灶切除面积大于 1/2 周径,或切除创面波及固有肌层,否则不会发生狭窄。一旦发生狭窄,采用气囊或探条扩张治疗即可。

4.癌灶切除不彻底 内镜切除的标本应做详细的病理组织学检查,每隔 2mm 做连续切片,以明确癌是否完全切除及癌的浸润深度。滨田等提出完全切除的标准如下。

(1)每一张切片的切缘均未见癌细胞。

(2)癌灶边缘距切除标本的断端在高分化管状腺癌应为 1.4mm,中分化型为 2mm。

(3)各切片的长度应大于相邻近切片中癌的长度。病灶边缘与切除断端最小距离>2mm(有 10 个腺管)为完全切除,<2mm 为不完全切除,当断端仍有癌细胞残留时为残留切除。1998 年美国消化内镜学会(ASGE)报告中提出了无须追加手术的条件:①内镜下判定完全切除;②切除断端距离癌灶 1～2mm;③无血管浸润的高分化、中分化癌。切除不完全的病例包括切缘癌组织阳性或癌侵及黏膜下层,应根据情况分别对待。前者属于切除范围不够,应再次内镜下切除或 APC 补充治疗;后者属于病灶深侵,有可能出现淋巴转移,因此应追加手术或放疗。对破坏病灶法治疗的早癌病例,因无法判断治疗的彻底性,术后必须长期内镜病理随访。

五、不典型增生灶的认识和处理

在内镜诊断和治疗的临床工作中,经常会遇到不典型增生灶的问题。如前所述,消化道上皮的不典型增生一般都分为轻、中、重度三级,从广义上讲,都属癌前病变,但轻度与重度不典型增生的转归却差异很大。Dawsey 报道,经 3.5 年追访,682 例食管上皮轻、中、重度不典型增生灶演变为癌的相对危险度分别为 2.2、15.8、72.6,可见,重度和部分中度不典型增生癌变率较高,临床上应予以高度重视。但究竟哪一部分癌前病变将来会发展成癌,目前临床上尚无法准确判断。

目前病理学是诊断食管癌前病变和早期癌的最佳标准,但存在以下问题:①诊断缺乏客观性:癌前病变是一个连续的过程,常规采用的病理学诊断,人为的将食管上皮不典型增生分为三级,个人经验等主观因素很强,经常出现同一标本经不同人诊断的结果不同。即使同一个人对同一标本在不同时间做出的诊断也可能不完全相同。②活检误差:临床工作中常遇到同一患者在短期内同一部位两次内镜活检组织的病理结果不一致。吴明利等对 11 例食管上皮中度不典型增生和 25 例重度不典型增生病例行 EMR 术,并对术前、术后病理检查结果比较发现,重度不典型增生组与术前病理不符 10 例,占 40.0%,而本组病例是在内镜诊断后 1 个月内进行 EMR 治疗的,说明内镜活检的病理诊断存在一定的误差,尤其是重度不典型增生,术前诊断存在相当比例癌的漏诊,这也进一步证实了内镜以点取材的活检标本无法涵盖病灶的整体情况。此外,内镜活检标本较小,由于制片的原因,常造成组织斜切或横切,影响准确判断。这些将为临床处理带来很大的问题,而内镜治疗尤其是黏膜切除为解决这些问题提供了可行的方法。黏膜切除可获得标本,实施详细的病理检查,不仅使术前漏诊的癌可得到及时治疗,而且可根据治疗的彻底与否,以选择必要的补救治疗措施。

食管癌高发区普查数字统计显示:重度不典型增生和早期癌两者在人群的检出率差异无统计学意义,提示重度不典型增生是比较稳定成熟的发展阶段,自然逆转概率小,是癌的最早期阶段。另外在形态学方面,重度不典型增生和分化好的原位癌已很难鉴别,在细胞生物学和分子生物学方面的研究结果也表明重度不典型增生可能已具备癌的某些特征。据此,提出重度不典型增生是内镜黏膜切除的最佳适应证,临床上对重度不典型增生应尽量用黏膜切除方法治疗。对于中度不典型增生也存在类似问题,因目前无法判断中度不典型增生的转归,临床上应结合内镜下表现和短期随访决定处理原则,若内镜下有明确病灶且短期复查(6~12 个月)病变无好转,可以选择内镜破坏病灶法或切除法治疗,不一定必须长期观察。

六、内镜治疗消化道早期癌及癌前病变注意事项

内镜治疗早期癌和癌前病变最理想的是用最合适的方法一次完整的去除病灶且无并发症发生。要达到这一目的,需注意以下几方面问题。

1.严格掌握适应证　内镜治疗属局部黏膜的破坏或切除,理论上可以治愈癌前病变以及符合一定条件的早期癌,如无淋巴和纵隔部位转移、浸润深度局限于黏膜层的病例。术前应仔细观察病变的范围及可能浸润的深度,不同的病灶选用不同的治疗方式。一般首选黏膜切除,小于 2cm 的病灶可用 EMRC 法,大于 3cm 病灶用 ESD 法。病变范围小以及隆起型病变更容易完全切除(见彩图 5)。

2.病灶轮廓的清晰显示　病灶范围的清晰显示,是保证内镜彻底治疗的前提。食管病灶范围的显示主要靠黏膜碘染色,胃和大肠则采用靛胭脂或亚甲蓝染色,染色后应尽快标记内镜拟治疗范围,一般用高频电刀或 APC 在病灶四周边缘外 0.3~0.5cm 处点灼数个凝固点即可。病变部位应调至视野正中,否则不仅影响对病变范围及边界的正确判断,黏膜下注射时还易使近端隆起而影响对病灶的观察,结果使病灶切除不够完整。

3.正确而充分的黏膜下注药　正确的黏膜下注射既可保证切除完全,又能减

少并发症,是治疗成功的关键。目前使用较多的注射药物是 1:10000 肾上腺素生理盐水加少量美蓝的混合液(美蓝为显色标记,可以明确判定其注射的范围及边界),注射量宜大不宜小,一般为 10～30ml。注射时掌握适当穿刺点及进针深浅可使病灶充分隆起,多点注射时,应从病灶远侧开始,以防近侧注射后隆起而影响远侧的视野,造成下一点注射困难。注射针刺入的角度应保持 45°以下,防止刺入消化管壁全层。注药时应注意观察,若注射过程中局部无隆起,应立即停止。日本的宇野良治发明的"非提起征"对内镜下判断病灶能否切除具有较高的敏感性和特异性,且非常实用:在病变周围黏膜下注药后,如果病变(连同周围黏膜)隆起,则"非提起征"阴性;如果注射后仅周围黏膜隆起而病变本身并不隆起,则为"非提起征"阳性,说明病灶可能浸润达黏膜下层甚至固有肌层或黏膜下层有粘连,导致黏膜层与黏膜下层以深无法分离,故黏膜下注射后病变不能隆起,此时内镜切除应慎重,需重新考虑治疗方案。随着超声内镜的普及,黏膜下注药后,可行超声内镜观察黏膜下层的分离情况。

4.高频电凝切指数的正确掌握　合理掌握高频电的凝、切指数和时间,是减少出血、穿孔等并发症的关键。通电切除时应在充分电凝的基础上电切。电凝不足会引起出血,电凝过量又可造成深部组织的广泛凝固变性坏死而穿孔。通电的同时逐渐收紧圈套器后,应注意观察被切除的病变周围被烧灼而变白的范围。根据变白的程度及范围来决定收紧圈套器的速度以及调整电流类型(切割、凝固、混合)。

5.仔细观察创面　观察创面有助于了解病灶切除的范围、深度以及判断是否切除彻底等。创面基底部光滑、平整、呈均匀一致的蓝色,表示手术切除的深度适度,固有肌层无损伤。若创面基底部不平或有破碎组织,非一致的蓝色而出现红色,常提示病灶深侵或伤及固有肌层或切除过浅,应分析原因,进行处理。若标记点有残留,说明切除的范围不足,可再次切除或 APC 治疗。必要时可再次染色或活检以判断切除的彻底性。

6.重视内镜和病理随访　消化道早癌和癌前病变内镜治疗后的内镜随访特别重要。若发现残留可做追加内镜治疗,若在近期内局部复发,则可采取手术或放疗补救。若切除后 2 年内镜复查局部未见复发则认为临床治愈。

总之,随着研究的不断深入,采用非手术的微创内镜治疗消化道早癌和癌前病变已充分显示出它的优越性。国外尤其是日本这方面的工作开展的相对比较成熟,在内镜形态学、组织学、手术后临床的大体标本分析、超声内镜、动态 CT 等多方面进行了大量的临床工作。实践证明,消化道早癌内镜治疗具有很高的可行性和可靠性,其疗效可以和手术相媲美。内镜治疗创伤小、并发症少、患者痛苦少、生存质量高,已为越来越多的人所接受。此外,随着对消化道癌前病变病例的积累和认识的不断深入,以及诊断和治疗方法的逐渐完善,消化道癌传统的防治观念及治疗模式也相应地发生了改变,癌前发现、癌前诊断、癌前治疗已逐渐成为今后消化道癌新的防治方向。把肿瘤遏制在癌前阶段,对降低和控制消化道癌的发生率、提高患者生存质量,具有重要的战略意义。

七、护理配合

1.术前护理

(1)健康教育入院后由主管护士给予该疾病的相关知识指导。根据病人文化程度及接受能力的差异,采取不同沟通方式,分阶段,与病人交谈或通过简单易懂的宣教图册使其了解更多的该疾病及手术的相关知识消除内心疑虑,更好配合治疗。

(2)心理护理由于患者对该疾病知识的欠缺和对手术的恐惧,常表现为焦躁、犹豫,甚至血压升高,心率加快,主管护士多巡视病房,安慰和鼓励患者,进行心理疏导,保持其心理平衡,生命体征平稳积极配合手术。手术患者内镜下手术由护士长或护理组长全程陪护。给予其心理疏导,指导其术中配合方法,保证其液路通畅,密切观察术中用药及生命体征情况,以保证病人手术安全顺利进行。

(3)物品准备:高频电刀、氩气刀、放大帽、260J 奥林巴斯内镜、内镜主机(带有染色功能)、一次性使用高频钳、IT 刀、650 刀、钛夹、结扎装置、圈套器、喷洒管、带刻度的泡沫板、昆虫针、刻度尺等物品。

2.术中配合　巡回护士与大夫、麻醉师核对病人,无误,连接电源;调试好主机;固定好电极板;接好吸引;调节电刀参数;连接附送水管路;配制染色剂及局部注射剂。接好监测仪,并给于吸氧。

器械护士(操作助手)铺无菌台,将所用附件打在无菌台上,戴无菌手套穿手术衣,整理无菌台,检查附件的性能,做好手术前的准备工作,将放大帽置于内镜前端,试送气送水及吸引情况。准备好染色剂及喷洒管递予主刀,进行局部染色,暴露病变边界,递 650 刀,助手将刀头收回,连接电缆线,距病变 0.3～0.5cm 处给予标记,助手取回 650 刀,准备打垫,排空内镜注射针递予主刀,助手接好注射剂,针成 45°角刺入黏膜下,助手回抽无回血后,缓慢注射,将局部黏膜抬高,注射完毕,助手回抽针芯,取回注射针,助手将黏膜切开刀(650 刀)递予主刀,并连接电缆线,助手将刀头伸出,主刀沿标记点外行环形切开,然后行黏膜下逐一剥离,尽量避开血管,剥离途中遇有出血时,助手将黏膜刀头缩回,改为电凝模式行局部凝血,仍然止不住血,改换一次性使用高频钳行电凝止血时,助手根据血管的粗细开闭钳头进行止血,遇有穿孔时,助手准备好钛夹,递予主刀给予夹闭创面,将病变完全剥离完后,观察创面是否有再出血及穿孔,创面较大时予以钛夹封闭,利于愈合。手术完毕,助手整理用物。巡回护士将标本固定好,核对无误送检。整理所用耗材贴予耗材登记本上,并进行记账。

3.术后护理

(1)病情观察给予心电监护,观察生命体征,有无剧烈腹痛、胸闷气促、呕血、黑便等。

(2)药物护理根据医嘱给予抑酸、止血、抗炎、粘膜保护剂,促进创面愈合。观察用药情况及有无液体外渗。

(3)饮食护理术后禁食2~3天如无并发症,给予温软、清淡,易消化流食、半流食、逐渐过度到普食、避免粗糙、刺激性食物、避免进食过急、过快。

(4)运动护理卧床休息2~3天,一周内避免剧烈活动按照循序渐进的原则逐渐增加活动量。

4.出院指导

(1)药物遵医嘱用药,给予用药指导。

(2)若有胸骨后不适,腹部胀痛、呕血、黑便,应及早就诊。

(3)饮食合理饮食禁食辛辣、刺激性食物忌烟酒。

(4)特别指导术后3个月择期复查内镜,了解创面愈合情况及有无病灶残留。

第七章　食管疾病

第一节　胃食管反流病

胃食管反流病(GERD)是指胃内容物(包括胃液和十二指肠液)反流入食管引起不适症状和(或)并发症的一种疾病。GERD 包括食管黏膜有破损表现和无破损表现。其中,前者通常称为反流性食管炎(RE),而后者通常称为非糜烂性或内镜阴性胃食管反流病(NERD)。Barrett 食管是指食管远段的鳞状上皮被柱状上皮所取代,可以伴有或不伴有肠上皮化生,也属于 CERD 的范畴。

GERD 的发病机制是防御机制削弱及食管清除酸能力下降,主要变化为下食管括约肌压力(LESP)降低和一过性食管下括约肌松弛(tLESR)过度等。主要损伤因素为过多的胃内容物主要是胃酸反流入食管引起食管黏膜损伤,胆汁和消化酶也损伤食管黏膜。

【诊断标准】

1.临床表现　典型和常见症状是烧心和反流,其他少见或不典型的相关症状包括以下一种或多种:上腹痛、胸痛、嗳气、腹胀、上腹不适、咽部异物感、吞咽痛、吞咽困难等,还有食管外症状如慢性咳嗽、咽喉炎、哮喘、龋齿等。

2.辅助检查

(1)内镜及活检:有助于确定有无反流性食管炎及有无合并症和并发症,如食管裂孔疝、食管炎性狭窄以及食管癌等。

1994 年洛杉矶会议提出明确的分级标准,根据内镜下食管病变严重程度分为 A～D 级。

A 级:食管可见一个或一个以上黏膜破损,长度<5mm(局限于一个黏膜皱襞内)。

B 级:食管可见一个或一个以上黏膜破损,长度>5mm(局限于一个黏膜皱襞内),且病变没有融合。

C 级:食管黏膜破损病变有融合,但是小于食管管周的 75%。

D 级:食管黏膜破损病变有融合,且大于食管管周的 75%。

(2)食管 X 线钡透:有助于鉴别相关疾病,观察食管和胃的解剖以及食管裂孔疝的大小和位置,还可在一定程度上研究食管的推进情况。

(3)24 小时食管 pH 监测:24 小时食管 pH 监测的意义在于证实反流的存在与否。24 小时食管 pH 监测能详细显示酸反流、昼夜酸反流规律、酸反流和症状的关系及对治疗的反应,使治疗个体化。对碱反流可用 24 小时胆汁监测仪。

(4)食管测压:食管压力测定可提供病理生理方面的指标,为诊断该病的参考指标。可测定 LES 压力、位置和长度,食管体部蠕动类型等。正常人食管静息压为 15~30mmHg(2.0~4.0kPa),如 LES 压力小于 10mmHg(1.33kPa)则提示 LES 功能不全。

(5)食管酸灌注试验:向食管内灌注 0.1mmol/L 的盐酸,如出现胸骨后灼痛则为阳性。

(6)质子泵抑制剂(PPI)试验:如奥美拉唑 20mg,每日 2 次,治疗 7 天若患者的症状消失或显著好转,提示为明显的酸相关疾病,在除外消化性溃疡等疾病后,可考虑 GERD 诊断。

(7)其他:食管黏膜超微结构研究可以了解反流存在的病理生理学基础;无线食管 pH 测定可以提供更长时间的酸反流检测;腔内阻抗技术应用可监测出所有的反流事件,明确反流物的性质(气体、液体或气体液体混合物),与食管 pH 监测联合应用可以明确反流物为酸性或非酸性,明确反流物与反流症状的关系。

【治疗原则】

治疗目标是治愈食管炎、缓解症状、提高生活质量、预防并发症。

1.一般治疗　抬高患者床头,戒烟酒,低脂低糖饮食,避免饱餐,不可于餐后立刻平卧。肥胖者应减体重。

2.药物

(1)质子泵抑制剂(PPI):如奥美拉唑 20mg,每日 1~2 次,疗程 4~8 周。目前临床上常用的此类药物有奥美拉唑、埃索美拉唑、雷贝拉唑、兰索拉唑和泮托拉唑等。

(2)H₂ 受体阻滞剂(H₂RA):如西米替丁、雷尼替丁、法莫替丁等。

(3)促动力药:多潘立酮 10~20mg,每日 3 次。莫沙必利 5mg,每日 3 次。促动力药可作为抑酸药物治疗的辅助用药。

由于 GERD 是一种慢性疾病,从控制症状、预防并发症的角度来说,GERD 需要维持治疗。以 PPI 标准剂量维持治疗,半年后随访 80% 以上患者仍可维持正常。按需治疗是间歇治疗的一种,即只在症状出现时用药,持续使用至症状缓解。

3.外科治疗　凡长期服药无效者、需终身服药者、食管狭窄不能耐受扩张者、需反复扩张者都可考虑行外科手术。对已证实有癌变的巴雷特食管(BE)患者,原则上应手术治疗。可选用腹腔镜或开胸腹手术。

4.内镜治疗　训练有素的内镜医生可谨慎开展内镜治疗。内镜操作总体上可分为缝补、植入或注射合成药物,以及射频能量传递到胃食管交界处。短期单纯性食管狭窄可行内镜扩张治疗,必要时可行支架置入术。伴有异型增生和黏膜内癌的 BE 患者,超声内镜检查排除淋巴结转移后,可考虑内镜切除术。

总之,大多数 GERD 患者的症状和食管黏膜损伤可以通过药物治疗得到控制。当患者对药物治疗无效时,应当重新考虑诊断是否正确。适时调整药物及剂量是提高治疗 GERD 疗效的重要措施之一。手术治疗和内镜下治疗应综合考虑后再慎重做出决定。

第二节　食管裂孔疝

食管裂孔疝(HH)是指腹腔内脏器(主要是胃)通过膈食管裂孔进入胸腔所致的疾病,是膈疝中最常见一种疝。膈肌食管裂孔的发育不良,先天性短食管,肥胖,腹内压长期增高是重要的发病因素。食管裂孔疝多发生于中老年,女性(尤其是肥胖的经产妇)多于男性。

根据食管裂孔发育缺损的程度,突入胸腔的内容物多寡,病理及临床改变,一般将食管裂孔疝的解剖分型分为滑动型疝、食管旁疝和混合疝三型。Ⅰ型:滑动型食管裂孔疝,最常见。由于食管裂孔膈肌肌纤维菲薄,使食管裂孔扩大,对贲门起固定作用的膈食管韧带和膈胃韧带松弛,当平卧或腹压增高时,食管下段、贲门和部分胃底部经扩大的食管裂孔进入纵隔,易导致胃内容物反流。腹压降低或直立时,疝入胸内的贲门和胃底可自行回纳至腹腔;Ⅱ型:食管旁型裂孔疝,较少见。表现为部分胃体或胃窦在食管左前方通过增宽松弛的裂孔多进入右侧胸腔(左侧少见)。有时甚至还可伴有胃-结肠、大网膜的疝入。如疝入部分很多(称巨大裂孔疝),包括胃底和胃体上部则胃轴扭曲并翻转。Ⅲ型:混合型食管裂孔疝,此型最少见,是指滑动型食管裂孔疝与食管旁疝共同存在,常为膈食管裂孔过大的结果。

【诊断标准】

1.临床表现

(1)胃食管反流症状:表现胸骨后或剑突部烧灼感和反胃。疼痛性质多为烧灼感、闷痛或针刺样痛,可放射至背部、肩部、颈部等处。平卧、进食甜食、酸性食物等均可能诱发或可加重症状。

(2)并发症相关症状

①出血:裂孔疝有时可出血,主要是食管炎和疝囊炎所致。

②反流性食管狭窄:少数发生器质性狭窄,可出现吞咽困难,食后呕吐等症状。

③疝囊嵌顿:一般见于食管旁疝。裂孔疝患者如突然剧烈上腹痛伴呕吐,完全不能进食或发生大出血,提示发生急性嵌顿。

④疝囊压迫症状:当疝囊较大压迫心肺、纵隔,可以产生呼吸困难(气促)、心悸、咳嗽、发绀等症状。压迫食管时可感觉到胸骨后有食管停滞或吞咽困难。

2.辅助检查

(1)X线平片胃泡气影变小或缺失。

(2)上消化道双重对比造影具有相对高的诊断准确性,可明确地观察到疝囊的存在与否、疝囊的类型、大小、程度、累积部位及疝囊口大小等。

(3)超声及CT扫描,尤其是增强扫描可以清楚显示食管裂孔的宽度、疝囊的大小以及是否并发肿瘤等。

(4)内镜检查:胃镜下的食管裂孔疝表现为,齿状线上移、食管短缩、贲门松弛,在胃底翻转胃镜观察时可见到疝囊。

(5)食管测压检查:在食管裂孔疝时可见下食管括约肌高压带呈双峰。新近的高分辨率食管测压技术为食管裂孔疝的压力检测提供了更为有效的方法。

【治疗原则】

(1)无症状或症状很轻的食管裂孔疝,通常不需要治疗。

(2)大部分患者内科保守治疗即可,无需手术治疗。由于食管裂孔疝的症状主要是因胃酸反流刺激食管所引起,因此内科治疗基本上与反流性食管炎相似。

(3)手术治疗:当内科治疗无效时,可以考虑手术治疗。手术治疗主要的目的是回纳疝内容物,修复扩大的食管裂孔,防止疝的形成和纠正胃食管反流。手术治疗可选择经胸、经腹手术或腹腔镜微创手术。微创外科技术现已成为食管裂孔疝的首选手术方式。腹腔镜微创手术包括:回纳疝内容物、修补食道旁裂孔和胃底折叠抗反流。腹腔镜食管裂孔疝修补术关闭或修补扩大的食管裂孔有两种方法,合成补片修补食管裂孔缺损,或单纯缝线关闭缺损,如果食管裂孔大,亦可先缝线关闭缺损后再应用合成补片修补,生物补片应用于食管裂孔疝的修补逐渐受到人们的重视,可以显著降低食管裂孔疝的术后复发率。至于选择何种术式,仍需根据患者的病因及临床症状,由专科医生综合判断决定。

(4)手术治疗适应证

①并发严重食管炎,内科治疗效果不明显者。

②出现顽固性消化道出血、食管狭窄等反流性食管炎的并发症。

③疝囊较大,有压迫症状或经常嵌顿。

④急性嵌顿,甚至绞窄等急症者。

⑤对食管旁裂孔疝多主张首选手术治疗。

第三节　贲门失弛缓症

贲门失弛缓症,病因迄今尚不明了。目前认为是由于食管贲门部的神经肌肉功能障碍所致的一种原发性食管动力障碍疾病。其主要特征是食管缺乏蠕动,下食管括约肌(LES)高压和对吞咽动作的松弛反应减弱。本病为一种少见病,目前发病率约$(0.5\sim1)/10$万,欧洲和北美较多见。本病可发生于任何年龄,但最常见于$20\sim39$岁的年龄组。男女发病大致相等。

【诊断标准】

1.临床表现

(1)吞咽困难:无痛性吞咽困难是本病最常见,最早出现的症状。起病多较缓慢,但亦可较急。初起可轻微,仅在餐后有饱胀感觉。吞咽困难多呈间歇性发作,常因情绪波动如发怒、忧虑、惊骇,或进食生冷和辛辣等刺激性食物而诱发。更易受到固体食物的影响。

(2)胸骨后疼痛:在疾病的早期更为常见。多发生在摄食时,往往描述为胸骨后库痛,易与心绞痛混淆。

(3)食物反流:尤其是餐后与平卧时,反流物吸入也是本病的特征。

(4)夜间咳嗽:因食物反流误吸入气管所致咳嗽,甚至导致肺部感染和哮喘等。

(5)体重下降:可能表明存在与肿瘤共存的迹象(可能,但少见)。

2.辅助检查

(1)食管钡餐X线检查:见食管扩张,食管蠕动减弱,食管末端狭窄呈鸟嘴状,狭窄部黏膜光滑,是贲门失弛缓症患者的典型表现。Henderson等将食管扩张分为三级:Ⅰ级(轻度),食管直径小于4cm;Ⅱ级(中度),直径$4\sim6$cm;Ⅲ级(重度),直径大于6cm,甚至弯曲呈S形。

(2)食管动力学检测:下食管括约肌静息压通常高于正常,吞咽时下括约肌不松弛(或松弛不完全),食管蠕动波缺失。

（3）胃镜检查：在内镜下贲门失弛缓症表现特点如下。

①大部分患者食管内见残留有大量的积食，多呈半流质状态覆盖管壁，且黏膜水肿增厚致使失去正常食管黏膜色泽。

②食管体部见扩张，并有不同程度扭曲变形。

③管壁可呈节段性收缩环，似憩室膨出。

④贲门狭窄程度不等，甚至完全闭锁不能通过。应注意的是，有时检查镜身通过贲门感知阻力不甚明显时易忽视该病。内镜还可排除器质性狭窄或肿瘤所致的"假性贲门失弛缓症"。

【治疗原则】

贲门失弛缓症治疗的目的是降低下食管括约肌压力，松弛 LES，从而解除功能性梗阻，使食物顺利进入胃内。

1.改变生活方式　对轻度患者应解释病情，安定情绪，少食多餐，细嚼慢咽，服用镇静药也可有缓解症状的作用。为防止睡眠时食物溢流入呼吸道，可取高枕或垫高床头。

2.药物治疗　钙通道阻滞剂和硝酸酯类药物可缓解症状。如硝苯地平等钙拮抗剂和硝酸甘油类可降低下食管括约肌压力。注射 A 型肉毒杆菌毒素（内镜下注射使用）也可降低过高的下食管括约肌压力。

3.气囊扩张　治疗是经内镜下插入一个前端带气囊的导管，通过一定的充气使下食管括约肌部分撕裂，而保持食管浆膜完好。但穿孔是较常见的并发症，如果穿孔发生时，需要紧急手术。

4.内镜治疗　内镜治疗手段主要可包括内镜下球囊扩张和支架植入治疗、镜下注射 A 型肉毒杆菌毒素以及内镜下微创切开治疗等。内镜下贲门环形肌层切开，可最大限度地恢复食管的生理功能并减少手术的并发症。

5.外科治疗　对中、重度及传统内镜下治疗效果不佳的患者应行手术治疗。贲门肌层切开术（Heller 手术）仍是目前最常用的术式。可经胸或经腹手术，也可在胸腔镜或者腹腔镜下完成。

第四节　贲门黏膜撕裂综合征

贲门黏膜撕裂综合征，是食管下端和胃连接处的黏膜纵形裂伤，并发上消化道出血，一般出血有自限性，如累及小动脉可引起严重出血。1929 年 Mallory 与 Weiss 首先从尸体解剖中认识本病，因而又称为 Mallory-Weiss 综合征。

发病主要是因为腹内压力或胃内压力骤然升高,导致黏膜撕裂。恶心或呕吐是胃内压升高的主要因素,包括妊娠呕吐、急性胃炎、放置胃管、内镜检查、糖尿病酮症酸中毒或尿毒症、急性胰腺炎、心绞痛或急性心肌梗死均可引起剧烈呕吐。其他能引起胃内压升高的情况,如酗酒、剧烈咳嗽、用力排便、举重、分娩、胸外按压、喘息状态、癫痫发作、腹部顿挫伤等均可引起食管贲门黏膜撕裂症。有食管裂孔疝的患者更容易发生食管贲门黏膜的撕裂。

本病病理表现为食管远端黏膜和黏膜下层的纵形撕裂,多为单发,也有多发。裂伤长 0.3～4cm,基底部为血凝块和黄色坏死组织覆盖,边缘清楚,黏膜轻度水肿。

【诊断标准】

1.临床表现　大多数患者常在干呕或呕吐后发生呕血或呕出带血丝的胃内容物,通常先呕吐胃内容物,然后呕吐鲜血,有时伴有轻微上腹部疼痛。出血量可大可小,部分患者于呕吐后一至数日出现黑便,少数患者于呕吐后随之出现大量呕血及休克表现。多数患者查体无明显阳性体征。严重病例可出现食管破裂,并发胸腔感染或积液。

2.辅助检查

(1)胃镜检查:是诊断贲门黏膜撕裂综合征的最有效方法,可以准确发现出血部位,并可除外其他出血原因。只要没有绝对的禁忌证,都应进行行急诊胃镜检查来确诊,为避免胃镜检查时引起剧烈呕吐加重黏膜撕裂宜申请无痛内镜。撕裂处早期可见线状裂口,有新鲜血液渗出,后期呈线状溃疡,表面附有线状白苔。

(2)选择性腹腔动脉或胃左动脉造影有助于确定出血部位。常在出血量较大、出血速度较快、内镜检查有禁忌或难以发现出血原因时选用。

(3)其他检查:如钡餐 X 线、腹部 CT、腹部核磁和核素检查在本病诊断方面价值有限。

【治疗原则】

1.一般治疗　卧床休息,尽量去除引起腹压增高的因素,治疗原发疾病,严密监测生命体征,保持呼吸道通畅,必要时吸氧。观察呕血和黑便情况。定期复查血常规、尿素氮等,对老年患者实施心电监护。大量出血者应禁食,少量出血者可适当进流食。

2.补充血容量　必要时输血,补充和维持血容量,改善周围循环,防止微循环障碍引起的脏器功能损伤。

3.药物治疗

(1)止吐:剧烈呕吐或恶心不断时,可给予止吐剂,如肌内注射胃复安 5～

10mg,或中枢性止吐药物,如昂丹司琼。

(2)抑制胃酸分泌:静脉给予质子泵抑制剂,如奥美拉唑40mg,每日1～2次,静脉注射,临床上常用的此类药物还有埃索美拉唑、兰索拉唑和泮托拉唑等。出血稳定后可改为口服质子泵抑制剂继续治疗4～6周。

(3)黏膜保护药物:如硫糖铝混悬液1.0g,3～4次/日。

(4)口服止血剂:云南白药、去甲肾上腺素冰盐水分次口服等。

4.内镜治疗　包括内镜直视下钛夹夹闭出血创面或撕裂的黏膜,或出血部位局部喷洒凝血酶、电凝止血、激光止血等,均可起到较好的止血效果。

5.血管介入栓塞治疗　如经上述处理,仍有活动出血,可考虑动脉栓塞治疗,一般选择性栓塞胃左动脉。

6.急诊外科手术治疗　对于经保守治疗或内镜及介入治疗均不成功的患者,应考虑急诊外科手术治疗。

第五节　食管癌

食管癌系发生于食管上皮的恶性肿瘤,90%为鳞状上皮癌,10%为腺癌。

食管癌的确切病因尚不清楚。目前认为食管癌的发生与以下因素有关:①过度吸烟、饮酒;②长期粗糙、过热食物;亚硝酸盐和霉菌污染的食物;因新鲜水果、蔬菜、蛋白质摄入不足导致营养物质如维生素、微量元素、蛋白质的缺乏;③食管原有疾病如食管炎、贲门失弛缓、食管黏膜白斑、普-文二氏综合征(缺铁性咽下困难)、食管化学烧伤等;④人乳头状病毒感染:人乳头状病毒感染引起食管乳头状瘤,而后者与食管上皮增生有关从而演变为食管癌,但两者之间确切的关系有待进一步探讨;⑤Barrett's食管(BE)是指食管下段鳞状上皮被化生的柱状上皮替代的病理现象。是食管癌的癌前病变之一。近年来,源自Barrett's食管的腺癌有增加的趋势;⑥遗传因素:食管癌有家族聚集现象,除饮食、环境因素外,患者家族成员的外周淋巴细胞染色体畸变率较高。可能是决定食管癌易感性的遗传因素。

【诊断标准】

1.临床表现

(1)症状

①早期症状:胸骨后不适、轻微哽噎感或刺痛,食管内异物感或滞留感。上述症状以进干硬、刺激性食物时为著。可偶发、间断,进而可持续出现。

②中晚期症状:以进行性吞咽困难为主要表现。开始由于食管的狭窄,进干硬

食物有哽噎感,随着食管狭窄加重进流食也吞咽困难,伴有呕吐食物、黏液甚至呕血。一般认为当食管的狭窄超过 50% 时出现吞咽困难。食管内潴留的内容物如果反流到气管可引起咳嗽、胸骨后、剑突下或上腹部疼痛。由于吞咽困难,可引起营养摄入不足导致消瘦,此外肿瘤转移或局部压迫引起喉返神经麻痹可表现为声音嘶哑、顽固性呃逆、呛咳等。

(2)体征:早期可无任何体征。中晚期可表现为消瘦、贫血、恶病质。锁骨上淋巴结肿大。肿瘤压迫颈交感神经节时,表现为一侧上眼睑下垂、瞳孔缩小及面部无汗,在暗条件下瞳孔散大变慢,为 Homer's 征。还可有远处器官转移的体征。

2.辅助检查

(1)食管脱落细胞学检查:吞入带有乳胶气囊和网套的塑料管,气囊充气后缓慢拉出,对网套上的刮擦物做图片细胞学检查,阳性率可达 90%,对心肺功能不全、食管静脉曲张的患者不宜使用。随着胃镜的普及此法目前已基本不用。

(2)X 线检查:上胃肠双重对比造影。观察食管黏膜的形态、食管壁的张力。早期食管癌可出现食管黏膜结构紊乱、中断。局部管壁僵硬或小的充盈缺损或龛影。中晚期时多有食管病变处不规则狭窄、充盈缺损或龛影。狭窄段以上食管扩张。

(3)CT 检查可显示病变处食管不规则增厚、管腔狭窄等,了解食管与邻近器官的关系、肿瘤浸润的范围,对确定放疗靶区、制定手术方案具有指导意义。但对早期食管癌的诊断帮助不大。

(4)核磁共振检查:意义与 CT 相同,但比 CT 更清楚地显示肿瘤的解剖位置及范围。

(5)PET-CT(正电子发射型计算机断层显像检查):PET-CT 是功能性显像,诊断敏感性与准确性均高于 CT。使食管肿瘤的原发灶及远处转移灶、隐匿型淋巴结的检出率明显提高,能根据肿瘤组织代谢变化来评价其对放化疗的敏感程度;对术后复发病灶的诊断优势更明显。

(6)内镜检查

①内镜检查:普通内镜可直观了解肿瘤的部位、范围和形态,以及管壁的僵硬程度、扩张度狭窄和蠕动情况。内镜下活检或大块黏膜切除可进行病理检查以确诊。但无法了解病变浸润的深度及与周围组织的关系。

②超声内镜:有助于了解病变浸润的深度、范围及其与周围组织的关系,有助于病情的分期、手术方案的确定、放疗及化疗前后疗效的评价。

③共聚焦内镜可用于 Barrett 食管基础上的上皮瘤变和相关腺癌的诊断。

④窄带成像内镜(NBI)结合放大内镜有助于食管早癌的诊断。

【治疗原则】

1.外科治疗　手术切除是治疗食管癌的主要方法。早期病变,或病变局限无远处转移、各系统功能良好、可耐受手术者首选手术治疗。对有明显外侵和远处转移的患者也应尽可能姑息性切除,解除局部症状。对放疗后复发、食管癌切缘残留也应再次手术。

2.放射治疗　无手术适应证者可行放射治疗。也可作为手术前后的辅助治疗。分为根治性与姑息性放疗两类。

3.化疗

(1)术前新辅助化疗:术前肿瘤血运完整利于局部化疗药物作用,使病灶控制,消灭远处转移灶,提高手术切除率,减少术中转移。

(2)新辅助放化疗:联合应用放疗、化疗可以提高放疗的敏感性,增加放疗的局部病灶的控制疗效。

(3)根治性放化疗:指食管癌患者放化疗后无需手术。

(4)术后辅助化疗

(5)晚期食管癌姑息化疗:常用药物 5-氟尿嘧啶(5-FU)、顺铂(DDP)、奥沙利铂、亚叶酸钙(CF)、伊立替康、紫杉醇、卡培他滨、表阿霉素等。博莱霉素(BLM)、丝裂霉素(MMC)、环磷酰胺(CTX)、鬼臼乙叉苷(VP-16)、平阳霉素(PYM)亦可选用。PF(DDP+5-FU)或 PLF(DDP+5-FU/CF)是最常用的联合化疗方案。

4.内镜治疗

(1)黏膜切除或剥离:用于早期食管黏膜内癌。

(2)内镜下药物注射:乙醇注射使病变组织坏死脱落。

(3)扩张治疗。

(4)激光治疗:钬激光、YAG 激光和光动力治疗。钬激光是脉冲式发光,有良好的组织切割性及凝固性。钬激光的脉冲汽化使组织丢失量与激光总能量间存在良好的线性关系,因此具有良好的可控性与安全性。光动力治疗用血卟啉衍生物 HPD 做光敏剂,光敏剂有肿瘤组织亲和性,并且柱状光纤可以对食管壁广泛均匀照射,避免了视野盲区,对隆起及平坦的肿瘤组织均有消除作用。

(5)支架置入(硅胶支架或钛镍记忆金属支架)。

(6)中医中药:可作为辅助治疗。

第六节　食管疾病的内镜治疗

一、食管良恶性狭窄扩张术

食管狭窄时食团通过障碍,患者常有不同程度的吞咽困难,进食时间延长,可伴有反食,重者不能进水,引起营养不良、脱水等。根据病因可分为良性狭窄和恶性狭窄,其中良性狭窄的常见原因有炎性狭窄、吻合口狭窄、食管烧伤后引起的瘢痕狭窄等(表 7-1)。随着内镜操作技术的不断发展及新的仪器设备的出现和改进,食管狭窄扩张术已日益广泛地应用于临床,使不少患者避免了手术治疗,延长了患者生命,提高了生存质量。食管狭窄扩张术是应用机械的方法,使食管狭窄的管腔扩大,食团能够通过。扩张后常常经胃镜观察到局部有多个纵行撕裂,少数有出血,病理显示纤维组织增生,在修复过程中可以再度形成新的狭窄,所以一般患者需多次扩张,才能逐步解除狭窄。由于食管狭窄的病因不同,往往采用的扩张方法不一样,针对形成食管狭窄的病因选择有效的方法很重要。

根据临床症状可将狭窄程度分为六级:

0 级:正常饮食无吞咽困难。

1 级:摄固体食物偶有吞咽困难。

2 级:不能吞咽固体食物。

3 级:不能吞咽糊状食物。

4 级:不能吞咽浓汤。

5 级:不能吞咽液体或唾液。

表 7-1　食管狭窄的病因

狭窄类型	主要病因
炎性狭窄	食管裂孔疝
	反流性食管炎
	感染(细菌、结核、霉菌)
	术后吻合口狭窄
食管病变治疗后狭窄	食管静脉曲张硬化剂治疗
	术后贲门纤维组织增生
外压性狭窄	食管外占位性病变压迫

续表

狭窄类型	主要病因
烧伤后引起的狭窄	开水烫伤、火焰伤
	放射性烧伤
	化学烧伤(酸、碱等)
食管动力性狭窄	贲门失弛缓症
	弥漫性食管痉挛
发育异常	食管环/食管璞
肿瘤性狭窄	食管平滑肌瘤
	食管癌、贲门癌
	纵隔肿瘤

(一)适应证与禁忌证

1.适应证　①炎性狭窄;②食管贲门术后吻合口狭窄;③食管环,食管璞;④贲门失弛缓症和弥漫性食管痉挛;⑤不能手术的晚期食管癌和贲门癌;⑥食管贲门癌术后复发。

2.禁忌证　①患者不能合作;②严重心肺疾病或患者情况极差不能耐受者;③上消化道急性出血期;④有胸腔积液、脓胸和纵隔炎症者。

(二)术前准备

1.器械准备　各型前视型纤维或电子胃镜;扩张器(水囊或气囊扩张器、Savary-Gilliard 扩张器等)、导丝。

2.患者准备

(1)术前应常规完成食管钡餐、内镜检查,必要时做活检病理检查,以明确狭窄的部位,特点和病因。

(2)有手术史者,应详细了解手术方式和病理情况。

(3)向患者及家属说明扩张治疗的目的和可能发生的并发症,并签署治疗知情同意书。

(4)术前患者禁食 6～12h。

(5)术前 15～30min 肌注地西泮 10mg,丁溴东莨菪碱 20mg,一般准备同胃镜检查。

(三)操作方法

1.气囊扩张法　气囊扩张器由气囊、测压器、注射器或打气皮球组成。主要用于动力性狭窄,也可用于较轻的炎性狭窄。目前常用的方法有两种①操作护士(助手)将超细内镜接予主机上,调试好,准备好导丝递予主刀,经内镜活检孔插入导丝,保留导丝在胃内,主刀退出胃镜,助手固定好导丝的位置,术者将内镜相应缓慢退出,同时,嘱助手将导引钢丝缓慢向前推进,相互配合,使推进与退出速度保持同步,将内镜退出,当退出内镜前端至切牙外时,即刻捏住导丝并固定,术者完全退出内镜,并确认导丝走向;另一助手准备好气囊递予主刀,将气囊装置的中央孔道套入导丝,透视下使气囊中部位于贲门区域。然后助手注气使气囊内压达到40kPa(300mmHg)维持1min放气医护配合娴熟。照此法重复2～3次。每次放气后应间歇2～3min后,方可再次注气。然后将气囊及导丝一起退出,助手整理用物。复查胃镜,检查LES区域是否已被扩开,观察贲门下胃底部有无病变;②将气囊套入在胃镜的前部,气囊中点距离内镜先端15cm处,气囊的两侧用胶布固定。胃镜进胃后反转,使气囊显露在贲门下,注气45ml加上适当的牵拉,使气囊到达LES下或进入LES区。此时气囊内压力可达27～33kPa,甚至37kPa。由于气囊扩张对于狭窄段局部只具有辐射性加压特性,一般来说,并发症较少见,但在扩张过程中应注意患者的疼痛感觉,同时配合内镜直接观察,避免较大气囊一次完全膨胀,减少穿孔及大出血概率。

2.Savary-Gilliard扩张法　Savary-Gilliard扩张器为可曲性硅胶制品,质软而有韧性。全套10根,直径为5～19mm,前端呈锥形,表面光滑,配有不透光的标记,中央有细孔道,配有导引钢丝。主要用于食管癌的扩张,同时也适用于各种原因造成的食管良性狭窄的扩张治疗。操作简单、安全,绝大多数情况下不需要X线透视监视,是目前食管狭窄内镜扩张治疗的主要方法。操作方法如下:助手准备连接好超细胃镜,主刀插入内镜,记录狭窄部位距门齿距离;助手备好导丝递予主刀,经内镜活检孔插入导丝,直视下或配合X线监视将引导钢丝插入狭窄的远侧,置放导丝前端于胃腔内,助手保持好导丝位置,术者将内镜相应缓慢退出,同时,嘱助手将导引钢丝缓慢向前推进,相互配合,使推进与退出速度保持同步,将内镜退出,当退出内镜前端至切牙外时,即刻捏住导丝并固定,术者完全退出内镜,并确认导丝走向;根据食道狭窄程度选用适宜直径的探条,助手涂润滑油予探条上,将所选探条沿导丝插入,感受阻力大小,循序渐进,根据手感及探条刻度估计探条圆柱部分已通过狭窄部后,保留几分钟,退出探条,与此同时,助手不断推进导丝,以免导丝位置改变或脱出;依次调换大一号的扩张探条,重复上述操作。扩张完毕后,扩张器连同导丝一并取出；再次插镜复查，观察有无肿瘤或其他合并病变，同时观察有无出血，做出必要处理。在上述操作过程中应注意要逐级更换探条，绝对避免跳跃式增加扩张器直径，尽可能将狭窄段扩至最大限度，但对于狭窄严重者，可采取分次扩张，以达到满意扩张直径，减少并发症。

3.水囊扩张法 水囊扩张器由水囊、水囊导管、压力监测器、注射器等几部分组成。主要用于动力性狭窄，适用于贲门失弛缓症和食管静脉曲张硬化治疗后狭窄。先检查水囊是否漏气，经活检孔插入导丝，保留导丝在胃内，退出胃镜将水囊导管沿留置的导丝在直视下或 X 线透视下插到食管狭窄部位，气囊腰部正好在狭窄口中央，然后再注水加压，2～3min 后水囊放出，休息 2min，再重复 1～2 次。水囊直径可选择 12～15mm。

4.Key Med 金属橄榄形扩张器扩张法 Key Med 金属橄榄形扩张器是由不锈钢材料制成。组成部分有：带有弹簧前端的导引钢丝；一套不同直径的 19 个金属橄榄形探条，探条直径为 21F～58F(7～18mm)；可弯曲的弹簧支杆和可弯曲的金属杆手柄(弹簧支杆和手柄均可拆卸)。主要用于非动力性狭窄。操作方法同 Savary-Gilliard 扩张法。

（四）扩张术应注意的问题

1.患者已做过术前准备，但食管内仍有大量食物潴留，如贲门失弛缓症伴严重食管潴留，可在内镜下复查清水灌洗，稀释内容物并抽吸，遇有食管内食糜、结石或异物时，可用圈套器取出或推送至胃内，然后再行扩张术。

2.贲门失弛缓症伴下段食管憩室者，贲门常有明显的偏位，进镜时，务必清楚显露食管下部，直视下谨慎进镜。

3.重度食管狭窄，导丝不易插入，可先用闭合状态的活检钳试插，然后再次用导丝。遇有几个小孔时，应仔细辨认，狭窄口常有气泡，导丝钢丝插入后无阻力，可伸入一段距离。而窦道则不能。

4.遇有长段食管狭窄(狭窄长度≥4cm)，尤其是重度狭窄者，扩张的难度较大，有可能出现并发症或再次狭窄。扩张时应特别注意逐渐扩张，扩张器直径每次增加的幅度不应过大。

5.高位食管狭窄，尤其是有多处狭窄存在时，扩张的难度扩大，务必在 X 线透视和内镜直视下插入导丝，逐段扩张。

6.个别贲门癌患者，病变位于远侧，X 线片上食管下段呈鸟嘴样，酷似贲门失弛缓症，内镜插入常有阻力。可改用导丝和扩张器，扩张后进胃检查以获病理证据。

7.水囊扩张器用于扩张的水囊长度为 80mm,狭窄段过长时,则不宜使用。严重瘢痕狭窄患者或狭窄长度大于 6cm 者效果不佳,气囊扩张法效果亦不理想。

(五)术后处理

食管狭窄扩张术后,不宜马上进食,应密切观察病情,注意有无胸痛、咳嗽、发热、呕血等。2h 后无不适感者,方可饮水,进少量半流食。8h 内仍无不适者,可离院。如出现上述症状应随时就诊。

(六)并发症及其处理

食管狭窄扩张术中的常见并发症有穿孔、出血和感染。穿孔多发生在治疗中,患者突感剧烈胸痛,扩张后胸痛不缓解,并出现畏冷、发热白细胞升高等。应立即在 X 线透视下,服 30% 泛影葡胺,见造影剂漏出食管外或 X 线透视时见纵隔有气体阴影即可确定食管有穿孔情况。对于较小穿孔可采取禁食、静脉营养、抗感染保守治疗,多数经 3～5 天治疗病情缓解;较大的穿孔必要时放置带膜支架,待 2～3 个月穿孔部位愈合,可取出支架;少数患者需手术治疗。扩张后如局部有活动性出血,应镜下止血。发生感染时应抗炎治疗。

食管狭窄扩张术后的常见并发症有反流性食管炎和狭窄的再次形成。扩张治疗后的抗反流治疗可以有效预防上述情况发生,尤其是由于反流引起的炎性狭窄病例,应避免暴饮暴食,减少油腻食物,睡眠时抬高床头位置,服用抗酸剂或抑酸剂及黏膜保护剂。

(七)疗效评价

目前,食管扩张术治疗食管狭窄的方法各有其优缺点。几乎所有文献均报道各种扩张术后近期疗效好,食管扩张术的应用范围广,根据食管狭窄的病因不同,治疗效果亦不同,术后吻合口狭窄、食管蹼及其他先天性狭窄、食管化学损伤后狭窄行扩张治疗效果好,食管放疗后狭窄、贲门切开术后狭窄、反流性食管炎也可取得较好的效果,晚期食管(贲门)癌、贲门失弛缓症则只能短期有效。

(八)护理措施

1.术前护理

(1)术前先行胃镜检查或食管钡剂造影,重度狭窄者行复方泛影葡胺食管造影,以便术者了解病情。必要时做活检病理检查。

(2)术前 2～3d 进流质饮食,扩张前 1d 晚餐后停止进任何饮食,食管内有食物残留者应用粗径导管冲洗,保证手术日食管无食物残留。

(3)扩张器准备,探条式扩张器使用前需灭菌,打开包装置于治疗单上备用。

引导钢丝,检查引导钢丝是否平直,如有折痕、成角,应事先整理,使导丝平直,如成角过锐,则应更换导丝;另还需检查导丝先端的软性部分有无损坏,如有损坏更换导丝。另备多种不同类型的导丝,以应付各种不同情况的食管狭窄。球囊导管每一个球囊均应先接注射器注气,并与测压计连接,检查球囊压力并记录,便于术中对照;如发现球囊有漏气,弃之不用。记下每一个球囊的注气量。

2.术中护理　协助患者取左侧卧位,如探条最粗部位不易通过狭窄部位时,可以取平卧位。在X线荧光屏下进行。最好选用外径较细的小儿内镜或鼻胃镜。助手准备连接好超细胃镜,主刀插入内镜,记录狭窄部位距门齿距离;助手备好导丝递予主刀,经内镜活检孔插入导丝,直视下或配合X线监视将引导钢丝插入狭窄的远侧,置放导丝前端于胃腔内,助手保持好导丝位置,术者将内镜相应缓慢退出,同时,嘱助手将导引钢丝缓慢向前推进,相互配合,使推进与退出速度保持同步,将内镜退出,当退出内镜前端至切牙外时,即刻捏住导丝并固定,术者完全退出内镜,并确认导丝走向;根据食道狭窄程度选用适宜直径的探条,助手涂润滑油予探条上,将所选探条沿导丝插入,感受阻力大小,循序渐进,根据手感及探条刻度估计探条圆柱部分已通过狭窄部后,保留几分钟,退出探条,与此同时,助手不断推进导丝,以免导丝位置改变或脱出;依次调换大一号的扩张探条,重复上述操作。扩张完毕后,扩张器连同导丝一并取出;再次插镜复查,观察有无肿瘤或其他合并病变,同时观察有无出血,做出必要处理应使用从小到大的探条逐步扩张,协助医师恰当掌握扩张度,避免用力。术中严密观察患者的反应,如出现局部活动性出血,立即通知医师停止扩张,内镜下止血。

3.术后护理

(1)一般生活指导,术后一般卧床休息12~24h,避免用力咳嗽、提取重物及过多的活动,以免加重出血。餐后2h或睡眠时应抬高床头15°~30°,防止食物反流。扩张术后注意休息,不洗热水澡,不用热水烫脚,以免出血。向患者解释可能在1~2d内有短暂的咽痛及咽后壁异物感,必要时可用温盐水漱口或应用草珊瑚含片,数天后症状可自行消失。加强口腔卫生,保持口腔清洁,可用口灵含漱液每天3~4次预防感染。患者体质虚弱,肝功能异常,凝血功能差,易引起口腔异味,牙龈出血并发口腔感染。

(2)严密监护,密切观察血压、脉搏、呼吸、意识、尿量及一般情况的变化,特别是血压、脉搏的变化可以直接反映是否有活动性出血以及出血程度。注意患者有无胸痛、咳嗽、发热,以便及时发现出血、感染、穿孔等。观察呕血与黑便的次数、量、性状及伴随的症状。3d内观察大便颜色,如有黑粪、剧烈腹痛、呕血等立即与主治医师联系,以便采取必要的治疗措施。患者进食时梗阻症状改善程度和治疗后体重增加可作为疗效评估的重要指标。如吞咽困难症状再次出现,可再次行扩张术,两次扩张治疗间隔时间一般以 1 周左右为好,食管灼伤轻者可 1～3 个月扩张 1 次,直到能自由摄取食物。

(3)饮食护理,食管狭窄扩张术后,为减少食管贲门黏膜撕裂所致的渗血,应禁食 6～8h,6～8h 后无特殊不适者可进少量水及流质饮食,温度不宜太高,以减少局部出血,逐渐改为半流质饮食及正常饮食。为了避免食物与受损的食管贲门黏膜直接接触,餐前可口服黏膜保护剂,餐后饮用温开水以清洁食管。

二、食管狭窄支架置入术

食管狭窄支架置入治疗是在内镜直视下放置内支撑管,以缓解食管梗阻。主要用于解除晚期食管(贲门)癌及其严重的并发症:如食管呼吸道瘘引起的感染、放疗引发的食管穿孔、术后吻合口瘘、吻合口癌复发等。对于食管良性疾病的支架置入治疗,由于术后的并发症及支架作为一种异物在体内长期存在的弊端,争议较多,但近年来,随着支架工艺水平的提高,很多问题得以解决,大大提高了该项技术的可实施性和推广性。目前对于一些食管良性疾病(如食管化学烧伤、贲门失弛缓或外伤性食管穿孔等)亦可采用短期支架置入治疗,取得一定疗效,但仍有将近 50％的患者支架取出后需要反复扩张治疗。食管内支架主要由乳胶橡胶、硅胶或塑料如聚氯乙烯(PVC)及记忆合金等材料构成,前三种材料制成的支架由于放置困难,并发症多,且放置后患者不适症状明显,现已较少使用,后一种为 20 世纪 90 年代国内开始应用于临床的自展型金属内支架(SEMS),1993 年国内外报道一种 Z 型自膨式带膜支架(CZES 型支架)开始应用于临床,1995 年,国内研制成功同一类 Z 型支架,其中包括抗反流支架和可取出性支架,以此开辟了支架应用的新纪元。

(一)适应证与禁忌证

1.适应证

(1)晚期食管(贲门)癌狭窄无法进行手术治疗者。

(2)食管(贲门)癌术后吻合口瘢痕狭窄或吻合口瘘。

(3)食管(贲门)癌术后复发。

(4)癌性食管-气管瘘。

(5)多次扩张后效果差的良性食管下肢。

(6)高龄或伴有其他疾病,一般情况差,难以耐受开胸手术的食管狭窄患者。

2.禁忌证

(1)患有严重心、肺疾病不能承受治疗或不能合作者。

(2)高位食管狭窄(癌肿位于上食管扩约肌1～2cm内)无法安装支架者。

(3)狭窄段过长且狭窄程度严重,导丝无法通过狭窄段者。

(4)非绕周生长肿瘤使支架无法固定者。

(5)坏死组织过多,支架固定困难或大出血者。

(二)术前准备

1.器械准备

(1)所需器械:各型前视型纤维或电子胃镜;狭窄扩张器;支架置入器;导丝;支架。

(2)支架的选择:①支架内径取决于最后一次扩张的最大直径,长度应为狭窄长度加上4cm;②失去手术治疗机会的食管中晚期癌肿或手术后肿瘤复发引起的管腔狭窄,癌肿破坏引起的食管气管瘘均应选履膜金属内支架,一方面能起腔内支撑作用并防止肿瘤经网孔继续向腔内生长。另一方面可封堵瘘口,为进一步治疗提供有力的保证;③对于食管颈段良、恶性狭窄由于解剖关系置入支架应慎用。颈段食管癌放置支架后可能导致肿瘤压迫气管,出现呼吸困难。因而支架应选管径稍细,顺应性好,张力低的支架;④对于食管下段良、恶性狭窄,应尽可能使支架下端置于贲门之上,保留贲门功能,避免反流性食管炎。病变累及贲门者,支架必须跨越贲门,最好选用防反流支架,该型支架下端装有抗反流瓣膜,可减轻胃食管反流的发生。

2.患者准备

(1)术前加强营养,改善患者一般状况。

(2)术前患者应常规做内镜及胃肠钡餐检查,以了解狭窄病变的部位、长度、狭窄程度及有无食管-支气管瘘。

(3)常规检查出凝血时间、血小板计数、凝血酶原时间。

(4)术前应禁食至少12h以上,并向患者及家属交待术中及术后可能出现的不适反应和并发症,签署知情同意书。

(5)术前15～30min肌注地西泮5～10mg、山莨菪碱10mg及哌替啶50mg,但对青光眼、前列腺肥大、心动过速者以不用解痉剂安全。

(6)一般准备同胃镜检查。

(三)操作方法

根据术前检查的情况选择合适的支架(见前述"支架的选择"),支架长度必须超过病灶长度 4cm 以上,即支架的上下端应超过狭窄段各约 2cm;在胃镜直视下测量门齿到狭窄部或瘘口的距离;经胃镜直视或 X 线监视下插入头部柔软可弯曲的导丝,导丝头部超出狭窄远端或瘘口,支架安装系统外径一般为 10mm,如食管狭窄严重,先用气囊或探条扩张至 10mm 左右。退出探条或气囊后沿导丝插入支架置入器,根据预先测量的门齿到狭窄部或瘘口的距离决定置入器插入的深度,也可在 X 线透视下将置入器送至狭窄部,使支架中心点与狭窄段中心点吻合,缓慢释放支架后退出置入器;再次插入胃镜观察支架置放位置是否合适及开放情况,位置不准确者可通过支架上端或两端的丝线以鼠齿钳进行调整,也可取出重置。

(四)术后处理

对于狭窄合并食管瘘或吻合口瘘者置放支架后 24～48h 内应进行食管造影,了解瘘口堵塞情况,一般术后 2h 即可进食,流质饮食 2 周左右,忌食大块或高纤维食物,以防支架管腔堵塞,避免进食冰冻食物,以防支架滑脱或移位。常规应用抗生素、制酸剂、黏膜保护剂 3～5 天缓解反流引起的胸骨后不适,预防感染。

(五)并发症及其处理

1.胸痛　支架置入后大部分都有胸痛的感觉,但多数为轻中度疼痛,且于 3～5 天内缓解,少数为重度疼痛,一周后疼痛逐渐减轻或消失,剧痛者肌注 50～100mg 哌替啶后多能缓解。

2.出血　术中出血大多是由于黏膜损伤所致,量较小时一般不需特殊处理,量大时可采取局部内镜下止血。

3.穿孔　可能是扩张造成撕裂或由支架外表面的倒钩所致。对疑有穿孔的患者应禁食、水,抗炎治疗,并复查胸片观察有无纵隔气肿,增宽等征象。一旦确诊穿孔,应迅速置入带膜支架或行外科手术修补术。

4.支架移位或脱落　多是由于扩张部位内径偏大而支架扩张后的内径偏小。为避免移位或脱落,多采取各种特殊的形状设计。临床上多采用上下喇叭口型或设计有倒刺型支架。发生支架向远端移位时,可在内镜直视或 X 线透视下收紧支架上口,将支架取出后重新放置。

5.支架置入后的堵塞及再狭窄　支架置入后,因支架腔相对固定,食物团块可造成阻塞,多为远端狭窄所致食物淤积而成,也可为食物中有形成分黏附于支架表面而成,对于前者应解除远端狭窄,而后者应在内镜直视下将食团推送致远端并调整患者饮食结构。无覆膜支架置入后表面可因周围肉芽组织的嵌入造成再狭窄,大都发生于支架置入后 3～6 个月,多采取再扩张、再置支架等方法,必要时手术。

6.其他　反流性食管炎多见,也有发生房颤等心律失常的报道。

（六）疗效评价

食管良、恶性狭窄有 60％ 只能采取非手术治疗。支架作为一种治疗手段取得了良好的临床疗效，食管气管瘘多是由于食管癌或支气管肺癌局部浸润的结果，许多患者只能采取姑息治疗——置入带膜支架封闭瘘口。临床实践证明食管狭窄支架治疗能迅速有效解除患者吞咽困难，改善其营养及生活质量，创伤小，近期疗效好，但由于肿瘤分期、分级及手术、放疗、化疗等诸多干预因素的不同及影响，食管狭窄支架治疗的中、远期疗效尚有待进一步观察。

（七）护理措施

1.术前护理

（1）充分评估病人情况包括病因、病史、食管狭窄程度、部位、长度。

（2）心理护理：病人由于对支架置入术缺乏了解，均存在不同程度的紧张恐惧心理。我们在术前多次耐心向病人介绍术前准备、术中如何配合及术后可能出现的不适和注意事项，使病人对该治疗全过程有较全面的了解，并说明治疗的必要性及最佳结果，以增强病人战胜困难的信心和减轻紧张心理，稳定病人情绪，从而积极配合医生治疗。

（3）术前准备：准备好检查和治疗的器械及药物，随时供医生选用，以缩短检查和治疗时间，减少病人痛苦，并严密消毒内镜、扩张器械，减少术后感染。术前给以肌注哌替啶 50mg 加阿托品 1mg。

2.术中护理　病人左侧屈膝卧位，咬好口垫，进镜后嘱病人深呼吸以减轻恶心，同时熟练地协助医生做好扩张术和支架置入术。由于治疗时间较长，同时给以心理护理，鼓励病人克服困难，以取得最佳效果。根据术前检查的情况选择合适的支架（见前述"支架的选择"），支架长度必须超过病灶长度 4cm 以上，即支架的上下端应超过狭窄段各约 2cm；在胃镜直视下测量门齿到狭窄部或瘘口的距离；经胃镜直视或 X 线监视下插入头部柔软可弯曲的导丝，导丝头部超出狭窄远端或瘘口，支架安装系统外径一般为 10mm，如食道狭窄严重，先用气囊或探条扩张至 10mm 左右。退出探条或气囊后沿导丝插入支架置入器，根据预先测量的门齿到狭窄部或瘘口的距离决定置入器插入的深度，也可在 X 线透视下将置入器送至狭窄部，使支架中心点与狭窄段中心点吻合，缓慢释放支架后退出置入器；再次插入胃镜观察支架置放位置是否合适及开放情况，位置不准确者可通过支架上端或两端的丝线以鼠齿钳进行调整，也可取出重置。在治疗中严密观察病人的面色、神志、脉搏等，有异常者立即停止操作并进行抢救。

3.术后护理

(1)饮食护理:行支架置入术后当天流质,24h后可进无渣半流,以后逐步过渡到正常饮食。术后近期禁食冷食、冰水,以防支架变形移位。进食不要过急,要细嚼慢咽,少量多餐,忌于硬粗糙食物。

(2)并发症的观察和护理:术后病人均有不同程度的咽部不适、胸痛、胸部异物感,此时应告诉病人这些症状可能持续时间较长,大部分可自行消失。本组有5例病人术后狭窄段疼痛经对症处理,持续2~3周后才逐渐消失。对嗳气、胸骨后痛、上腹部烧灼感者嘱病人注意进食体位,饭后直立,睡觉时抬高床头15~20cm,并遵守医嘱给予药物治疗。

三、贲门失弛缓症的内镜治疗

贲门失弛缓症是一种食管运动功能障碍性疾病。其特点是食管正常蠕动消失,吞咽时下食管括约肌(LES)松弛障碍,并可继发食管扩张。经过国内外学者数十年的研究,多认为贲门失弛缓症与LES食管壁肌层内神经节细胞减少或缺如有关。病理变化过程首先以肠肌丛炎症损伤开始,随后是神经节细胞受损和缺如,进而肠肌丛出现神经纤维化。LES主要抑制神经元受损,使兴奋性神经元占有优势。LES压力增高,松弛障碍。而近来研究发现LES不能松弛与血管活性肠肽神经元和血管活性肠肽神经纤维的明显减少或缺失及一氧化氮神经减少或缺失有关,但其确切的病因仍不清楚,可能与遗传、病毒感染和自身免疫功能紊乱有关。

贲门失弛缓症的主要症状是吞咽困难、呕吐、反流、胸骨后闷胀或上腹痛等,并可伴有体重减轻。根据病程的长短及病变发展的不同阶段,其所产生的症状以及轻重程度也不相同。临床诊断根据临床症状、影像学检查、内镜检查和食管测压等综合分析,其中食管测压检查是诊断该病的最准确和特异的方法。对于有临床症状及X线检查不能确诊者或可疑有其他食管良、恶性疾病,特别是可疑癌变或合并癌者应选用内镜检查。贲门失弛缓症的治疗目的是缓解吞咽困难症状,改善食管排空。治疗方法包括保守治疗法(饮食疗法、药物和精神疗法)、贲门扩张术、内镜下括约肌内肉毒素注射治疗和手术治疗。本节着重介绍贲门失弛缓症的内镜下扩张治疗及括约肌内肉毒素注射治疗。

(一)扩张治疗

早在1674年,Thomas wilis就报道了首例贲门失弛缓症进行扩张治疗的患者,当时采用的器械是鲸鱼骨做的"扩张器",患者坚持采用这种扩张疗法治疗了15年之久。一个多世纪后,探条扩张器、球囊扩张器等各种改良扩张器应运而生。

20世纪70年代以后,又出现了经纤维食管镜放入导丝扩张术,大大增加了扩张的安全性,扩张治疗后多数患者症状得到缓解,成为近年来治疗贲门失弛缓症首选的非手术治疗方法。目前常用的方法有球囊扩张器和探条扩张器两种,其中,球囊扩张器中最常用、公认效果最好的是Rigiflex扩张器。其治疗原理是强力扩张下食管括约肌区,达到部分撕裂该区的环肌,起到类似手术的作用,使得下食管括约肌压力下降,部分或完全纠正下食管括约肌松弛障碍,改善食管排空。

1.适应证

(1)一般药物治疗无效者。

(2)其他治疗方法失败者。

(3)因各种原因不能手术者。

2.禁忌证

(1)明显出血倾向者。

(2)贲门局部合并溃疡、静脉曲张等病变者。

(3)严重食管扭曲变形者。

3.操作方法　　先行胃镜检查,观察贲门部有无溃疡、静脉曲张等病变,患者头部尽量后仰,以利于导丝和导管通过。同时密切注意呼吸情况,要保持患者呼吸道通畅,危重患者做好心电图、血氧饱和度监测,必要时应给予吸氧或术中短暂休息,口腔内分泌物较多者,要及时给予吸出。超滑导丝插入后,将选择的球囊导管(贲门失弛缓症扩张选择直径为3.0~4.0cm的球囊为宜)涂上石蜡油,沿导丝送至狭窄段,向球囊注入10%~30%泛影葡胺或水,当患者出现较为明显但尚可耐受的疼痛反应时停止注射,保持压力5~10min(有研究认为保持压力20min更佳)后,放开活塞,抽出球囊内造影剂,减压5~10min,再注入造影剂,重复前一步骤,共进行2~3次即可。扩张过程中,术者必须控制球囊的位置,如有滑动,必须抽瘪球囊后,重新定位后再扩。也可用空气代替水或造影剂,在X线透视下将扩张器置入食管括约肌处,充气压力可由20kPa(150mmHg)逐渐至80kPa(600mmHg),维持高压30~60s,随即放松。1min后再次充气至40kPa(300mmHg),如食管缩窄影消失则表示扩张成功。若仍有狭窄可再重复以上步骤。

4.术后处理　　术后禁食12h,可常规给予黏膜保护剂、止血及抑酸药物、抗生素口服。

5.并发症及处理　　贲门失弛缓扩张治疗的主要并发症有:食管穿孔、吸入性肺炎、食管黏膜撕裂、局部血肿、消化道出血等,其中最严重的并发症是食管穿孔,发生率报道约为1%~10%。如果患者术后出现疼痛、皮下气肿,均应想到食管穿孔的可能,行吞钡或泛影葡胺造影确诊。任何穿孔都应尽快确诊,小的穿孔予以禁食、抗生素和输液等处理,必要时进行手术修补。

6.临床疗效 气囊扩张术治疗贲门失弛缓操作安全简便、无需开胸或开腹手术、治疗时间短、创伤小、并发症少、心肺功能严重受损和晚期妊娠均可适用,是目前内镜下治疗本病的首选方法。据文献报道,其有效率约为 $60\%\sim85\%$,复发率为 $5.3\%\sim19.0\%$。如果病情复发,可反复多次扩张,仍可获良好疗效,一旦认为扩张无效时还可选择肌切开手术。

(二)肉毒杆菌毒素括约肌内注射疗法

Pasricha 于 1993 年首次成功地将此疗法应用于仔猪动物模型之后,临床研究陆续报道。肉毒杆菌毒素(BT)是一种神经肌肉胆碱能阻断剂,机制是破坏了神经末梢和肌间神经丛的乙酰胆碱受体,使乙酰胆碱失活,降低胆碱能神经对 LES 的兴奋作用,松弛 LES,从而缓解症状。

1.适应证

(1)年龄偏大,严重营养不良患者。

(2)扩张术并发症发生率高的患者。

(3)手术无效者。

(4)曾行扩张并发穿孔者。

(5)外科治疗有禁忌或拒绝外科治疗者。

(6)强力型贲门失弛缓症。

2.禁忌证

(1)同胃镜检查。

(2)过敏体质者及对 BT 任何成分过敏者。

(3)神经肌病变者,如重症肌无力等。

(4)正在使用或治疗前 3 天使用肌松药或氨基苷类抗生素者。

(5)继发性贲门失弛缓症。

3.操作方法 行常规胃镜检查后,确定 LES 后,注射针经内镜钳道伸出,于 LES 区域尽可能垂直于黏膜面刺入,必须保证注入固有肌层,分别于 3、6、9、12 点各注射 A 型肉毒碱各 $20\sim25U$。总量 $80\sim100U$,拔针,退镜。近来有报道在超声内镜或在测压指导下进行 BT 注射,可获得更好的疗效和更长的缓解期。

4.并发症 目前尚未见到有关 BT 注射治疗的明显不良反应及并发症的报道,少数患者可能会有轻微不良反应:短暂胸痛、胸骨后烧灼感、短时皮疹。

5.术后处理 一般无需特殊处理,留观数小时,当天即可进流质饮食。

6.临床疗效 BT 注射治疗操作简便、耐受性好、治疗费用低、不良反应少、近期疗效接近气囊扩张术,但作用不持久,疗效随时间不断降低,重复注射疗效有待进一步肯定。有研究表明,当气囊扩张或手术失败时,用 BT 注射同样有效。

(三)其他治疗

1.药物治疗 适用于病程早期食管还未出现扩张、不宜做气囊扩张或手术、拒绝接受侵入性治疗或经肉毒毒素治疗失败的患者,主要有钙通道阻滞剂、硝酸酯类或抗胆碱能药物。能有效地降低 LES 压力并可暂时缓解吞咽困难,但不能改善食管蠕动。可在餐前 15～45min 舌下含服 10～30mg 硝苯地平或 5～20mg 硝酸异山梨酯,有明显的食管潴留时,可试用丁溴东莨菪碱每次 10～20mg,肌肉或静脉注射,一般作用时间较短,而且疗效随时间减退。药物治疗的长期效果受不良反应和患者耐受性的限制,治疗效果尚难令人满意。

2.手术治疗 适用于有严重并发症、药物及扩张术治疗无效者。1913 年 Heller 行开胸贲门肌切开术治疗该病,后 Heller 术广泛应用于临床,方法是经胸部或腹部切开食管下端前壁环形肌,并向胃端切开数厘米,多数患者 LES 压力下降,食管排空改善。术后的主要并发症是胃食管反流。目前许多学者主张在做 Heller 术的同时,并做胃底折叠术,以减少反流,提高手术疗效。1991 年 Pellegrini 等首次在胸腔镜或腹腔镜下行贲门肌切开术,在极小创伤下获得与经典 Heller 手术相当的效果,但关于胸(腹)腔镜行 Heller 手术是否需要附加抗反流手术尚有争议。与传统的开式手术相比,微创手术具有操作简单,手术创伤小,术后疼痛轻,住院时间短,康复快,无外科开放手术瘢痕,疗效佳等优点,有逐渐取代传统的开放手术的趋势。

3.经口内镜下食管肌层切开术(POEM)治疗贲门失弛缓症 Inoue 等于 2010 年 4 月首先应用内镜下食道肌层切开术(POEM)治疗贲门失弛缓症,有效地缓解了贲门失弛缓症的临床症状,而且较腹腔镜手术创伤更小,手术效果更好。POEM 术是在内镜下粘膜剥离术(ESD)的基础上发展而来,是利用经口内镜下隧道技术实现食道内环肌的部分离断,达到降低 LESP 的目的,是治疗贲门失弛缓症的一种新技术,手术配合同 ESD 术。总结国内发表的研究,经 POEM 治疗后的贲门失弛缓 1161 症病人 210 例,其中横行切口 39 例、纵行切口 168 例(其中 119 例只总结手术并发症情况)。横行切口手术成功率为 92.31%,平均随访 6 个月,术后缓解率 100%,下食道括约肌压力均下降至正常范围,并发症包括粘膜穿孔 8.33%,颈部皮下气肿 2.78%,颈胸腹皮下气肿 2.78%,左侧气胸合并颈部皮下气肿 2.78%,均经内科治疗后治愈。纵行切口手术成功率 100%,术后平均随访 2.5 个月,术后缓解率 97.96%。并发症包括出血 11.9%，黏膜层破损 5.4%，皮下和纵隔气肿 62.5%，气胸 16.7%，心前区疼痛 8.9%，胸腔积液 35.7%，肺部少量炎症或节段性肺不张 35.1%，膈下气体或气腹 29.2%，所有并发症均可经对症、保守治疗治愈。所有病例无一例与手术相关的死亡病例。研究者应用横行切口，试图降低 POEM 术后纵隔与皮下气肿的高发生率，但是例数较少，还需要大样本的进一步证实。POEM 术作为一种新的治疗技术，具有微创及内镜下直视的优点。近期治疗效果明显，具有良好的发展前景，但远期疗效仍有待观察。POEM 手术主要适应于内镜下 Ling 分型 Ling Ⅰ 型和 Ling Ⅱ A 型，但对于右侧食道壁平直光滑的部分 Ling Ⅱ B 型和 Ling Ⅱ C 型，经谨慎评估后也可行 POEM 手术治疗，Ling Ⅲ 型患者一般不建议采用 POEM 治疗。POEM 术并发症较多，需注意适应证。

第八章　胃疾病

第一节　慢性胃炎

慢性胃炎系指由多种原因引起的胃黏膜慢性炎症和(或)腺体萎缩性病变。病因主要与幽门螺杆菌(Hp)感染密切相关。其他原因如长期服用损伤胃黏膜的药物,主要为非甾体抗炎药,如阿司匹林、吲哚美辛等。十二指肠液反流,其中胆汁、肠液和胰液等可减弱胃黏膜屏障功能,使胃黏膜发生炎症、糜烂和出血,并使胃腔内 H^+ 反弥散至胃黏膜内,炎性渗出而使慢性炎症持续存在。此外,酗酒、长期饮用浓茶、咖啡等也可导致胃炎。慢性胃炎的发病常随年龄增长而增加。胃体萎缩性胃炎常与自身免疫损害有关。

一、流行病学

1.由于多数慢性胃炎患者无任何症状,因此难以获得确切的患病率。估计的慢性胃炎患病率高于当地人群中 Hp 感染率。Hp 现症感染者几乎均存在慢性活动性胃炎,即 Hp 胃炎,绝大多数血清学检测(现症感染或既往感染)阳性者存在慢性胃炎。除 Hp 感染外,胆汁反流、药物、自身免疫等因素也可引起慢性胃炎。因此,人群中慢性胃炎的患病率高于或略高于 Hp 感染率。目前我国基于内镜诊断的慢性胃炎患病率接近 90%。

2.慢性胃炎尤其是慢性萎缩性胃炎的发生与 Hp 感染密切相关。京都共识指出,Hp 胃炎无论有无症状、伴或不伴有消化性溃疡和胃癌,均应定义为一种感染性疾病。根据病因分类,Hp 胃炎是一种特殊类型的胃炎。Hp 感染与地域、人口种族和经济条件有关。在儿童时期感染 Hp 可导致以胃体胃炎为主的慢性胃炎,而在成人则以胃窦胃炎为主。我国慢性胃炎的发病率呈上升趋势,而 Hp 感染率呈下降趋势。我国 Hp 感染率已由 2200 年前的 60.5% 降至目前的 52.2% 左右。除 Hp 感染外,自身免疫性胃炎也可导致胃黏膜萎缩,约 20% 的 50～74 岁人群中抗壁细胞抗体阳性。

3.慢性胃炎特别是慢性萎缩性胃炎的患病率一般随年龄增加而上升。无论慢性萎缩性胃炎还是慢性非萎缩性胃炎,患病率均随年龄的增长而升高。这主要与Hp 感染率随年龄增加而上升有关,萎缩、肠化生与"年龄老化"亦有一定关系。慢性萎缩性胃炎与 Hp 感染有关,年龄越大者的发病率越高,但其与性别的关系不明显。这也反映了 Hp 感染产生的免疫反应导致胃黏膜损伤所需的演变过程。

4.慢性胃炎人群中,慢性萎缩性胃炎的比例在不同国家和地区之间存在较大差异,一般与胃癌的发病率呈正相关。慢性萎缩性胃炎的发生是 Hp 感染、环境因素和遗传因素共同作用的结果。在不同国家或地区的人群中,慢性萎缩性胃炎的患病率大不相同;此差异不但与各地区 Hp 感染率差异有关,而且与感染的 Hp 毒力基因差异、环境因素不同和遗传背景差异有关。胃癌高发区慢性萎缩性胃炎的患病率高于胃癌低发区。Hp 感染后免疫反应介导慢性胃炎的发生、发展。外周血Runx 3 甲基化水平可作为判断慢性萎缩性胃炎预后的指标。慢性胃炎患者的胃癌、结直肠肿瘤、胰腺癌患病率较正常者增高。

5.我国慢性萎缩性胃炎的患病率较高,内镜诊断萎缩性胃炎的敏感性较低,需结合病理检查结果。

二、慢性胃炎的病因及其分类

1.Hp 感染是慢性胃炎最主要的病因。70%～90%的慢性胃炎患者有 Hp 感染;慢性胃炎活动性的存在高度提示 Hp 感染。

2.Hp 胃炎是一种感染性疾病。所有 Hp 感染者几乎均存在慢性活动性胃炎,即 Hp 胃炎。Hp 感染与慢性活动性胃炎之间的因果关系符合 Koch 原则。Hp 感染可在人-人之间传播。因此 Hp 胃炎不管有无症状和(或)并发症,均是一种感染性疾病。

3.胆汁反流、长期服用非甾体消炎药(NSAIDS)(包括阿司匹林)等药物和乙醇摄入是慢性胃炎相对常见的病因。胆汁、NSAIDs(包括阿司匹林)等药物和乙醇可通过不同机制损伤胃黏膜,这些因素是 Hp 阴性胃炎的相对常见的病因。

4.自身免疫性胃炎在我国相对少见。自身免疫性胃炎是一种自身免疫功能异常所致的胃炎,主要表现为以胃体为主的萎缩性胃炎,伴有血和(或)胃液壁细胞抗体和(或)内因子抗体阳性,严重者因维生素缺乏而有恶性贫血表现。其确切的诊断标准有待统一。

5.其他感染性、嗜酸粒细胞性、淋巴细胞性、肉芽肿性胃炎和 Mi Snariei 病相对少见。除 Hp 感染外,同属螺杆菌的海尔曼螺杆菌可单独(<1%)或与 Hp 共同感

染引起慢性胃炎。其他感染性胃炎(包括其他细菌、病毒、寄生虫、霉菌)更少见。嗜酸粒细胞性、淋巴细胞性、肉芽肿性胃炎和 Mfearier 病相对少见。随着我国克罗恩病(CD)发病率的上升,肉芽肿性胃炎的诊断率可能会有所增加。

6.慢性胃炎的分类尚未统一,一般基于病因、内镜所见、胃黏膜病理变化和胃炎分布范围等相关指标进行分类。

7.基于病因可将慢性胃炎分成 Hp 胃炎和非 Hp 胃炎两大类。病因分类有助于治疗。Hp 感染是慢性胃炎的主要病因,将慢性胃炎分成 Hp 胃炎和非 Hp 胃炎有助于慢性胃炎处理中重视对 Hp 的检测和治疗。

8.基于内镜和病理诊断可将慢性胃炎分萎缩性和非萎缩性两大类。这是慢性胃炎新悉尼系统分类方法。胃黏膜萎缩可分成单纯性萎缩和化生性萎缩,胃黏膜腺体有肠化生者属于化生性萎缩。

9.基于胃炎分布可将慢性胃炎分为胃窦为主胃炎、胃体为主胃炎和全胃炎三大类。这是慢性胃炎悉尼系统分类方法。胃体为主胃炎尤其是伴有胃黏膜萎缩者,胃酸分泌多减少,胃癌的发生风险增加;胃窦为主者胃酸分泌多增加,十二指肠溃疡的发生风险增加。这一胃炎分类法对预测胃炎并发症有一定作用。

三、慢性胃炎的临床表现

1.慢性胃炎无特异性临床表现。有无消化不良症状及其严重程度与慢性胃炎的分类、内镜下表现、胃黏膜组织病理学分级均无明显相关性。

2.自身免疫性胃炎可长时间缺乏典型临床症状,胃体萎缩后首诊症状以贫血和维生素 B_{12} 缺乏引起的神经系统症状为主。

3.其他感染性、嗜酸粒细胞性、淋巴细胞性、肉芽肿性胃炎和 M&K Stri CT 病症状表现多样。

淋巴细胞性胃炎:内镜下表现为绒毛状、疣状胃炎伴糜烂,病理特征为胃黏膜上皮内淋巴细胞>25/100上皮细胞。临床表现多样,1/3～1/2 的患者表现为食欲下降、腹胀、恶心、呕吐,1/5 的患者合并低蛋白血症和乳糜泻。

肉芽肿性胃炎:其为 CD 累及上消化道的表现之一,Horjus Talabur Horje 等在 108 例新诊断的 CD 患者中发现,5% 的病例伴有胃黏膜损伤,病理表现为局灶性胃炎、肉芽肿性胃炎。

四、内镜诊断

1.慢性胃炎的内镜诊断系指肉眼或特殊成像方法所见的黏膜炎性变化,需与病理检查结果结合作出最终判断。慢性萎缩性胃炎的诊断包括内镜诊断和病理诊断，而普通白光内镜下判断的萎缩与病理诊断的符合率较低，确诊应以病理诊断为依据。

2.内镜结合组织病理学检查可诊断慢性胃炎为慢性非萎缩性胃炎和慢性萎缩性胃炎两大基本类型。多数慢性胃炎的基础病变均为炎性反应（充血渗出）或萎缩，因此将慢性胃炎分为慢性非萎缩性胃炎和慢性萎缩性胃炎，此也有利于与病理诊断的统一。慢性非萎缩性胃炎内镜下可见黏膜红斑、黏膜出血点或斑块、黏膜粗糙伴或不伴水肿、充血渗出等基本表现。慢性萎缩性胃炎内镜下可见黏膜红白相间，以白相为主，皱襞变平甚至消失，部分黏膜血管显露；可伴有黏膜颗粒或结节状等表现。慢性胃炎可同时存在糜烂、出血或胆汁反流等征象，这些在内镜检查中可获得可靠的证据。其中糜烂可分为两种类型，即平坦型和隆起型，前者表现为胃黏膜有单个或多个糜烂灶，大小从针尖样到直径数厘米不等；后者可见单个或多个疣状、膨大皱襞状或丘疹样隆起，直径5～1mm，顶端可见黏膜缺损或脐样凹陷，中央有糜烂。糜烂的发生可与 Hp 感染和服用黏膜损伤药物等有关。因此，在诊断时应予以描述，如慢性非萎缩性胃炎或慢性萎缩性胃炎伴糜烂、胆汁反流等。

3.特殊类型胃炎的内镜诊断必须结合病因和病理检查结果。特殊类型胃炎的分类与病因和病理有关，包括化学性、放射性、淋巴细胞性、肉芽肿性、嗜酸粒细胞性以及其他感染性疾病所致者等。

4.放大内镜结合染色对内镜下慢性胃炎病理分类有一定帮助。放大内镜结合染色能清楚显示胃黏膜微小结构，可指导活检，对胃炎的诊断和鉴别诊断以及早期发现上皮内瘤变和肠化生具有参考价值。目前亚甲蓝染色结合放大内镜对肠化生和上皮内瘤变仍保持了较高的准确率。苏木精、靛胭脂、乙酸染色也显示了对上皮内瘤变的诊断作用。

5.电子染色放大内镜和共聚焦激光显微内镜对慢性胃炎的诊断和鉴别诊断有一定价值。电子染色放大内镜对慢性胃炎和胃癌前病变具有较高的敏感性和特异性，但其具体表现特征和分型尚无完全统一的标准。共聚焦激光显微内镜光学活检技术对胃黏膜的观察可达到细胞水平，能实时辨别胃小凹、上皮细胞、杯状细胞等细微结构变化，对慢性胃炎的诊断和组织学变化分级（慢性炎性反应、活动性、萎缩和肠化生）具有一定的参考价值。同时，光学活检可选择性对可疑部位进行靶向活检，有助于提高活检取材的准确性。

6.规范的慢性胃炎内镜检查报告中，描述内容至少应包括病变部位和特征。建议规范慢性胃炎的内镜检查报告，描述内容除胃黏膜病变部位和特征外，建议包括病变性质、胃镜活检部位和活检块数、快速尿素酶检测 Hp 的结果等。

7.活检组织病理学对慢性胃炎的诊断至关重要,应根据病变情况和需要进行活检。用于临床诊断时建议取 2～3 块组织,分别在胃窦、胃角和胃体部位取活检;可疑病灶处另取活检。有条件时,活检可在色素或电子染色放大内镜和共聚焦激光显微内镜引导下进行。对慢性胃炎内镜活检的块数,历届共识意见研讨会争议较多,不利于规范我国慢性胃炎的内镜活检和病理资料库的积累,建议有条件的单位根据新悉尼系统的要求取 5 块标本,即在胃窦和胃体各取 2 块、胃角 1 块,有利于我国慢性胃炎病理资料库的建立;仅用于临床诊断时可取 2～3 块标本。胃窦 2 块取自距幽门 2　3cm 处的大弯和小弯,胃体取自距贲门 8cm 处的大弯(胃体大弯中部)和距胃角近侧 4cm 处的小弯以及胃角各 1 块。

五、慢性胃炎的病理诊断标准

1.应重视贲门炎诊断,必要时增加贲门部黏膜活检。贲门炎是慢性胃炎中未受到重视的一种类型,与胃食管反流病、Barrett 食管等存在一定关系,值得今后加强研究。反流性食管炎如疑合并贲门炎时,宜取活检。

2.标本应足够大,达到黏膜肌层。不同部位的标本需分开装瓶。内镜医师应向病理科提供取材部位、内镜所见和简要病史等临床资料。标本过浅(少)未达黏膜肌层者,失去了判断有无萎缩的依据。活检组织学检查对诊断自身免疫性胃炎十分重要,诊断时应核实取材部位(送检标本需分开装瓶)。此外,临床和实验室资料亦非常重要,严重的 Hp 感染性胃炎中胃体黏膜亦可有明显炎性反应或萎缩。内镜医师应向病理科提供取材部位、内镜所见和简要病史等临床资料,加强临床与病理的联系,可取得更多的反馈信息。

3.慢性胃炎有 5 种组织学变化要分级,即 Hp、活动性、炎性反应、萎缩和肠化生,分成无、轻度、中度和重度 4 级(0、+、++、+++)。分级标准采用我国慢性胃炎的病理诊断标准和新悉尼系统的直观模拟评分法。

直观模拟评分法是新悉尼系统为提高慢性胃炎国际间交流一致率而提出的。我国慢性胃炎的病理诊断标准采用文字描述,比较具体,容易操作,与新悉尼系统基本类似。我国文字描述的病理诊断标准与新悉尼系统评分图结合,可提高我国慢性胃炎病理诊断与国际诊断标准的一致性。对炎性反应明显而 HE 染色切片未发现 Hp 者,应作特殊染色仔细寻找,推荐采用较简便的 GlemSa 染色,也可按各病理室惯用的染色方法,有条件的单位可行免疫组化检测。胃肠黏膜是人体免疫系统的主要组成部分,存在着生理性免疫细胞(主要为淋巴细胞、组织细胞、树突细胞、浆细胞),这些细胞形态在常规 HE 染色切片上难以与慢性炎性细胞进行区分。病理医师建议在内镜检查无明显异常的情况下,高倍镜下平均每个腺管有 1 个单个核细胞浸润可不作为"病理性"胃黏膜对待。

4.慢性胃炎病理诊断应包括部位分布特征和组织学变化程度。有病因可循者应报告病因。胃窦和胃体炎性反应程度相差二级或以上时,加上"为主"修饰词,如"慢性(活动性)胃炎,胃窦为主"病理检查应报告每块活检标本的组织学变化,推荐使用表格式的慢性胃炎病理报告。病理诊断应报告每块活检标本的组织学变化,可向临床医师反馈更详细的信息,有利于减少活检随机误差所造成的结论偏倚,方便临床作治疗前后的比较。表格式的慢性胃炎病理报告可克服活检随机性的缺点,信息简明、全面,便于治疗前后比较。

5.慢性胃炎病理活检显示固有腺体萎缩,即可诊断为萎缩性胃炎,而不必考虑活检标本的萎缩块数和程度。临床医师可根据病理结果并结合内镜表现,最后作出萎缩范围和程度的判断。早期或多灶性萎缩性胃炎的胃黏膜萎缩呈灶性分布。即使活检块数少,只要病理活检显示有固有腺体萎缩,即可诊断为萎缩性胃炎。需注意的是,一切原因引起黏膜损伤的病理过程均可造成腺体数量减少,如于糜烂或溃疡边缘处取活检,不能视为萎缩性胃炎;局限于胃小凹区域的肠化生不算萎缩;黏膜层出现淋巴滤泡不算萎缩,应观察其周围区域的腺体情况来决定;此外,活检组织太浅(未达黏膜肌层者)、组织包埋方向不当等因素均可影响萎缩的判断。

6.肠化生范围和肠化生亚型对预测胃癌发生危险性均有一定的价值,AB-PAS 和 HID-AB 黏液染色能区分肠化生亚型。研究强调应重视肠化生范围,肠化生范围越广,发生胃癌的危险性越高。meta 分析提示肠化生分型对胃癌的预测亦有积极意义,不完全型/大肠型肠化生与胃癌发生更相关。但从病理检测的实际情况来看,慢性胃炎的肠化生以混合型多见,不完全型/大肠型肠化生的检出与活检数量密切相关,即存在取样误差的问题。AB-PAS 染色对不明显肠化生的诊断很有帮助。

7.异型增生(上皮内瘤变)是最重要的胃癌癌前病变。应注明有异型增生(上皮内瘤变)者,可分为轻度、中度和重度异型增生(或低级别和高级别上皮内瘤变)。异型增生和上皮内瘤变是同义词,后者是 WHO 国际癌症研究协会推荐使用的术语。但不论国际还是国内,术语的应用和译法意见尚不一致,病理组建议可同时使用这两个术语。

六、慢性胃炎的治疗

1.慢性胃炎的治疗应尽可能针对病因,遵循个体化原则。治疗的目的是去除病因、缓解症状和改善胃黏膜炎性反应。慢性胃炎的治疗目的是去除病因、缓解症状和改善胃黏膜组织学。慢性胃炎的消化不良症状的处理与功能性消化不良相同。无症状、HP阴性的慢性非萎缩性胃炎无须特殊治疗;但对慢性萎缩性胃炎,特别是严重的慢性萎缩性胃炎或伴有上皮内瘤变者应注意预防其恶变。

2.饮食和生活方式的个体化调整可能是合理的建议。虽然尚无明确的证据显示某些饮食摄入与慢性胃炎症状的发生存在因果关系,且亦缺乏饮食干预疗效的大型临床研究,但饮食习惯的改变和生活方式的调整是慢性胃炎治疗的一部分。目前,临床医师也常建议患者尽量避免长期大量服用引起胃黏膜损伤的药物(如NSAIDS),改善饮食和生活习惯(如避免过多饮用咖啡、大量饮酒和长期大量吸烟)。

3.证实Hp阳性的慢性胃炎,无论有无症状和并发症,均应行Hp根除治疗,除非有抗衡因素存在。如前所述,Hp胃炎不管有无症状和(或)并发症,均属感染性疾病,应行Hp根除治疗,除非有抗衡因素存在(抗衡因素包括患者伴存某些疾病、社区再感染率高、卫生资源优先度安排等)。

4.Hp胃炎治疗采用我国第五次Hp感染处理共识推荐的铋剂四联Hp根除方案。我国第五次Hp感染处理共识推荐Hp根除方案为铋剂四联方案,即质子菜抑制剂(PPI)＋铋剂＋两种抗菌药物,疗程为10d或14d。

5.Hp根除治疗后所有患者均应常规行Hp复查,评估根除治疗的效果;最佳的非侵入性评估方法是尿素呼气试验($^{13}C/^{14}C$);评估应在治疗完成后不少于4周进行。

6.伴胆汁反流的慢性胃炎可应用促动力药和(或)有结合胆酸作用的胃黏膜保护剂。胆汁反流是慢性胃炎的病因之一。幽门括约肌功能不全导致胆汁反流入胃,后者削弱或破坏胃黏膜屏障功能,使胃黏膜遭到消化液作用,产生炎性反应、糜烂、出血和上皮化生等病变。促动力药如盐酸伊托必利、莫沙必利和多潘立酮等可防止或减少胆汁反流。而有结合胆酸作用的铝碳酸镁制剂可增强胃黏膜屏障并可结合胆酸,从而减轻或消除胆汁反流所致的胃黏膜损伤。有条件时,可酌情短期应用熊去氧胆酸制剂。

7.服用引起胃黏膜损伤的药物如NSAIDs(包括阿司匹林)后出现慢性胃炎症状者,建议加强抑酸和胃黏膜保护治疗;根据原发病进行充分评估,必要时停用损伤胃黏膜的药物。临床上常见的能引起胃黏膜损伤的药物主要有抗血小板药物、NSAIDs(包括阿司匹林)等。当出现药物相关胃黏膜损伤时,首先根据患者使用药物的治疗目的评估患者是否可停用该药物;对于须长期服用上述药物者,应筛查Hp并进行根除,根据病情或症状严重程度选用PPI、H受体拮抗剂(H_2RA)或胃黏膜保护剂。多项病例对照研究以及随机对照试验显示,PPI是预防和治疗NSAIDs相关消化道损伤的首选药物,优于HRA和胃黏膜保护剂。

8.有胃黏膜糜烂和(或)以上腹痛和上腹烧灼感等症状为主者,可根据病情或症状严重程度选用胃黏膜保护剂、抗酸剂、HRA或PPI。以上腹饱胀、恶心或呕吐等为主要症状者可选用促动力药。具有明显进食相关的腹胀、纳差等消化功能低下症状者,可考虑应用消化酶制剂。胃酸/胃蛋白酶在胃黏膜糜烂(尤其是平坦糜烂)和上腹痛或上腹烧灼感等症状的发生中起重要作用,抗酸或抑酸治疗对愈合糜烂和消除上述症状有效。胃黏膜保护剂如吉法酯、替普瑞酮、铝碳酸镁制剂、瑞巴派特、硫糖铝、依卡倍特、聚普瑞锌等可改善胃黏膜屏障,促进胃黏膜糜烂愈合,但对症状的改善作用尚有争议。抗酸剂起效迅速但作用相对短暂;包括奥美拉唑、艾司奥美拉唑、雷贝拉唑、兰索拉唑、泮托拉唑和艾普拉唑等在内的PPI抑酸作用强而持久,可根据病情或症状严重程度选用。PPI主要在肝脏经细胞色素P450系统中的CYP2C19、CYP3A4代谢,可能与其他药物发生相互作用。其中奥美拉唑发生率最高,艾司奥美拉唑是奥美拉唑的纯左旋结构,既保证了强而持久的抑酸作用,又明显降低了对CYP2C19的依赖。泮托拉唑和艾普拉唑与CYP2C19的亲和力低,雷贝拉唑主要经非酶代谢途径;这三者受CYP2C19基因多态性的影响较小。在慢性胃炎的治疗中,建议PPI的应用需遵从个体化原则,对于长期服用者应掌握适应证、有效性和患者的依从性,并全面评估获益和风险。对于非溃疡性消化不良症状,H_2RA的疗效较安慰剂高出22%,PPI的疗效较安慰剂高出14%,说明两者在治疗消化不良症状中的疗效相当。上腹饱胀或恶心、呕吐的发生可能与胃排空迟缓相关,胃动力异常是慢性胃炎不可忽视的因素。促动力药可改善上述症状。多潘立酮是选择性外周多巴胺D_2受体拮抗剂,能增加胃和十二指肠动力,促进胃排空。此外,可针对进食相关的中上腹饱胀、纳差等消化不良症状应用消化酶制剂,推荐患者餐中服用,效果优于餐前和餐后服用,目的在于在进食的同时提供充足消化酶,以帮助营养物质的消化、缓解相应症状。消化酶制剂种类较多,我国常用的消化酶制剂包括米曲菌胰酶片、复方阿嗪米特肠溶片、胰酶肠溶胶囊、复方消化酶胶囊等。

9.有消化不良症状且伴明显精神心理因素的慢性胃炎患者可用抗抑郁药或抗

焦虑药。流行病学调查发现,精神心理因素与消化不良症状发生相关,尤其是焦虑症和抑郁症。抗抑郁药物或抗焦虑药物可作为伴有明显精神心理因素者以及常规治疗无效和疗效差者的补救治疗,包括三环类抗抑郁药(TCA)或选择性 5-羟色胺再摄取抑制剂(SSRI)等。上述治疗主要是针对消化不良症状。

10.中医、中药可用于慢性胃炎的治疗。多个中成药可缓解慢性胃炎的消化不良症状,甚至可能有助于改善胃黏膜病理状况;如摩罗丹、胃复春、羔羊胃提取物维 B_{12} 胶囊等。但目前多缺乏多中心、安慰剂对照、大样本、长期随访的临床研究证据。

七、慢性胃炎的转归和胃癌预防

1.慢性胃炎特别是慢性萎缩性胃炎的进展和演变受多种因素影响,伴有上皮内瘤变者发生胃癌的危险性有不同程度的增加。当然,反复或持续 HP 感染、不良饮食习惯等均为加重胃黏膜萎缩和肠化生的潜在因素。水土中含过多硝酸盐,微量元素比例失调,吸烟,长期饮酒,缺乏新鲜蔬菜、水果和所含的必要营养素,经常食用霉变、腌制、熏烤和油炸食物等快餐食物,过多摄入食盐,有胃癌家族史,均可增加慢性萎缩性胃炎的患病风险或加重慢性萎缩性胃炎甚至增加癌变的可能。新近研究发现 AMPH、PCDH10、RSP02、S0RCS3 和 ZNF610 基因甲基化可预示胃黏膜病变的进展。慢性萎缩性胃炎常合并肠化生,少数出现上皮内瘤变,经历长期的演变后少数病例可发展为胃癌。低级别上皮内瘤变大部分可逆转而较少恶变为胃癌。

2.除遗传因素、Hp 感染情况和饮食状况、生活习惯因素外,年龄与组织学的萎缩甚至肠化生的出现相关。综合多种因素可以"胃龄"反映胃黏膜细胞的衰老状况。多数慢性非萎缩性胃炎病情较稳定,特别是不伴有 Hp 持续感染者。某些患者随着年龄增加,因衰老而出现萎缩等组织病理学改变。更新的观点认为无论年龄,持续 Hp 感染可能导致慢性萎缩性胃炎。同一年龄者胃黏膜的衰老程度不尽相同,即可有不同的"胃龄";后者可依据胃黏膜细胞端粒的长度进行测定、计算。实际年龄与"胃龄"差大者,可能更需要密切随访。

3.慢性萎缩性胃炎尤其是伴有中-重度肠化生或上皮内瘤变者,应定期行内镜和组织病理学检查随访。一般认为,中-重度慢性萎缩性胃炎有一定的癌变率。为了既减少胃癌的发生,又方便患者且符合医药经济学要求,活检有中-重度萎缩并伴有肠化生的慢性萎缩性胃炎 1 年左右随访一次,不伴有肠化生或上皮内瘤变的慢性萎缩性胃炎可酌情内镜和病理随访。伴有低级别上皮内瘤变并证实此标本并非来源于癌旁者,根据内镜和临床情况缩短至 6 个月左右随访一次;而高级别上皮内瘤变需立即确认,证实后行内镜下治疗或手术治疗。为便于监测、随访病灶,有条件时可考虑进行有目标的光学活检或胃黏膜定标活检,以提高活检阳性率和监测随访的准确性。但需指出的是,萎缩病灶本身就呈"灶状分布"原定标部位变化不等于未定标部位变化。不能简单拘泥于与上次活检部位的一致性而忽视了新发病灶的活检。目前认为萎缩/肠化生的范围是判断严重程度的重要指标,这是定标不能反映的。

4.OLGA 和 OLGIM 分级分期系统能反映慢性胃炎患者胃黏膜萎缩程度和范围,有利于胃癌风险分层。基于胃炎新悉尼系统对炎性反应和萎缩程度的半定量评分方法,采用胃炎分期代表胃黏膜萎缩范围和程度,将慢性胃炎的组织病理学与癌变危险性联系起来,为临床医师预测病变进展和制定疾病管理措施提供更为直观的信息。

5.血清胃蛋白酶原(PG)I、PGn 以及胃泌素-17(gaStrm-17)的检测可能有助于判断有无胃黏膜萎缩及其程度。血清 PGI、PGn、PGI/II 比值联合抗 Hp 抗体检测有助于风险分层管理。PG 水平可反映胃黏膜的功能状态,当胃黏膜出现萎缩,PGI 和 PGn 水平下降,PGI 水平下降更明显,故 PGI/n 比值随之降低。PG 测定有助于判断萎缩的范围,胃体萎缩者 PGI、PGI/n 比值降低,血清胃泌素-17 水平升高;胃窦萎缩者血清胃泌素-17 水平降低,PGI、PGi/n 比值正常;全胃萎缩者则两者均降低。通常将 PGI 矢 70g/L 且 PGI/n 比值幻.0 作为萎缩性胃炎的诊断临界值,欧洲和日本广泛以此作为胃癌高危人群筛查的标准;我国胃癌高发区筛查常采用 PGI 矢 70g/L 且 PGI/n 比值矢 7.0 的标准,目前尚缺乏大样本的随访数据加以佐证。

6.根除 Hp 可减缓炎性反应向萎缩、肠化生甚至异型增生的进程和降低胃癌发生率,但最佳的干预时间为胃癌前变化(包括萎缩、肠化生和上皮内瘤变)发生前。较多研究发现,Hp 感染有促进慢性萎缩性胃炎发展为胃癌的作用。根除 Hp 可明显减缓癌前病变的进展,并有可能减少胃癌发生的危险。京都共识特别倡导根除 Hp 以预防胃癌。

7.某些维生素可能有助于延缓萎缩性胃炎的进程,从而降低癌变风险。某些维生素以及微量元素硒可能降低胃癌发生的危险性。但一项大型队列研究(非随机对照试验)显示多种维生素并不能降低胃癌发生率。对于部分体内低叶酸水平者,适量补充叶酸可改善慢性萎缩性胃炎组织病理学状态而减少胃癌的发生。

第二节 急性胃炎

急性胃炎系指由不同原因所致的胃黏膜急性炎症和损伤。临床上按病因及病理变化的不同,分为急性单纯性胃炎、急性糜烂性胃炎、急性腐蚀性胃炎、急性化脓性胃炎,其中临床上以急性单纯性胃炎最为常见。常见的病因有乙醇、药物、应激、感染、十二指肠液反流、胃黏膜缺血、缺氧、食物变质和不良的饮食习惯、腐蚀性化学物质以及放射损伤或机械损伤等。

【诊断标准】

1.临床表现

(1)症状:常有上腹痛、腹胀、恶心、呕吐和嗳气及食欲缺乏等。如伴胃黏膜糜烂出血,则有呕血和(或)黑便,大量出血可引起出血性休克。药物和应激状态所致的胃炎,常以呕血或黑便为首发症状。细菌感染患者可出现腹泻等。腐蚀性胃炎可吐出血性黏液,严重者可发生食管或胃穿孔,引起胸膜炎或弥漫性腹膜炎。化脓性胃炎起病常较急,有上腹剧痛、恶心、呕吐、寒战和高热,血压可下降,出现中毒性休克。也有部分患者仅有胃镜下所见,而无任何症状。

(2)体征:上腹部压痛是常见体征,尤其多见于严重疾病引起的急性胃炎出血者。腐蚀性胃炎因口腔黏膜、食管黏膜和胃黏膜都有损害,口腔、咽喉黏膜充血、水肿和糜烂。化脓性胃炎有时体检则酷似急腹症。

2.辅助检查

(1)胃镜检查:急性糜烂出血性胃炎的确诊有赖于急诊胃镜检查,一般应在出血后 24~48 小时内进行,可见到以多发性糜烂、浅表溃疡和出血灶为特征的急性胃黏膜病损。食物中毒患者宜于呕吐症状有所缓解后再考虑是否需要进行胃镜检查,吞服腐蚀剂者则为胃镜检查禁忌。

(2)护理配合:检查前核对病人信息无误后,将病人安置于操作床上,双下肢屈屈,口内含牙垫做好解释工作,让患者放松,做好配合,安装好内镜,检查送气送水,内镜检查时安抚病人,发现异常病变,协助医生取病理活检,放于福尔马林溶液内固定,并标记清晰,与医生核对无误后发给患者,同时再次核对无误后双签字送检。检查完毕,整理用物,将污染内镜放于污染车内送回洗消间。

(3)实验室检查:疑有出血者应做呕吐物或粪便隐血试验、红细胞计数、血红蛋白测定和红细胞压积。感染因素引起者,应做白细胞计数和分类检查,粪便常规和培养。

(4)X线钡餐检查无诊断价值。

3.诊断

(1)病因诊断:急性胃炎应作出病因诊断,药物性急性胃炎最常见的是由非甾体抗炎药(NSAIDs)如酮洛芬、吡罗昔康、消炎痛等以及阿司匹林所致。严重外伤、败血症、呼吸衰竭、低血容量性休克、烧伤、多脏器功能衰竭、中枢神经系统损伤等应激状态时要警惕急性胃黏膜病变的发生。常见的还有乙醇性急性胃炎、急性腐蚀性胃炎等。

(2)鉴别诊断:急性胃炎应与急性阑尾炎、急性胰腺炎、急性胆囊炎相鉴别。

【治疗原则】

(1)针对病因,去除损害因子,根除 Hp、去除 NSAIDs 或乙醇的诱因。积极治疗原发病。

(2)严重时禁食,逐渐过渡到流质、半流质饮食。

(3)对症和支持疗法呕吐患者因不能进食,应补液,用葡萄糖及生理盐水维持水、电解质平衡,伴腹泻者注意钾的补充。腹痛者可用阿托品、复方颠茄片或山莨菪碱等解痉药。以恶心、呕吐或上腹胀为主者可选用甲氧氯普胺、多潘立酮或莫沙必利等促动力药。

(4)药物治疗

①抑酸剂:可应用 H_2 受体阻滞剂:雷尼替丁 150mg,每日 2 次;法莫替丁 20mg,每日 2 次;不能口服者可用静脉滴注。

②胃黏膜保护剂和抗酸剂:硫糖铝、胶体铋、铝碳酸镁等,每日 3~4 次口服。

③细菌感染所引起者可根据病情,选用喹诺酮类制剂、氨基糖苷类制剂或头孢菌素。应激性急性胃炎常出现上消化道出血,应抑制胃酸分泌,提高胃内 pH。临床常用法莫替丁 40~80mg/d 或雷尼替丁 300mg/d 静脉滴注,质子泵抑制剂抑酸效果更强,疗效更显著,如奥美拉唑 40~80mg 静脉注射或静脉滴注,每日 2 次。

(5)并发症的治疗:急性胃炎的并发症包括穿孔、腹膜炎、水电解质紊乱和酸碱失衡等。细菌感染者选用抗生素治疗,因过度呕吐致脱水者及时补充水和电解质,并适时检测血气分析,纠正酸碱失衡。对于穿孔或腹膜炎者,则需要考虑外科治疗。

第三节　消化性溃疡

消化性溃疡指胃及十二指肠黏膜被胃酸和胃蛋白酶等自身消化而发生的溃疡,其深度达到或穿透黏膜肌层,直径多大于 5mm。消化性溃疡包括胃溃疡(GU)

和十二指肠溃疡(DU),亦可见于食管下段、胃肠吻合术的吻合口、空肠 Meckel 憩室等。消化性溃疡的发生是损害因素与防御因素之间平衡失调的结果,幽门螺杆菌(Hp)、非甾体抗炎药(NSAIDs)和遗传等,在发病机制中占有重要地位。

【诊断标准】

1.临床表现

(1)上腹疼痛:为最主要的症状,其特点为慢性病程,呈周期性、节律性发作,发病常与季节变化、精神紧张、过度疲劳和饮食不当等有关。疼痛性质可为隐痛、烧灼感、钝痛或剧痛。GU 疼痛多位于剑突下偏左;DU 疼痛常位于中上腹偏右,少数向后背放散。疼痛的发生及缓解与进食有一定的关系,GU 疼痛多出现在餐后 0.5~1.5 小时,持续 1~2 小时,至下次进餐前消失;DU 疼痛好发于餐后 3~4 小时或夜间,少许进食后可缓解。

(2)伴随症状:可有反酸、嗳气、恶心及呕吐等胃肠道症状。

(3)体格检查:体征较少,缓解期多无明显体征,发作期可有上腹压痛,部位较局限和固定。

(4)并发症

①出血:常见,可为首发症状。表现为呕血和(或)黑便,严重者可出现失血性休克。

②溃疡穿孔:溃疡穿透浆膜层至游离腹腔可导致急性穿孔,溃疡穿透与邻近器官组织粘连,可导致穿透性溃疡或溃疡慢性穿孔。急性穿孔时胃或十二指肠内容物流入腹腔,可引起急性弥漫性腹膜炎,亚急性或慢性穿孔可引起局限性腹膜炎、肠粘连或肠梗阻征象。

③幽门梗阻:多由于十二指肠溃疡引起,亦可发生于幽门前或幽门管溃疡。呕吐为其主要症状,多发生于餐后 0.5~1 小时,呕吐物中含发酵宿食。

④癌变:少数 GU 可发展为胃癌,目前未见有 DU 发生癌变的报道。

2.实验室检查

(1)胃分泌功能检查:测定每小时基础胃酸分泌量(BAO)、每小时胃酸最大分泌量(MAO)及 BAO/MAO 比值,了解胃酸分泌情况。GU 患者 BAO 可正常或稍低,DU 患者 BAO 与 MAO 均可增高。

(2)粪隐血试验:阳性者提示消化性溃疡伴有出血。

3.辅助检查

(1)X 线钡餐检查:X 线气钡双重造影辅以低张、加压和变动体位等,可观察胃及十二指肠各部的形状、轮廓、位置、张力、蠕动及黏膜像。直接征象可见龛影、黏膜集中;间接征象可见溃疡导致激惹的功能性改变和溃疡愈合、瘢痕收缩导致的局部变形。

(2)内镜检查:内镜检查是确诊的主要手段,可直接观察溃疡的部位、形态、大小及数目,还可在直视下钳取活体组织做病理组织学检查,对良、恶性溃疡进行鉴别。

(3)护理配合:检查前核对病人信息无误后,将病人安置于操作床上,双下肢屈屈,口内含牙垫做好解释工作,让患者放松,做好配合,安装好内镜,检查送气送水,内镜检查时安抚病人,发现异常病变,协助医生取病理活检,放于福尔马林溶液内固定,并标记清晰,与医生核对无误后发给患者,同时再次核对无误后双签字送检。检查完毕,整理用物,将污染内镜放于污染车内送回洗消间。

(4)幽门螺杆菌检查

①侵入性检查:包括组织切片染色镜检、尿素酶试验、细菌培养和聚合酶链反应(PCR)等。

②非侵入性检查:包括^{13}C 或^{14}C-尿素呼气试验、Hp 血清学试验和粪 Hp 抗原检测等。但 Hp 血清学试验阳性者不能代表 Hp 现症感染。

【治疗原则】

1.一般治疗　注意生活、饮食规律,避免过度劳累和精神紧张。饮食以少食多餐为宜,应戒烟、忌酒。慎用或不应用 NSAIDs、激素等药物。

2.药物治疗

(1)抑制胃酸分泌的药物

①质子泵抑制剂:质子泵抑制剂(PPI)对胃壁细胞泌酸小管中 H^+-K^+-ATP 酶具有直接抑制作用,使胃内 pH＞3 的时间可达 18h/d 以上,是治疗酸相关性疾病的首选药物,其疗效优于 H_2 受体拮抗剂。目前应用于临床的 PPI 有:奥美拉唑(20～40mg/d)、兰索拉唑(30mg/d)、潘托拉唑(40mg/d)、雷贝拉唑(10～20mg/d)、埃索美拉唑(20～40mg/d)等。治疗 GU 疗程一般为 8 周,治疗 DU 疗程一般为 4～6 周。奥美拉唑针剂治疗溃疡出血,尤其大量出血的治疗多采用 PPI 静脉注射或持续静脉输注治疗。

②H_2 受体拮抗剂:可竞争性拮抗组胺促胃液分泌的作用,明显抑制组胺、五肽胃泌素、进食等刺激引起的胃酸分泌,几乎可完全抑制夜间分泌,亦可抑制迷走神经刺激的胃酸分泌。目前应用于临床的 H_2 受体拮抗剂有:西米替丁(800mg,1 次/日)、雷尼替丁(150mg,2 次/日)、法莫替丁(20mg,2 次/日)、尼扎替丁

（150mg，2 次/日）、罗沙替丁（75mg，2 次/日）。治疗 GU 疗程一般为 8 周，治疗 DU 疗程一般为 4 周。

（2）抗酸剂：常用药物有铝碳酸镁、磷酸铝、氢氧化铝、胃舒平等。

（3）胃黏膜保护剂：可缓解症状、提高溃疡愈合质量、防治溃疡复发。目前应用于临床的胃黏膜保护剂有硫糖铝（1.0g，3～4 次/日）、胶体铋剂（240mg，2 次/日）、胶态果胶铋剂（100mg，3 次/日）、前列腺素（200μg，1 次/日）、替普瑞酮（50mg，37 次/日）、吉法酯（100mg，3 次/日）、瑞巴派特（100mg，3 次/日）等。

（4）幽门螺杆菌根除治疗

①以质子泵抑制剂为基础的三联治疗方案：PPI 联合两种抗生素，如埃索美拉唑 20mg、阿莫西林 1.0g、克拉霉素 0.5g，2 次/日，连服 10 天或 14 天。

②以胶体铋剂为基础的三联治疗方案：胶体铋剂联合两种抗生素，如胶体铋剂 0.24g、阿莫西林 1.0g、甲硝唑 0.4g，2 次/日，连服 14 天。

③幽门螺杆菌四联根除治疗方案：PPI、胶体铋剂联合两种抗生素。

（5）维持治疗：药物剂量多数推荐：治疗剂量减为半量；按需治疗。

3.外科治疗　手术适应证：包括溃疡穿孔、大量反复出血经内科治疗无效、幽门梗阻和癌变等。

第四节　胃癌

胃癌是指源于胃黏膜上皮细胞的恶性肿瘤，主要是胃腺癌。据世界卫生组织公布的报告，世界胃癌年发病率为 13.86/10 万，男性中，胃癌的发病率和死亡率均占恶性肿瘤的第二位。我国是胃癌的高发区，胃癌年患病率和死亡率均是世界平均水平的 2 倍多。我国胃癌男性发病率和死亡率一直居各种肿瘤发病与死亡的首位。

胃癌分为早期和进展期两种，早期胃癌是指癌组织浸润仅达黏膜层和黏膜下层，进展期指癌组织浸润已达肌层或更深层。

【诊断标准】

1.临床表现

（1）发病年龄及性别：胃癌可发生于任何年龄，但以 40～60 岁多发，男女之比约为 2∶1。

（2）症状：早期胃癌无特异性临床症状，进展期胃癌以体重下降、上腹部不适或疼痛为最常见。肿瘤位于贲门部可以出现吞咽困难，位于胃窦部可引起呕吐。其他还有食欲不振、消化道出血、乏力、早饱等。

（3）体征：早期胃癌无任何体征。中晚期胃癌以上腹压痛最常见，部分患者可触及上腹肿块，可有贫血、肝肿大、黄疸、腹腔积液、左锁骨上淋巴结肿大。

2.辅助检查

（1）常规及生化检查：早期胃癌常无特殊表现，胃液及大便潜血的检测可以为发现消化道肿瘤提供线索；胃液酸度检测约有 65％胃癌患者呈现胃酸缺乏。进展期胃癌常可出现贫血，肝功能异常。

（2）肿瘤标志物检测：如胃液胎儿硫糖蛋白、血液或胃液癌胚抗原、K-ras 基因、P53 等，但目前尚未发现对胃癌诊断有特异性价值的指标，还不能作为常规诊断的必需项目。

（3）胃镜检查：胃镜检查是胃癌尤其是早期胃癌诊断的主要手段。为了更早地发现胃癌，对有胃部症状或有胃癌家族史或患有胃的癌前疾病者均应尽早或定期行胃镜检查。内镜下活检进行病理学检查，可确定细胞分化程度和组织细胞分型。如胃镜检查与病理组织学诊断不符，应尽早复查胃镜并活检。

（4）护理配合：检查前核对病人信息无误后，将病人安置于操作床上，双下肢屈屈，口内含牙垫做好解释工作，让患者放松，做好配合，安装好内镜，检查送气送水，内镜检查时安抚病人，发现异常病变，协助医生取病理活检，放于福尔马林溶液内固定，并标记清晰，与医生核对无误后发给患者，同时再次核对无误后双签字送检。检查完毕，整理用物，将污染内镜放于污染车内送回洗消间。

（5）X 线钡餐检查：采用气钡双重对比技术检查胃癌仍是目前诊断胃癌的重要方法之一，但如发现恶性胃小区改变或恶性溃疡征象而不能确诊，或发现肿块性病变或浸润性病变或巨大胃皱襞等，均必须行胃镜检查并取活检行病理组织学检查确诊。

（6）B 型超声诊断：口服对比剂，用 B 超探头对胃进行检查有一定意义，其效果在进展期胃癌更明显。

（7）CT 及 MRI 检查：可发现胃壁增厚、腔内肿块、胃腔狭窄等胃癌的基本征象，观察胃癌的转移征象是其主要作用之一。

【治疗原则】

1.手术治疗　胃癌一旦确诊应尽早手术切除为宜，手术仍是目前治愈胃癌的主要手段。

2.辅助化疗

（1）术前化疗：外科手术前的新辅助化疗以缩小原发灶增加根治切除的可能性。术前 1 周给予 1～2 种抗癌药，如 5-FU 1000mg 静脉注射，每日 1 次，连续 3～

5日。

(2)术中化疗:手术过程中行局部动脉插管,一次性足量灌注化疗药物以提高手术切除率。

(3)术后化疗:是根治胃癌最常用的方法,用于清除隐匿性转移灶以防止复发。化疗于术后3～4周内开始为宜,可根据患者身体条件行单一或联合化疗。

(4)联合化疗:是失去手术切除机会的晚期胃癌患者重要的治疗方法,常选用的化疗药物有奥沙利铂、氟尿嘧啶(5-FU)、顺铂、表柔比星、多西他赛、阿霉素、丝裂霉素;而替吉奥、卡培他滨是能口服的5-FU衍生物,可用来替代5-FU,可单药口服,或与其他药物如顺铂或奥沙利铂等联合使用。

3.放射治疗　胃癌对放疗的敏感性较差,一般效果不理想,不单独使用。主要是手术中对肿瘤及暴露组织等进行照射。

4.免疫治疗　免疫治疗是肿瘤生物治疗的一种,但到目前为止尚无理想的免疫治疗方法应用于临床,仍是手术、化疗和放疗的辅助治疗方法。

5.内镜治疗

(1)早期胃癌的内镜治疗:胃镜下切除早期癌,包括胃黏膜切除术、黏膜下剥离术、激光治疗、光动力治疗、微波治疗、局部注药治疗。

①黏膜切除术(EMR):EMR治疗早期胃癌的适应证是:黏膜层早癌;高分化腺癌;小于20mm的Ⅱa(表面隆起型);小于10mm的Ⅱb(表面平坦型),没有溃疡形成或溃疡瘢痕的Ⅱc(表面凹陷型)。EMR特别适用于年老、体弱等不适合或不能耐受外科手术者。

②黏膜下剥离术(ESD):是在EMR基础上发展而来的新技术。2004年日本胃癌协会提出了ESD治疗早期胃癌的扩大适应证:肿瘤直径≤20mm,无合并溃疡的未分化型黏膜内癌;不论病灶大小,无合并溃疡的分化良好的黏膜内癌;肿瘤直径≤30mm,合并溃疡的分化良好的黏膜内癌;肿瘤直径≤30mm,无合并溃疡的分化良好的黏膜下SM1癌。

③其他:早期胃癌的治疗还可采用内镜下注射纯乙醇方法,使病灶缩小、局限、纤维化,亦可采用内镜微波凝固或激光治疗,其缺点是无术后病理组织学检查评价治疗效果。早期胃癌患者除行必要的内镜或手术治疗外,如幽门螺杆菌(Hp)阳性,亦应行有效的Hp根除治疗。

(2)晚期胃癌内镜治疗:晚期胃癌行内镜下激光或电凝烧灼使肿瘤组织脱落可暂时缓解梗阻症状,但由于肿瘤生长迅速,常需几周内重复。位于贲门部的晚期癌,亦可放置膨胀型支架以缓解患者梗阻症状并能进食维持营养。

第五节　胃疾病的内镜治疗

经皮内镜下胃造瘘术(PEG)是指在内镜引导下,经皮穿刺放置胃造瘘管,以达到胃肠道营养和减压的目的。此技术操作简便、快速而且安全、不需特殊麻醉及术后并发症低;与全胃肠外营养相比,胃肠内营养更易于吸收,为不能经口进食、需要肠道营养支持疗法的患者免除了外科手术胃造瘘的痛苦。经皮穿刺胃造瘘术有两种方法,一是在胃镜下,二是不借助胃镜直接在 X 线透视下做经皮穿胃造瘘术。

胃肠功能正常但不能经口进食者,维持营养的最好方法是经鼻胃管或出胃造瘘管饲营养,但插入鼻胃管易引起食管糜烂、出血和狭窄;小口径鼻胃管虽可减少这些并发症,但很难达到满意的营养目的;而手术造瘘则有约 1/3 的患者出现并发症,此类患者的病死率达 48%。自 Ponsky 等创用经皮内镜胃造瘘术(PEG)以来,其在欧美等国家已广泛应用于临床,我国近年来也有类似报道。PEG 是一项无需外科手术及全身麻醉的胃造瘘技术,对不能耐受剖腹手术的患者,可采用 PEG 方法重建消化道营养通路。PEG 方法操作简便易行,安全快捷。

一、适应证

凡各种原因造成的经口进食困难引起营养不良,而胃肠道功能正常,需要长期营养支持者,特别适合于下列情况:

1.各种神经系统疾病及全身性疾病所致的不能吞咽,伴或不伴有吸入性呼吸道感染。如脑干炎症、变性或肿瘤所致的咽麻痹,脑血管意外、外伤、肿瘤或脑部手术后意识不清,经口腔或鼻饲补充营养有困难者。

2.食管病变所致狭窄,头颈部肿瘤累及下咽部和食管造成进食困难。

3.恶性肿瘤引起的恶病质及厌食,需经胃肠道补充营养者。

4.作为胃肠减压的一种方法。

5.长期输液,反复发生感染者。

6.严重的胆外瘘需将胆汁引流回胃肠道者。

7.食管切除术后胸腔胃不宜经口饮食。

二、禁忌证

1.胃部疾病,特别是胃前壁肿物、活动性巨大溃疡等疾病有碍于此手术进行。

2.大量腹水。

3.凝血障碍或近期进行抗凝治疗及术前服用阿司匹林。

4.有胃溃疡或胃出血病史,门静脉高压致腹壁和食管胃底静脉曲张者。

5.胃大部切除术后,残胃位于肋弓之下,无法从上腹部经皮穿刺胃造瘘。

6.各种原因所致的幽门梗阻。

三、术前准备

1.患者准备

(1)备皮:同外科手术,左上腹部清洁备皮。

(2)预防性应用抗生素:静脉大剂量滴入广谱抗生素,预防局部造瘘口周围皮肤感染及相关性蜂窝织炎和肺炎。

(3)CT 或 B 超判断肝左叶的位置:透视确定横结肠的位置,必要时可用钡灌肠确定;静脉注入 1~2mg 胰高血糖素抑制胃蠕动。

(4)其他:患者禁食 12h,术前 30min 静脉推注 5~10mg 地西泮,注意排除胃出口梗阻,这种情况不适于胃造瘘术。

2.器械准备

(1)经皮内镜下胃造瘘术:前视内镜、圈套器、小切开手术包,胃造瘘管,粗丝线导引钢丝,16 号套管针。

(2)X 线透视下经皮穿胃造瘘术:18~22G 的穿刺针和套管针;强扭力"J"型导丝,各种型号配套的扩张器,其大小应与穿刺针和胃造瘘管匹配。12~16F 侧孔猪尾巴导管,如果主要用于胃肠减压则需较大内径的导管如 18F;如果主要用于补充液体,则可用 8~9F 导管。

四、操作方法与步骤

1.经皮内镜下胃造瘘术　在食道、胃、十二指肠正常解剖情况下 PEG 标准位置是,体表在左上腹,腹中线距左肋缘下 4~8cm 处;胃内在胃体中下部或窦一体交界处胃前壁。(1)线拉式置管法,又称 Ponsky 法:①患者仰卧位,床头抬高 45°,护士做好胃镜检查前的工作,备齐用物,按胃镜操作规程,系统上消化道内镜检查,排除 PEG 禁忌证。使内镜前端处于胃幽门管,后逐渐退镜至胃体中下部或窦体交界处,内镜前端正对胃前壁。胃腔内大量充气使胃扩张并始终保持。助手根据腹壁观察到胃腔内射出的光团,选择 PEG 的最佳位置,用手轻压腹壁感觉胃镜前端的位置,再次在胃镜下证实该区胃黏膜正常,确定手术范围;②PEG 定位点周围皮肤局部消毒,铺洞巾,1%~2%利多卡因多层局部浸润麻醉至腹膜下;③护士递圈套器予大夫,将圈套器经内镜活检孔插入胃内,张开置于胃前壁穿刺点处;④穿刺部位皮肤0.5～1.0cm纵行切口,钝性分离皮下筋膜至肌层,将16号套管穿刺针垂直穿刺进入胃腔,用圈套器套住针头护士收紧圈套器;⑤拔出针芯,顺套管针穿入丝线使其进入胃内,当丝线进入10cm左右,护士用圈套器套紧丝线;⑥将胃镜、圈套器、丝线一同从患者口中退出,丝线经腹壁进入胃腔引出口外,退出穿刺针套管,保留丝线;⑦丝线经穿刺针外套管穿入在造瘘道尾部结扎牢固,将造瘘道拉入外套管尾端牢固后,在丝线、外套管、造瘘管涂消毒润滑油、牵拉腹壁外丝线另一端,将穿刺针、外套管及造瘘道经口咽、食道、胃拔出至腹壁外;⑧进入胃镜观察胃造瘘管末端紧贴胃黏膜,退出胃镜,护士整理用物并交代注意事项。保持胃腔内胃壁和腹壁挤压张力适当的情况下外固定胃造瘘管,避免压力过大以防造成压迫性胃黏膜或皮肤坏死、感染及胃管脱落。

（2）导引钢丝推进置管法,又称Sacks-Vine法:使用的器械是美国生产的Bard Guidewize P.E.G.System(Bard导引钢丝胃造瘘系列),其中胃造瘘管末端附有扩张器。操作方法与Ponsky法的区别:①18♯Seldinger套道针穿刺至胃腔,拔出针芯,送入260cm长的导引钢丝,圈套器套住导引钢丝,经口取出。②沿导丝经口引入造瘘管,一面沿导丝推进造瘘管至胃前壁,一面同时向前推进Selding导道针,使腹壁至胃前壁的穿刺管扩张,便于将造瘘管拉出腹壁。

（3）Russell法:使用的器械是以美国Cook公司生产的Russell Gastrostomy tray较好。在穿刺点用穿刺针穿刺至胃腔后,经针头送入一根导丝,拔去穿刺针,沿导丝切开皮肤至肌膜,由14F或16F特制的扩张器,中间空芯,可穿过导丝,并套有外鞘,沿导丝旋转进入胃腔进行扩张,最后将带有外鞘的扩张器旋转进入胃内,拔出扩张器,留下外鞘。沿扩张器外鞘插入12F或14F Foley气囊导管,注气或注水使前端气囊膨大,向外牵拉使气囊紧贴胃黏膜,固定器固定腹壁外段。

为达到胃肠减压和胃肠道营养的目的,且防止食管反流及吸入性肺部感染,最好将饲管置于十二指肠远端,通常在内镜及导引钢丝辅助下完成。首先通过PEG管将软导丝在内镜及X线透视下插入十二指肠及屈氏韧带远端,在导丝引导下插入软细管。拔出导丝,注入造影剂证实在空肠上端后完成操作。

也可采用Macfadyen的新方法:常规行PEG后,经PEG管插入活检孔,并经口插入胃镜,用圈套器将活检孔托出口腔,再次插入胃镜至十二指肠远端,经内镜活检孔插入一鼻胆道至十二指肠远端,退出胃镜,经活检钳夹紧鼻胆道头端,从腹部轻轻拉出活检钳及鼻胆道,调整位置固定鼻胆道于患者腹部。

术后处理:术后当天给予输液支持治疗。常规静脉使用抗生素。24h后开始经造瘘管给要素饮食。

2.X 线透视下经皮穿刺胃造瘘术

(1)口服产气粉或鼻饲管注入气体,让胃内大量充气扩张.X 线透视见胃前壁紧贴腹壁,其间无任何结构。食管梗阻严重者,先将导引钢丝通过狭窄部进入胃内,跟入 1.998mm(6F)或 2.331mm(7F)导管,退出导丝,经导管注气。一般充气 500～1000ml。

(2)常规消毒腹部皮肤,铺洞巾,以胃前壁中部为穿刺点,1%利多卡因局部麻醉,做 3～5mm 的切口,用长 8cm 的 1.665(5F)导管针进行穿刺。经导管针引入 Lunderquist-Ring 扭控导引钢丝或 Amplatz 硬型导丝,导丝环形留置在胃内部分 40～60cm,退出导管针。

3.EMR　EMR 步骤及方法一般包括标记、粘膜下注射和切除。EMR 的切除方法多种多样,包括内镜下局部注射高渗钠肾上腺素切除术(ERHSE)、剥离活检术、放大帽置内镜先端内镜下粘膜切除术(EMRC)和内镜下结扎方法粘膜切除术(EM-RL)等。剥离活检通常采用双钳道内镜,经一个管道插入圈套器,另一管道插入活检钳。先用圈套器的钢丝圈罩住病变,再用活检钳把病灶夹住提起,使广基病变成为亚蒂病变,接着收紧圈套器钢丝圈,再用高频电凝电切电流将癌肿切除。EMRC 是将合适的放大帽固定于胃镜前端,并将高频电圈套器安装在帽槽内。当内镜插至病灶粘膜附近时,启动负压将粘膜吸入放大帽内,此时收紧圈套器将粘膜套住通高频电将粘膜切下。EMRC 具有操作简单,并发症少,可以切除较大病变等优点;但与其他方法比较,EMRC 在切除病变时造成的伤口相对较深,发生并发症的潜在危险性较大。EMRL 是将食管曲张静脉套扎器安装于胃镜前端,先采用粘膜下注射法将高渗肾上腺素盐水注入病变周围将病变托起,启动负压吸引将病变吸入套扎器放大帽中,牵拉橡胶圈使之脱下将病变套紧,然后从活检管道伸出圈套器在橡胶圈的下方套住病变,用高频电将其切下。

4.ESD　近年来随着内镜器械及技术的进步,ESD 的应用解决分次切除后肿瘤组织标本残留、复发率高等问题。ESD 治疗的优点是:①可以一次性全部切除大的病灶;②病理组织学可判断是确实的一次性完整切除;③残癌复发少。其不足之处在于手术时间较长,术中出血穿孔的发生率较高,且对操作者技术难度较大。为确保患者的安全和消除痛苦,原则上都是在实施麻醉状态下进行治疗。ESD 的常用切除器械包括:绝缘端透热刀(简称 IT 刀)、丢刀、钩刀、三角刀、细形圈套折曲刀和小口径末端圆锥放大帽(ST 刀),IT 刀是一种特殊的内镜刀,在一个细针刀的尖端安装一个陶瓷球。这种刀能够安全切割粘膜下组织,完全切除病变,具有较高的临床应用价值。Kume 等观察针钩刀切离上皮性肿瘤的疗效,一次切除率 97%

(301/312),其中<20mm 病变一次切除率 98%,>20mm(21～130mm)病变一次完全切除率 93%,穿孔率 0.%%。细形圈套折曲刀的特点是长短可任意调节,刚露出套管为折曲刀,完全伸出为圈套器、操作时具有一定的柔软性,能直视下作纵、横和斜向剥离。优点是可以一次切除病变,尤其能一次性切除大病变、伴溃疡疤痕病变或困难部位病变。缺点是操作时间长,高难度切离时容易引起出血、穿孔等并发症。由于 ESD 操作比较复杂,对于早癌的病变应用较多,目前已经得到广泛普及,主要应用于消化道癌的早期治疗,目前此技术已经比较成熟。

五、护理配合

(一)EMR 的护理配合

1.术前准备

(1)常用器械

1)治疗孔道达 3.7mm 和 4.2mm 的治疗内镜,有条件者最好选择放大内镜。

2)高频电发生器应选择纯切割电流,一般不用凝固电流和混合电流。术者和助手应熟悉高频电发生器的功率和性能,根据病灶的位置和大小选择合适的功率,调好参数。

3)圈套器(带齿圈套器或 7p 半月形圈套器):根据息肉部位、大小、形态,选择合适的圈套器。7p 圈套器必须配合附在内镜头端的放大帽。

4)放大帽(各种类型)。

5)内镜专用注射针,针尖伸出部分长度要求 4～5mm。

6)喷洒导管。

7)其他相关附件或止血的附件:标志刀、高频电凝探头、热活检钳、止血钛夹、氩气探头等。

8)回收息肉的附件:三抓钳、网篮等。

(2)常用物品:同一般胃肠检查常规物品。

(3)常用药物:①黏膜染色剂:复方碘溶液、0.2%～0.4%靛胭脂。②药物:去甲肾上腺素、肾上腺素、甘油果糖、生理盐水、亚甲兰等。③祛泡剂。

(4)急救器械准备:包括急救药品、器械,以及中心吸氧、吸引装置等。

2.操作方法　EMR 操作步骤一般包括标记、黏膜下注射和切除。EMR 的切除方法多种多样,包括内镜下局部注射甘油果糖肾上腺素,助手护士将放大帽置内镜先端,行内镜下黏膜切除术和内镜下结扎方法黏膜切除术等。EMR 是将合适的放大帽固定于内镜前段,并将高频电圈套器安装在帽槽内,当内镜插至病灶黏膜附

近时,启动负压将黏膜吸入放大帽内,此时收紧圈套器将黏膜套住通高频电将黏膜切下。标准的 EMR 操作分为 7 个步骤:

(1)黏膜染色:护士常规备好染色剂,操作者进镜检查,发现病灶后,护士递喷洒管予大夫,用祛泡剂冲洗病灶黏膜表面黏液和泡液,食道用复方碘溶液 3～4ml 或胃肠道用 0.2%～0.4%靛胭脂 8～10ml 进行黏膜染色,使病变的边界与表面结构显示得更清晰,有利于内镜下初步判断病变性质。

(2)观察腺管开口:在染色后,通过放大内镜对大肠腺管开口形态进行观察,判断腺管开口的类型,可以大致预测病理组织学诊断以及早期大肠癌的浸润深度,对于黏膜内癌和黏膜下轻度浸润癌可以行黏膜剥离切除。

(3)精确标记切除边界:可采用术前内镜下观察、内镜下超声、NEI、FICE 及色素内镜等进行评估,术前尽可能预估好病变侵犯层次及范围,护士递针刀或氩气刀(APC)予操作者,在病变边缘外 3～5mm 标记病变范围,每点间距在 3mm 左右。

(4)注射肾上腺素盐水:用内镜注射针于病灶黏膜下层注射 1∶10000 的肾上腺素盐水 4～10ml,使病灶明显隆起。

(5)切除病理:镜端连接透明塑料帽,助手递圈套器给操作者,将圈套器预先盘于放大帽内槽。将放大帽前端对准病灶,负压吸引,将病变组织吸入放大帽内,护士助手缓慢收紧圈套,高频电凝将病变组织切下,尽可能将标记边界一同切除。切除后再次使用 NBI、FICE 或色素内镜对切除边缘进行观察,确定没有残留。对边界可疑残留组织如不能再次行 EMR,可以立即使用损毁手段,包括 APC、电凝、激光等。基底病变残留,EMR 由于切除深度不统一,可能使局部黏膜下组织残留,此时处理困难,可用电凝或 APC 对整个基底进行大面积损毁,而不破坏固有肌层。

(6)全部收集送病理检查:将切除组织完整包埋切片检查,确定肿瘤的组织学类型,注意观察底部和切缘是否有肿瘤组织。

3.术前护理

(1)签署手术同意书:询问病史,阅读患者以往的内镜报告,对术前估计内镜切除成功的可能性非常熏要,掌握黏膜切除术的适应证及禁忌证、既往史及治疗情况。向患者家属讲明手术的必要性和风险性,取得家属的同意后,签署手术同意书,以有效防范医疗纠纷。

(2)心理护理:患者对器械及操作过程不了解,易产生紧张情绪,对手术效果和并发症产生顾虑。因此,要详细向患者及家属解释 EMR 的方法、目的、效果、术中如何配合医生的操作、有关的并发症、术前及术后注意事项,让患者及家属了解治疗的必要性,了解 EMR 是一种较外科手术痛苦小、创伤小、疗效好的技术,消除其疑虑,取得配合。同时可介绍以往治疗成功的病例,以帮助患者增强战胜疾病的信心。亦可以请治疗成功的患者介绍亲身感受,帮助患者消除恐惧、紧张心理,以良好的情绪接受治疗。

(3)患者准备

1)接诊时查对患者的姓名、性别、年龄、送检科室是否与申请单一致,确认无误后进行患者登记。

2)了解患者用药情况,尤应注意近期是否服阿司匹林(NASID类)和抗血小板凝集药物,如有服用应停用7～10日后再行EMR术。

3)术前常规检查血常规、血型、出凝血时间、凝血酶原时间、血小板计数及行心电图检查等。如有异常,应予纠正后才能施行切除术。

4)对于上消化道病变者,术前准备同胃镜检查,需禁食、禁水6～8小时,以减少胃液的分泌。让患者取左侧屈膝卧位躺于检查床上,解开衣领口,放松裤带,注意枕头与肩同高,头微曲,于嘴角下垫一弯盘及治疗巾,防止口水污染检查床及患者衣物,嘱患者张口轻轻咬住牙垫,同时嘱患者在做胃镜的过程中勿吞咽口水,以免引起呛咳或误吸。

5)对于肠道病变者,术前准备同结肠镜检查,应于当天凌晨5点开始口服泻药(聚乙二醇类)进行肠道准备。检查前咨询患者排便情况,如排泄物为无渣水样便,方可进行检查,如肠道准备欠佳,应再次清洁灌肠,确定肠道清洁后方可进行检查。对于便秘患者,需于术前2日服用缓泻药。

6)患者在检查前需换上肠镜专用检查裤,左侧卧位于检查床上,膝盖弯至胸部,以利于肠镜检查。

7)检查前需留置套管针,以便治疗检查时注射静脉麻醉药物或抢救时快速静脉通道的建立。

8)术前15分钟肌内注射或静脉注射山莨菪碱和地西泮各10mg,有镇静及减少食管、胃、肠蠕动作用;观察患者的意识、言谈及呼吸状况,对老年人、有其他疾病者予半量,效果不佳时再增加剂量。对于上消化道病变者需给患者口服祛泡剂10ml,以麻醉咽部和消除食管及胃内黏膜气泡,保持镜下视野清晰。

9)准备好急救药品及器材:检查器械是否齐全、性能是否正常,连接好各种导线,以确保EMR术的顺利进行。

10)小儿、耐受性差及不合作者可在麻醉下进行。

11)贴电极板:将电极板贴于患者小腿后侧或置于臀部,使电极板与患者皮肤有足够的接触面积,以防皮肤烧伤。

12)执行麻醉手术的患者,放置口垫,鼻导管吸氧(每分钟 5~6L),连接多功能心电监护仪,记录术前血压、脉搏、心电图、血氧饱和度等参数,若有异常及时报告医师和麻醉师,麻醉前常规静脉注射山莨菪碱 10mg,有禁忌证者除外。

4.术中护理配合

(1)患者护理

1)耐心解释:再次强调治疗的意义,给予患者安慰和鼓励性的话语,消除患者精神紧张以获配合,嘱患者有不适时应及时告诉医务人员。

2)舒适体位:可分别放置枕头在患者的后背和两膝之间,以加强支持和降低膝盖间的压力。设法一直保持患者的舒适和维护患者的自尊。

3)密切观察患者反应,特别是患者语言或身体的疼痛表现,随时报告医生。

4)对于上消化道病变者,需嘱患者让口中分泌物自然流出,有呕吐时,需及时清除呕吐物,并固定好牙垫。

5)对于肠镜手术的患者,在手术过程中,护士及时将患者的不适反应反馈给操作医生,可适当提醒少打气,注意吸气。

6)麻醉患者要监测心电图、血压、脉搏、血氧饱和度,麻醉开始的时候每 2 分钟监测 1 次,之后每 15 分钟 1 次,当患者情况有变时可以增加频率。

7)静脉麻醉时的氧气吸入浓度为每分钟 2L,根据患者血氧情况调节吸氧浓度,若出现心率过缓和过快,及时报告麻醉医生,给予对症处理。

8)注意监护患者,尤其对老年人、心肺功能不全者,用了镇静药和止痛药者应加强监护,观察对止痛、镇静药的反应、患者表情、神志及生命体征。

(2)配合流程及要点

1)黏膜染色:护士常规备好染色剂,操作者进镜检查,发现病灶后,护士递喷洒管予大夫,用祛泡剂冲洗病灶黏膜表面黏液和泡液,食道用复方碘溶液 3~4ml 或胃肠道用 0.2%~0.4%靛胭脂 8~10ml 进行黏膜染色,使病变的边界与表面结构显示得更清晰,有利于内镜下初步判断病变性质。

2)标记:用标志刀(针式电刀或 APC)进行标记,护士递针刀或氩气刀(APC)予操作者在病灶周围做点状标记。

3)黏膜下注射盐水:护士助手取注射针交于术者,经钳道道送出,达病变部位,用 10ml 注射器吸无菌盐水或高渗盐水,其内可加肾上腺素(配成 1:10000)及少量亚甲蓝接注射器接口,注射方法同静脉曲张硬化治疗。应用高渗盐水是为了减慢盐水的吸收,争取到充足的时间进行电切术。进针部位选择,可选择病变口侧或肛侧的边缘进针,以口侧为佳,对病变深度较浅的病灶亦可于病变中央直接进针。

进针深度以进至黏膜下为最佳,以将病变黏膜完全隆起或以与固有肌层分离且病变位于隆起的顶端为佳,称抬举征阳性,如果阴性则不能采用 EMR 切除术,也是内镜下判断肿物浸润深度和手术的适应证。生理盐水注射量根据病变大小而定,对于直径 10mm 大小的病变,一般注射为 2~5ml 即可,大于 10mm 者适当加大注射量。如注射量超过 5ml 而病变尚无明显隆起,则表明进针过深已达肌层,此种情况易致操作失败。对范围较大的病变,必要时行多点注射,有时需要 30ml 的注射液,以将病变黏膜完全与固有肌层分离为准。周围注射了盐水后,原本平坦的病变变成隆起型病变,注意判断抬举是否阳性,以选择行电切时机。

4)圈套电切:退出注射针,护士助手将高频电圈套器先端交给术者,经钳道道送达需电切的部位护士助手张开圈套器,术者将圈套器的开口完全置于病变隆起的黏膜并压紧,轻吸气使病变周围的部分与正常黏膜一并套入,套住病变的根部后,护士助手慢慢收紧(cut),亦可用混合电流,但应避免用大额凝固电流,否则易损伤肌层导致穿孔,并可使切下标本产生电凝损伤。调整电切参数,使用纯切电流,术者踩下脚踏开关,用电切电流将黏膜切下。由于注射后形成的隆起多呈圆丘状,无明显狭窄或蒂部,一般圈套很易脱落。①最好选用带齿圈套器;②有条件用双道道治疗内镜,可经一个道道伸出圈套,另一个道道伸出活检钳,将圈套器套在活检钳上,用活检钳把隆起提起后收紧圈套,用纯切电流将黏膜切除;③放大帽法黏膜切除术必须配备 7p 圈套器。可用于切除平坦型病变,缺点是容易切除过深,引发穿孔危险,适用于具有较厚肌层的食道、胃及直肠等部位的病变。先将放大帽套在内镜先端,待注射完盐水后,护士助手伸出 7p 圈套器,术者将圈套器在放大帽内侧槽内盘好,将盘好圈套器的放大帽贴在病变部位,应用吸引方法将病变黏膜吸入到放大帽中,护士助手及时收紧圈套器,轻轻抖动圈套器手柄,使黏膜层与黏膜肌层分离,将病变黏膜完全套住,术者松开吸引,使套住的黏膜脱离放大帽,用电切电流将黏膜切下。

5)创面处理:病灶切除后,观察创面有无残留和出血,黏膜下小血管一般比较丰富,如有少许渗血可不用处理;如渗血较多,可用去甲肾上腺素盐水缓慢冲洗喷洒止血或用氩气刀凝固止血;也可用钛夹缝合或热活检钳凝夹止血。

6)再次染色:观察病变切除是否彻底,周边若有少量的病变残留,可喷洒氩气进行电凝治疗。

7)息肉的回收:①息肉标本的完整回收非常重要,活体病理为手术是否完整切除和患者的预后判断提供依据;②同一般息肉切除后标本回收方法;③辅助放大帽切除者的标本一般会留在放大帽内,术者退镜,拔除放大帽即可取下标本。

5.术后护理 术后耐心向患者说明手术已顺利完成,使患者进一步消除顾虑,树立信心,使之感到温暖,能更好地配合医疗和护理。危重患者允许家属陪伴,使患者心里踏实,对烦躁不安的患者可适当应用镇静剂,地西泮 10mg 肌内注射。

(1)一般生活指导

1)嘱患者绝对卧床休息 3~7 日,手术过程中曾发生出血的患者,需要适当延长卧床天数。避免用力过猛的动作。因此,护士要耐心反复宣教术后 1 周内卧床休息与疾病康复的重要性及治疗目的,卧床休息可减少机体能量的消耗,有利于体能的恢复,严防术后出血或穿孔,确保治疗护理效果。为了保证患者的休息和睡眠,治疗和护理工作应有计划地集中进行。

2)对于上消化道病变患者,需解释可能在 1~2 日内有短暂的咽痛及咽后壁异物感,必要时可用温盐水漱口或应用草珊瑚含片,数天后症状可自行消失。加强口腔卫生,保持口腔清洁,可用口灵含漱液每日 3~4 次预防感染。

(2)严密监护

1)严密观察血压、脉搏、呼吸、意识、尿量及一般情况的变化,特别是血压、脉搏的变化可以直接反映有无发生出血及出血程度。

2)观察呕血或黑便的次数、量、性状及伴随的症状。3 日内观察大便颜色,如黑粪、剧烈腹痛、呕血等立即与主管医生联系,以便采取必要的治疗措施。

(3)术后及时给予静脉输液:应用质子泵抑制药等制酸止血药,必要时应用抗生素 3 日。严格遵医嘱及时、准确地补充血容量。观察用药期间患者可能出现的不良反应、静脉穿刺部位。加强巡视,以防药液渗出致静脉炎、局部皮肤坏死,如发现渗出立即更换输液穿刺点。

(4)饮食护理:严格要求患者禁食 2~3 日,如无腹痛及便血等症状,可予 48 小时后进行流质饮食,72 小时后进行无渣饮食 1 周。

(5)睡眠护理:为患者创造良好的修养环境,保持情绪稳定,消除紧张恐惧心理,保证足够休息。

6.并发症的预防及处理

(1)出血:出血是 EMR 最常见的并发症之一,发生率为 6.8%~22%,包括术中出血及术后出血。出血并发症与切除的病变大小有一定的关系,凡病灶>2cm 者,出血机会相对增加,而且应用混合电流切除,易发生早期出血,应用凝固电流切除,延迟出血。所以预防出血和出血处理作常关键。

1)预防出血

①对容易出血的患者,检查前应完善各种血液检查,如出、凝血时问、凝血酶原

定量等,指标正常者方可以进行内镜下治疗。

②为减少胃肠蠕动及痉挛,减少患者的痛苦,便于内镜观察及操作,必要时可使用解痉药。常用药物有盐酸山莨菪碱、阿托品 0.01mg/kg。

③如患者担心内镜操作引起的疼痛难以适应,选择麻醉下进行,以免因手术时间长,患者难以耐受。

④术前应建立静脉通道,宜选择较粗静脉进行穿刺,以便出血量较大时能迅速补充血容量。

⑤对于较大的 Is 型息肉(1.5cm 以上)进行 EMR 治疗时,电切时最好应用混合电流,因为部分这类息肉在其基底部由小血管向息肉顶部供血,如果采用切割电流,则可能导致止血不充分,血管不能有效地凝固,则可能引起血管出血,使后续处理出现困难。

2)出血处理

①单纯血管显露者可针对显露血管注射 0.5～1.5ml 硬化剂以使血管形成血栓、硬化局部水肿,色泽变白和出血停止说明注射有效。

②若正在渗血或视野欠清,可接大容量注射器冲洗后判断出血部位,同时可喷洒去甲肾上腺素止血,若出血不止,可于黏膜下注射肾上腺索、盐水(1∶10000)或 3%～7%高渗盐水来进行止血或者进行电凝止血、氩气止血等。

③小动脉出血如喷泉样凶猛,止血动作必须快,要争分夺秒,但不要慌张。此时可通过高频电凝止血夹止血。

④注射止血后的再出血仍可行注射治疗。目前尚无足够证据表明联合不同注射剂比单一注射剂有效。但显示注射与电凝和热探头合用可增强疗效,故注射止血后可加用电凝和热探头。

⑤对于术后出血的患者,可视情况进行内镜下止血,必要时立即手术止血。

⑥治疗中有出血情况发生的患者,检查完毕应禁食,待病情稳定、各种血液指标正常后,可进食清淡、温凉半流质饮食,勿食过热食物,防止粗糙食物或刺激性食物引起再次出血,2～3 日后逐渐过渡到正常饮食。

(2)穿孔:穿孔是最严重的并发症,可发生在术中或术后数天,发生率为 0.6%～5.00%,造成穿孔的原因主要有:①黏膜下注射剂量不够,致使食管的固有肌层被吸到放大帽内造成穿孔。但是,也不是注射剂量越大越好,注射是否有效主要取决于注射后病变及病变范围的黏膜是否与黏膜下组织充分分离;②术中没有严格掌握切除指征,如注射时黏膜与黏膜下层没有明显分离或出现血肿,应立即放弃黏膜切除;③应用肾上腺素盐水进行黏膜下注射,可在短时间内向组织扩散,大多数病例在黏膜切除时先前注射的形状已消失,影响切除的效果。

1)预防穿孔

①对于下消化道病变者,检查前必须做好肠道准备,如有慢性便秘患者,需要进行内镜检查前 2 日减少食物中纤维的摄入,宜进食易消化流质饮食,如牛奶、粥水等,以确保肠道清洁,使手术顺利进行。

②检查前内镜护士和医生应仔细查看患者病历,便于指导工作,有穿孔史的患者应格外小心。

③操作前应预先准备止血钛夹及释放器、胃肠减压管、吸引器等,以防止在检查过程中出现穿孔。

④掌握好生理盐水注射的量,进针的部位,准确判断注射后的抬举征,掌握好切割的时机。

⑤如检查前已出现过穿孔,拟行内镜下治疗,应在治疗前抽血验血型及交叉配血,以备在检查中再次穿孔导致大出血后的可能性输血。

2)穿孔处理

①对于切除较小病变发生的穿孔,可行保守治疗,嘱患者卧床休息、禁食,静脉输液,应用抗生素等处理。如内镜下见明确穿孔者可用止血钛夹闭合穿孔处,必要时放置多个止血钛夹。操作者及配合护士应保持镇定,尽量选择中立的语言告诉患者,安抚患者的情绪,并积极处理。

②协助医生进行 X 线透视,以确定穿孔的位置,给外科手术提供依据。

③对于病变较大,尤其是肠道准备欠佳者出现穿孔后,内镜下处理不理想,且出现出血不止,应立即给予输血,按休克处理,并立即请相关科室会诊。

④准确记录检查过程中所有的事件,包括时间、操作者及配合者姓名、出现异常后给予的处理等。

⑤对于小的穿孔,经内镜下处理后,需注意观察患者有无剧烈的腹痛、胸痛、全身发冷等继发穿孔的症状。

⑥小的穿孔需禁食、禁水,遵医嘱给予补液,并应用抗生素等,经 3～5 日后穿孔可闭合。

⑦如有穿孔发生,应待病情平稳以及各种检查指标正常后方可进食,选择清淡、易消化的食物;避免刺激性食物,戒烟酒和对胃肠有刺激性的药物。

⑧如有穿孔,经处理后应嘱患者绝对卧床休息。

⑨对患者进行严密监测,包括生命体征、意识、神志等变化及有无发热,如有异常,及时报告医生。

（3）并发症的对策

1）确保良好视野，控制内镜（肠镜需轴保持短缩法）。

2）足够量的局部注射。

3）根据收紧圈套器时的感觉进行判断。

4）要具备合理的、计划性分割切除的判断能力。万一发生出血穿孔，应冷静地对创面进行钛夹闭合。

5）术后吸出消化道腔内气体。

（4）EMR 术后残留病变的治疗：EMR 术后 1 个月以上，患者应开始内镜复查，发现残留病变的方法与常规检查方法相同，由于切除术后局部形成瘢痕，因此再次进行 EMR 切除往往会导致穿孔，此时 EMR 已不能使用。也可尝试局部进行 ESD 治疗，但风险也很高，目前多采用病变组织损毁治疗或外科手术。对于良性病变或没有手术指征的患者可以反复使用 APC、电凝、射频、激光等损毁治疗。但对于有手术指征的恶性疾病患者，应该及时进行补充手术治疗。

7.出院后的健康指导

（1）出院后嘱患者选择以清淡、少油腻、少刺激性、易消化为主的食物。少食多餐，定时定量，避免暴饮暴食。

（2）参加力所能及的体育锻炼，增强体质，提高抵抗力，可参加一些轻体力活动，如散步、种花、打太极拳等，避免剧烈活动。

（3）保持心情舒畅、情绪稳定，要学会自我调控和调整好情绪，理智对待来自社会、家庭环境的各种刺激，以"心无其心，百病不生"健心哲理，养成不以物喜、不以己悲、乐观开朗、宽容豁达、淡泊宁静的性格。

（4）要保持大便通畅，避免大便干结和增加腹压的因素，多饮水；便秘者可使用缓泻剂，如乳果糖、番泻叶，但应避免腹泻。

（5）告知患者重视自己有规律的生活，按时休息、劳逸有度、动静结合，保证充足睡眠，可使体内生物钟正常地运转，大脑神经兴奋与抑制、激素的分泌等生命节律和谐平衡，提高机体免疫力。

（6）内镜下食管、胃、肠黏膜剥离切除术后一般主张通常在第 6 及第 12 个月回医院复查内镜 1 次，以后 5 年内每年内镜随访加活检 1 次。依据检查情况决定下一次复查时间，最好留下医患双方的联系方式，督促其定期复查。

（7）教会患者及家属早期识别异常情况及应急措施，如腹痛、恶心、呕血或便血，立即卧床休息，保持安静，减少身体活动，立即到就近医院就诊，使患者对自己的疾病有充分的认识。

（二）ESD 的护理配合

1.适应证 ESD 是在内镜下黏膜切除术（EMR）的基础上发展而来的,目前认为其适应证为只要无淋巴及血行浸润、转移,不论病灶位置及大小,ESD 均能切除。

（1）早期癌:肿瘤局限在黏膜层和没有淋巴转移的黏膜下层,ESD 切除肿瘤可以达到外科手术同样的治疗效果。

（2）巨大平坦息肉:超过 2cm 的息肉,尤其是平坦息肉,推荐 ESD 治疗,一次完整地切除病变。

（3）黏膜下肿瘤:超声内镜诊断的脂肪瘤、间质瘤和类癌。

（4）EMR 术后残留或复发病变:EMR 术后残留或复发,采用传统的 EMR 或经圈套切除的方法整块切除病变有困难时选择 ESD。ESD 可以自病灶下方的黏膜下层剥离病灶,包括术后瘢痕、术后残留治疗组织或溃疡等病灶,避免分块 EMR 造成的病变残留和复发。

2.禁忌证

（1）抬举征阴性:即在病灶基底部的黏膜下层注射盐水后局部不能形成隆起,提示病灶基底部的黏膜下层与肌层之间已有粘连,即肿瘤可能已浸润至肌层。

（2）严重的心肺疾患。

（3）心脏、大血管手术术后服用抗凝剂。

（4）血液病。

（5）凝血功能障碍者,在凝血功能没有得到纠正前,严禁 ESD 治疗。

3.术前护理

（1）患者准备

1）术前完善检查,如血常规、生化、出凝血时间及血型检查、心电图等,如有异常,应予纠正后才能施行。

2）了解患者病情,包括既往史及治疗情况,既往内镜及相关检查结果。签署知情同意书,告知医疗风险。

3）了解患者用药情况,尤其注意近期是否服用阿司匹林和抗血小板凝集药物,如有服用应停用 7～10 日后方可行 ESD。

4）评估患者,做好安慰及解释工作,取得患者的配合。对于上消化道的 ESD,术前 15 分钟给予口服口咽局麻祛泡剂,以麻醉咽部和消除胃内黏液气泡,对耐受性差及不合作者可在麻醉下进行。

5）监测生命体征,吸氧,建立静脉通道。

6）术前常规禁食、禁水 6～8 小时。

7)术前用药:术前 15 分钟给予山莨菪碱 10mg 肌内注射,以减少术中胃肠蠕动及痉挛。

(2)器械准备:仪器及配件:治疗孔道达 3.7mm 和 4.2mm 的治疗内镜、高频电发生器、注射针、针式切开刀、IT2 刀、Hook 刀、Flex 刀、Dual 刀、圈套器、热活检钳、止血钛夹、放大帽、异物钳、网篮、喷洒管等。

4.术中配合

(1)体位及准备:协助患者取左侧卧位,取下活动性义齿,如为上消化道的ESD,放置好牙垫。

(2)染色:食道的病变染色采用 1.5%~3% 的复方碘溶液 10~20ml;胃肠的病变采用 0.5% 皿甲蓝溶液 10~20ml 或用 0.4% 靛胭脂 8~10ml,根据术者的要求和习惯配制染色剂的浓度,经喷洒管待术者将视野对准病变部位后助手护士匀速推注,将染色剂均匀地喷洒在病变表面,以便清楚地显示病变的大小及边界。

(3)标记:护士助手协助术者在病灶周围做好标记。应用针形切开刀、Flex 刀或 APC 于病灶边缘 5mm 处电凝标记切除范围,食道和结肠黏膜层较薄,电凝功率宜小,以免伤及肌层。在针形切开刀标记时,护士助手要把握好出针的长度,一般头端外露 1mm 为宜。

(4)黏膜下注射:助手护士把黏膜下注射液抽在 20ml 注射器内,连接注射针,排尽注射针内空气递于术者,每点注射大约 7ml,可重复注射几次直到靶部位被足够隆起,以分离黏膜下层和固有肌层,确保安全。由于内镜黏膜下剥离术操作费时较长,故其注射液的选择多采用隆起保持时间长、止血效果好、组织损伤小的黏膜下注射溶液。

(5)预切开:待黏膜下抬举理想后用 Flex 刀在标记点外缘切开黏膜,使用 Flex 刀切开黏膜时助手护士要把握好出针的长度,以防止穿孔的发生,一般头端外露 1~2mm。顺利预切开周围黏膜是 ESD 治疗成功的关键。然后利用 IT 刀或 Flex 刀通过预切开的切口进入黏膜下层,然后沿标记外侧做环形切开。

(6)剥离病变:根据病变部位和术者操作习惯选择不同剥离器械。助手护士一定要熟知各种器械的特性,根据病变情况及术者个人习惯选择,从而做到医护间配合的默契性。在剥离过程中助手护士可视剥离的进度及术者的个人习惯而交替使用 Hook 刀、Flex 刀、IT 刀等。助手护士出针的长度一般头端外露 1~2mm。始终保持剥离层次在黏膜下层。剥离中必须有意识预防出血。

(7)创面处理:应用 APC 电凝创面所有可见小血道预防术后出血,必要时止血夹夹闭血道。助手护士应积极准备好各种止血钳及止血夹以应对各种突发性的出血情况。切除完毕,将切除的病灶固定并查看病灶剥离完整情况,送病理科进一步检查。退镜前观察患者腹部有无胀气,尽量把腔内气体抽出,减轻患者因肠胀气带来的痛苦。

(8)并发症的预防及处理:出血和穿孔是 ESD 的主要并发症。

1)默契配合术者,预见性地准备好止血器械,比如热活检钳、钛夹等。

2)密切观察手术视野是否清晰,有无出血。一旦发生出血,首先判断是少量渗血还是血管损伤后的喷血,并牢记出血的具体部位,按术者要求迅速准备止血附件并提醒术者出血的具体位点,并嘱巡回护士随时补充各种器械和液体,保障止血过程有条不紊。

3)安全、完整切除病灶后酌情用钛夹夹闭切口,防止出血或者迟发型出血的发生。

4)注意有无穿孔或潜在的穿孔。

5.术后护理

(1)监测生命体征。

(2)禁食、禁水,常规补液,使用抗生素和止血药物。

(3)观察排便、腹痛情况和腹部体征,颈部有无皮下气肿。

(4)术后复查胸片和腹部平片,了解有无纵隔气肿和膈下游离气体。如无异常,术后第 2 日可以进食流食。

6.内镜黏膜下剥离术的优点

(1)可以对较大病变实现一次性切除。

(2)可以取得完整标本,有利于病理医师评价病变是否完整切除,局部淋巴结或脉管有无转移。

(3)病变残留、局部复发率相对较低。

(4)创伤小、住院时间短,术后脏器功能恢复迅速,可早期离床,经济实惠,其技术已被列为一种治疗早期胃癌的新手段。

第九章 小肠疾病

第一节 克罗恩病

克罗恩病(CD)是消化道慢性非特异性、肉芽肿性、透壁性炎性疾病;多发生在青壮年,可侵及从口腔到肛门消化道各个部分,但主要累及末端回肠和邻近结肠,呈节段性或跳跃式分布;同时可有胃肠道以外的病变。

【诊断标准】

1.临床表现

(1)腹痛:为最常见症状。腹痛部位常与病变部位一致,常位于右下腹或脐周,为隐痛、钝痛、痉挛性阵痛伴肠鸣,餐后发生,排便后暂时缓解。持续性腹痛和明显压痛提示病变波及腹膜或腹腔内脓肿形成。

(2)排便改变:病程初期腹泻间歇性发作,后期为持续性。每天数次,多无脓血或黏液,病变侵及结肠下段或直肠可有黏液血便及里急后重。

(3)腹部包块:约见于10%~20%患者,由于肠粘连、肠壁增厚、肠系膜淋巴结肿大、内瘘或局部脓肿形成所致。多位于右下腹与脐周。

(4)肛门周围病变:包括肛门直肠周围瘘管、脓肿形成及肛裂等病变,见于部分患者,有结肠受累者较多见。可为本病的首发或突出的临床表现。

(5)瘘管形成:因透壁性炎性病变穿透肠壁全层至肠外组织或器官而形成。是克罗恩病的临床特征之一,分为内瘘和外瘘,前者可通向其他肠段、肠系膜、膀胱、输尿管、阴道、腹膜后等处,后者通向腹壁或肛周皮肤。肠段之间内瘘形成可致腹泻加重及营养不良;肠瘘通向的组织与器官因粪便污染可致继发性感染。

(6)全身症状:发热为常见全身表现之一,多为低热或中度发热,不伴畏寒和寒战,呈间歇性发生,当病情加重或出现并发症则可呈高热。此外,因慢性腹泻、食欲不振等导致营养障碍,表现为乏力、消瘦、贫血、低蛋白血症和维生素缺乏。

(7)肠外表现:关节炎、结节性红斑、坏疽性脓皮病、口腔溃疡、慢性活动性肝炎、血栓栓塞性疾病、骨质疏松、继发性淀粉样变性等。

(8)并发症:肠梗阻最常见,其次是腹腔内脓肿,偶可并发急性穿孔或大量便血。直肠或结肠黏膜受累者可发生癌变。肠外并发症有胆结石、尿路结石、脂肪肝等。

2.实验室检查

(1)血液检查:贫血、红细胞沉降率增快、白细胞增多,严重者血清白蛋白、钾、钠、钙降低,凝血酶原时间延长,C-反应蛋白水平明显升高。

(2)粪便检查:隐血试验阳性,有时可见红、白细胞。

(3)抗酿酒酵母抗体可呈阳性。

3.辅助检查

(1)X线检查:胃肠钡餐、钡灌肠、气钡双重造影等检查,X线特征如下。

①肠管狭窄。

②节段性肠道病变,呈"跳跃"现象。

③病变黏膜皱襞粗乱,呈鹅卵石征。

④瘘管或窦道形成。

⑤假息肉与肠梗阻的X线征象。

(2)增强CT检查:对腹腔脓肿诊断有重要价值;了解肠道病变分布、肠腔狭窄程度、瘘道形成以及肠壁增厚及强化等特点,有助于CD的诊断和鉴别诊断。CT表现多为:节段性分布、肠壁增厚、黏膜层强化、肠系膜血管梳状征、肠系膜淋巴结增大等。

(3)MRI检查:有助于瘘管或窦道、脓肿形成、肛门直肠周围病变的诊断。

(4)结肠镜检查:结肠镜需包括全结直肠及末段回肠。可见病变呈节段性分布,病变肠段之间黏膜外观正常。可见纵行溃疡、鹅卵石样改变、肠腔狭窄、炎性息肉等,组织活检可有非干酪性肉芽肿形成及大量淋巴细胞聚集。

(5)病理检查:手术病理是诊断CD唯一标准。主要有节段性全层炎,裂隙样溃疡,非干酪性上皮样肉芽肿等。但以上病理特点并非特异。

4.诊断标准　　在没有手术病理的患者,特别是中青年患者有慢性反复发作性右下腹或脐周痛与腹泻、腹块、发热等表现,X线、CT或(及)结肠镜检查发现肠道炎性病变主要在回肠末段与邻近结肠且呈节段性分布者,应考虑本病的诊断。本病诊断,主要根据临床表现和影像检查与结肠镜检查所见进行综合分析,表现典型者可作出临床诊断(如活检黏膜固有层见非干酪坏死性肉芽肿或大量淋巴细胞聚集更支持诊断),但必须排除各种肠道感染性或非感染性炎症疾病及肠道肿瘤。鉴别有困难时需靠手术探查获得病理诊断。长期随访有助确定或修正诊断。

诊断内容应包括临床类型、严重程度、病变范围、肠外表现和并发症。

(1)临床类型:可参考疾病的主要临床表现作出。按疾病行为分型可分为:狭窄型、穿通型和非狭窄非穿通型(炎症型)。

(2)严重程度:疾病活动程度可依据 CD 活动指数(CDAI)评估,Harvey-Bradshaw 简化 CDAI 临床更为实用,见表 9-1。

表 9-1 Harvey-Bradshaw 简化 CADI 计算法

临床表现	评价与评分
①一般情况(最近 24 小时)	0 良好、1 稍差、2 差、3 不良、4 极差
②腹痛(最近 24 小时)	0 无、1 轻、2 中、3 重
③腹泻(最近 24 小时)	稀便每日 1 次记 1 分
④腹块(医师认定)	0 无、1 可疑、2 确定、3 伴触痛
⑤并发症(关节痛、巩膜炎、结节性红斑、坏疽性脓皮病、阿弗他溃疡、新发的瘘管及脓肿等	每个症状记 1 分

注:≤4 分为缓解期,5～8 分为中度活动期,≥9 分为重度活动期

(3)病变范围:参考影像学和内镜检查结果确定,可分为小肠型、结肠型、回结肠型。

(4)肠外表现和并发症:肠外表现可有口、眼、关节、皮肤、泌尿以及肝胆等系统受累;并发症可有肠梗阻、脓肿、出血、肠穿孔等。

5.鉴别诊断

(1)肠结核:是要特别关注与鉴别的,诊断 CD 应首先除外肠结核。肠结核患者既往或现有肠外结核史,不能除外肠结核时,需先行诊断性抗结核治疗 4～8 周。

(2)小肠恶性淋巴瘤:原发性小肠恶性淋巴瘤可较长时间内局限在小肠,部分患者肿瘤可呈多灶性分布,此时与克罗恩病鉴别有一定困难。小肠恶性淋巴瘤一般进展较快。活检免疫组化可确诊。必要时手术探查。

(3)其他免疫性疾病:溃疡性结肠炎,主要是结肠型 CD 需与溃疡性结肠炎鉴别。

(4)Behcet 病:本病常因消化道溃疡而出现腹痛等症状,重者有肠出血、肠穿孔、瘘管形成等需鉴别。

(5)其他需要鉴别的疾病:包括血吸虫病、慢性细菌性痢疾、阿米巴肠炎、其他感染性肠炎(耶尔森杆菌、空肠弯曲菌、艰难梭菌等感染)、急性阑尾炎、出血坏死性肠炎、缺血性肠炎、放射性肠炎、胶原性肠炎、大肠癌以及各种原因引起的肠梗阻。

【治疗原则】

根据病变部位、严重程度、并发症、对药物的反应及耐受性制订个性化治疗方案,目的是控制发作,维持缓解,防治并发症,促进黏膜愈合。

1.一般治疗 强调戒烟。病变活动期卧床休息,予高营养低渣食物,适当给予叶酸、维生素 B_{12} 等多种维生素及微量元素。

2.氨基水杨酸制剂 柳氮磺胺吡啶(SASP)仅适用于病变局限在结肠者,美沙拉嗪能在回肠及结肠定位释放,故适用于病变在回肠及结肠者。该类药物一般用于控制轻型患者的活动性;也可用作缓解期或手术后的维持治疗用药,但疗效并不肯定。

3.抗生素 可作为瘘管型 CD、肛周病变的一线治疗。推荐甲硝唑 $10\sim15$mg/(kg·d)、环丙沙星(500mg/次,每日 2 次),单用或联合应用。通常抗生素治疗维持 3 个月,需密切监测副作用,如甲硝唑引起的外周神经病变等。

4.糖皮质激素 是控制病情活动的有效药物,适用于中、重度活动期患者或对氨基水杨酸制剂无效的轻型患者,不适于瘘管型 CD。

糖皮质激素在 CD 的应用必须特别注意以下几点。

①给药前必须排除结核与腹腔脓肿等感染的存在。

②初始剂量要足(如泼尼松 $40\sim60$mg/d)。

③规律减量,病情缓解后剂量逐渐减少,从泼尼松 40mg/d 减至 20mg/d 过程中每 $7\sim10$ 日减 5mg,减至 20mg/d 时每 $14\sim21$ 日减 5mg。

④相当部分患者表现为激素依赖,每于减量或停药而复发,这部分患者需尽早给予免疫抑制剂治疗。临床研究证明激素不能作为长期维持治疗。

⑤长期激素治疗应同时补充钙剂及维生素 D 以预防骨病发生。

5.免疫抑制剂 近年研究已确定免疫抑制剂对于 CD 的治疗价值,是大部分 CD 的主要治疗药物。硫唑嘌呤适用于对糖皮质激素治疗效果不佳或对激素依赖患者,剂量为 $1.5\sim2$mg/(kg·d)。该药显效时间约需 $3\sim6$ 个月,故宜在激素使用过程中加用,继续使用激素 $3\sim4$ 个月后再将激素逐渐减量至停用。约 60% 激素依赖患者可成功停用激素,然后以治疗量的硫唑嘌呤维持治疗,维持时间 1 年以上,甚至 5 年以上。该类药物常见严重不良反应为骨髓抑制等,其他如急性胰腺炎、肝损害。治疗过程中需从小剂量开始服用(如 50mg/d)。甲氨蝶呤可用于硫唑嘌呤不耐受或无效的患者以及伴随关节症状的患者,用法为 $15\sim25$mg/周,肌内注射。

6.生物制剂 抗 TNF-α 单克隆抗体为促炎性细胞因子的拮抗剂,可用于传统治疗无效的中重度活动及瘘管型 CD,以及病情重以及有不良预后因素的患者,可以考虑早期应用,减少并发症。过敏反应为该药常见不良反应,感染、腹腔脓肿、恶性肿瘤、中重度心力衰竭为该药的禁忌证。使用生物制剂前,需常规行 PPD 及胸片检查以除外活动性结核。

7.手术治疗　手术适应证为内科治疗无效及并发症,后者包括完全性肠梗阻、瘘、脓肿形成,急性穿孔或不能控制的大量出血。应注意,对肠梗阻要区分炎症活动引起的功能性痉挛与纤维狭窄引起的机械梗阻,前者经禁食、积极内科治疗可缓解而不需手术;对没有合并脓肿形成的瘘管,积极内科保守治疗有时亦可使其闭合。手术方式主要是病变肠段切除。本病手术后复发率高,术后复发的预防至今仍是难题,美沙拉嗪、甲硝唑或免疫抑制剂可减少复发,宜术后即予应用并长程维持治疗。

第二节　胃肠道间质瘤

胃肠道间质瘤(GIST)是一类起源于胃肠道间叶组织的肿瘤,占消化道间叶肿瘤的大部分。Mazur 等于 1983 年首次提出了胃肠道间质肿瘤这个概念,GIST 与胃肠道肌间神经丛周围的 Cajal 间质细胞(ICC)相似,均有 c-kit 基因、CD117(酪氨酸激酶受体)、CD34(骨髓干细胞抗原)表达阳性。GIST 大部分发生于胃(50%～70%)和小肠(20%～30%),结直肠约占 10%～20%,食道占 0%～6%,肠系膜、网膜及腹腔后罕见。GIST 患者 20%～30%是恶性的,主要转移到肝和腹腔。

【诊断标准】

1.临床表现　临床表现无特异性,病程长短不一,恶性 GIST 病程较短,多在数月以内,良性或早期者无症状,现在由于胃肠镜的广泛开展,可以发现大部分的GIST。GIST 的主要症状依赖于肿瘤的大小和位置。消化道出血是最常见症状。贲门部 GIST 可有吞咽不适、吞咽困难等症状。其他比较常见症状有腹痛、包块及胃肠道梗阻等表现。如腹腔转移可出现腹水,恶性 GIST 可有体重减轻、发热等症状。

2.消化内镜及超声胃镜检查　消化内镜的检查是诊断 GIST 的较可靠的办法,可帮助明确肿瘤部位及大小。超声内镜对于胃外生性 GIST 可协助诊断,协诊GIST 位置、大小、起源、局部浸润状况、转移等。病理组织学及免疫组化的诊断是确诊的方法。

3.其他影像学的检查

(1)CT 平扫及增强检查:可见肿瘤多呈圆形或类圆形,少数呈不规则形。良性肿瘤多小于 5cm,密度均匀,边缘锐利,极少侵犯邻近器官,可以有钙化表现。恶性肿瘤多大于 6cm,边界不清,与邻近器官粘连,可呈分叶状,密度不均匀,中央极易出现坏死、囊变和出血,肿瘤可出现高、低密度混杂,钙化很少见;增强后可见均匀等密度者多呈均匀中度或明显强化。

(2)PET、PET/CT 和 MRI 等影像学方法:对评估肿瘤的大小、肿瘤的密度以及肿瘤内的血管分布和代谢情况有很大的帮助。

(3)X 线钡餐造影:可示 GIST 边缘整齐、圆形充盈缺损,中央可有"脐样"溃疡龛影,或表现为受压、移位。

(4)腹部血管造影、胶囊内镜和小肠镜的检查对于小肠 GIST 诊断、肿瘤定位具有重要意义。

4.实验室检查　患者可出现贫血、低蛋白血症,大便潜血阳性。

5.病理诊断　免疫组织化学是胃肠道间质肿瘤的诊断标准。特征是肿瘤细胞表面抗原 CD117(KIT 蛋白)阳性,CD117 的高灵敏性和特异性是胃肠道间质肿瘤的确诊指标。CD34 在 60%~70% 的胃肠道间质肿瘤中阳性,但由于它可在多种肿瘤中表达,仅对胃肠道间质肿瘤有轻度的特异性,平滑肌肌动蛋白(SMA)、结蛋白(典型肌肉的中间丝蛋白)及 S-100(神经标志物)一般阳性率分别是 30%~40%、1%~2%(仅见于局部细胞)及 5%,均没有诊断的特异性。

【治疗原则】

(1)手术切除:是治疗胃肠道间质肿瘤首选的方法,包括外科开腹手术、腹腔镜手术、消化道内镜下切除手术及腹腔镜和消化道内镜联合治疗等。

(2)药物治疗:伊马替尼作为选择性 kit/PDGFRA 受体酪氨酸激酶抑制剂可为 GIST 的主要治疗药物;舒尼替尼可以作为伊马替尼耐药的一线替代药物。

【护理配合】

术前护理配合

手术对机体是一种伤害性刺激因素,研究发现,患者术前心理反应以焦虑为主,严重时会影响手术过程及术后恢复。STER 是一种全新的手术,尽管创伤小,但风险较高。由于患者及家属对 STER 知识的缺乏,术前患者及家属存在不同程度的紧张、焦虑等情绪,所以,术前心理护理是非常重要的。针对这一特点,我科以幻灯、STER 手术视频向患者说明手术过程,以及术后注意事项,增强患者及家属对手术的信心,减轻紧张、焦虑等心理反应。

术中护理配合

STER 术的操作配合类同 ESD 术　需 2 名护士配合完成,1 名巡回护士负责器械准备与传递以及术中患者观察,另1名助手护士负责与手术医生配合。护士应具备灵活应对各种可能发生的情况以及熟练配合的能力,在术中的不同环节,需要娴熟配合手术医师,才能保证手术的高质量完成:①铺无菌手术台。②配置黏膜下注射液:为了更好地暴露黏膜下层,需要在黏膜下反复注射,一般采用亚甲蓝0.4ml+肾上腺素1mg+生理盐水250ml,偶会采用亚甲蓝0.4ml+肾上腺素1mg+甘油果糖250ml。③不同电刀使用:助手护士应在术前1d准备好电刀,熟悉各种电刀的使用方法及电刀输出功率的调节,准确根据术者指令迅速传递所需电刀或调整刀尖方向,避免食道外膜、肌层或血道损伤引发出血或穿孔,而导致手术困难或失败。整个过程中,一般情况使用钩刀、Dualknife(KD-650Q)、IT刀,输出模式为ENDOCUT大功率40W。④术中患者观察:手术中患者的观察也是非常重要的,巡回护士应随时观察患者颈部、背部、胸部有无出现皮下气肿及气道压变化等。

术后护理配合

术后密切监测患者生命体征,观察引流液颜色、量,观察面部、颈部、胸背部有无出现皮下气肿或"捻发感"及胸痛、呼吸困难等。如无异常,12h后可适当床边活动,进食流质饮食,避免进食牛奶;48h后逐步转为半流质或软食;2w内禁食粗纤维,防止封闭隧道口的钛夹过早脱落引起隧道口开放。术后禁食24h,限制活动,术后3个月内避免重体力劳动及过度运动。术后1w和3个月需复查胃镜。

第三节　小肠疾病的内镜治疗

所谓息肉,系泛指任何突出于黏膜表面的结节状组织。临床上常用其作为一个描述性名词,表现为突出于正常黏膜表面,大小颜色不一,形态各异,数目不等。息肉是常见的一类良性肿物,有的属于黏膜的增生性改变(如增生性息肉),有的属于腺瘤(如腺瘤性息肉),后一类息肉易发生癌变,故积极治疗息肉对降低消化道癌症的发病率具有重要意义。

在纤维内镜应用以前,消化道息肉的治疗主要依靠剖腹手术治疗,随着科学技术的日新月异,电子内镜的应用,给消化道息肉治疗常规带来了根本变化。内镜下手术切除息肉,不仅损伤小、痛苦少,对年老体弱或婴幼儿均适用,并发症少,死亡率低。该方法一般在门诊施行,不需住院,所以该方法很快在各国普及,替代剖腹手术,从而作为消化道息肉治疗的首选方法。内镜下息肉切除方法有许多,如高频电切术、微波治疗术、激光治疗术、APC治疗术及电热活检钳除法。高频电切除法既能切断息肉,又能同时止血,所以很快得到推广普及。

一、高频电切除息肉术

1.适应证

(1)各种大小的有蒂息肉和腺瘤。

(2)直径小于2cm的无蒂息肉和腺瘤。

(3)多发性腺瘤和息肉。

(4)无恶性变的息肉和腺瘤。

2.禁忌证

(1)有内镜检查禁忌证者。

(2)直径大于2cm的无蒂息肉和腺瘤。

(3)多发性腺瘤和息肉,密集分布。

(4)家族性腺瘤病。

(5)内镜下形态已有明显恶变者。

(6)有血小板减少或凝血机制障碍、出血倾向者。

随着内镜操作技巧改进和新技术不断地开发应用,原来某些属禁忌证范围者已变成适应证。有研究发现,大于2cm的无蒂息肉摘除后残端溃疡深达基层甚至浆膜下层,此型息肉癌变率发生率高达50%以上,故列为禁忌证范围,但并非绝对,Angelo报告1例6cm无蒂绒毛状腺瘤用分块切除法治疗成功。对多发性息肉同样要结合具体情况来治疗,可分期分批重复摘除。

3.术前准备

(1)患者准备:上消化道准备同胃、肠镜准备,但忌用甘露醇导泻,因其在肠内被某些细菌丛分解,可产生氢气。该气体是易燃性,在治疗过程中易导致肠管爆炸;术前常规检查血小板、出凝血时间等,如有凝血机制异常,应予以纠正后才能施行切除术。术前肌注安定10mg,以减少胃肠道蠕动及患者的反应,对小于6岁或不能合作的儿童应采用氯胺酮全麻。切除结肠巨大息肉或无蒂半球形息肉或广基息肉,应按结肠剖腹手术准备,口服非吸收性磺胺剂或新霉素等药物,以清洁肠道,减少肠道细菌数量。

(2)术者准备:术者应熟练掌握内镜检查技术,了解电凝切除术的操作方法及原理,了解患者的病史、体征、并发症及有关实验室和X线片检查情况,掌握适应证和禁忌证。了解息肉的部位、大小、形态,以便选择适当的器械。

(3)器械准备:①高频电发生器。高频电发生器利用高频电通过人体时产生的热效应原理设计而成,一般电流频率大于300kHz。电流选择,电流强度要根据息肉大小、有蒂无蒂、蒂的粗细从小到大调节,最大输出功率为30～80W。电切是无阻尼正弦型切除电流,组织损伤小,但凝血作用弱,易引起出血。电凝是火花间歇电流,具有阻尼振荡及高压峰值的高频电流,有止血作用,但组织损伤大而深,易引起穿孔。凝切混合电切可根据需要选择一定比例同时发出电凝、电切的混合电流。息肉切除时选择何种电流并无严格规定,需根据操作者习惯和息肉具体情况而定。一般选用先电凝后电切再混合电流交替使用,逐渐切除,使中心血管得到充分凝固,避免出血的并发症。电流强度同样根据息肉大小,有蒂无蒂,蒂的粗细,息肉周围有无黏液,与邻近肠壁有无接触等决定。一般先用火花肥皂试验,即把肥皂置于电极板上,圈套网丝接触肥皂后通电,把强度调节至有火花发生为强度基点。圈套器与息肉的接触点有白色烟雾,黏膜发白,则是电流强度最佳指数。在切除息肉前,将电极板与患者体表皮肤有足够接触面积,一般将电极板上放置一块盐水纱布,缚于患者大腿或置在臀部。②圈套器、热活检钳与电凝器。③息肉回收器。

根据前端张开形态分为三叉型和花篮型。将被摘除息肉抓持后随镜一起退出,送病理组织学检查。

4.操作方法　首先在内镜下做完整的检查,一旦发现息肉,观察其发生部位、大小、形态和数目。选择适当的器械,将息肉清晰置于视野最佳位置,息肉与镜端距离适当。在圈套息肉时,切忌用暴力,尤其是细蒂,勒紧过快、用力过猛会在未做电凝前就机械性切割息肉,引起即刻出血,也不要在没有选择好适当的位置就关闭圈袢,一旦勒紧后较难松开。钢丝勒紧后即可通电,先电凝后电切,反复间断多次通电,或用混合电流同样要间歇通电,每次通电时间为几秒钟,逐渐切割。然后将息肉抓持器插入,抓住割下的息肉,退镜。注意在通电时要观察胃肠蠕动,一旦出现蠕动,要立即停止通电,避免灼伤邻近黏膜,电凝过深会造成穿孔。

各种形态息肉的切除方法如下。

(1)直径小于0.5cm的无蒂小息肉:由于该型息肉体积较小,用圈套法切除时经常会滑脱,故一般采取电凝灼除。

体积稍大者用热活检钳咬持息肉头部,然后向上轻轻提拉息肉,使基底提起,通凝固电流基底黏膜发白,即行钳除,取不被灼伤的中央组织,做病理组织学检查。

电凝灼除术适用于更小息肉。将电凝器轻轻接触息肉后,通电,至息肉发白坏死即可切除。由于该方法不能保留活组织,故可用活检钳咬取部分息肉后再通电灼除。本法最适宜于治疗多发性无蒂息肉。

(2)直径小于2cm的无蒂息肉:将圈套钢丝置于息肉基底稍上方,轻轻地关闭圈袢套,收紧后再轻柔地提拉,使息肉向肠腔内提起,基底呈天幕状时通电。先用电凝,后用电切,再用混合电流,注意避免过度电凝,否则会使肠壁灼伤过度引起穿孔。圈套时切不可选择过深部位或将临近正常黏膜套入。

(3)有蒂息肉:长蒂息肉圈套的位置选择蒂的中央,将之提起悬在肠腔中,与周围肠壁没有接触通电。残留较长蒂柄可保证电凝安全,避免穿孔。残蒂于3~5天可自然消失,恢复平坦,而不会引起息肉复发,因为息肉的蒂并非肿瘤性组织。

短蒂息肉的圈套位置应选择在靠近息肉侧。息肉圈套选择位置太近肠壁,如将邻近正常黏膜一起套入,或息肉未悬在肠腔中,而与周围或对侧肠壁有接触会引起异常电流,或圈套丝未收紧,钢丝接触周围黏膜均不正确,容易引起穿孔。

细蒂息肉切除时,圈套钢丝忌用力过猛,否则可能引起机械性切割,而招致出血。

粗蒂息肉的切除,一般应在套袢收紧后即通电,交替使用电凝和电切电流。粗蒂息肉的血供好,血管较粗,位于蒂的中央,只有反复用电凝电切电流,逐渐割向中央,得到完全凝固后才割断可避免出血。

头部较大的有蒂息肉圈套后要悬于肠腔中与周围黏膜不接触有一定困难,可采用密接法切除。即若与周围黏膜有接触,就要使接触面足够大,使单位面积中通过电流量减少,则接触面的温度就会降低不至于灼伤接触部肠壁或穿孔。

(4)直径大于2cm的无蒂息肉:该形态息肉,属相对禁忌范围,因为在内镜下摘除易引起出血和穿孔。故术前准备应按剖腹手术肠道准备方案实行,一旦出现并发症,可立即行手术处理。如基底较窄可按上述方法圈套切除;如宽基底者,先用高渗盐水注入黏膜下,在息肉的基底部注射,待基底隆起,再行摘除。如为更大的息肉,可用分块分期切除法,即先圈套息肉头部的一部分做斜形切除,然后再斜形切除对侧部分,使头部变小,完整地圈套息肉基底上方,完整地摘除。切除次数视息肉大小而定,每次切除息肉宁少勿多。

5.切除步骤 圈套好息肉部位后,先电凝,至黏膜发白,同时冒出白色烟雾,电切或混合电流切除,通电时助手慢慢收紧套圈,反复进行至息肉切下为止。息肉切除后检查残蒂有无出血、穿孔。尽量把腔内的气体抽出,减轻患者因胀气带来的痛苦。

6.回收方法 切除下来的息肉均应做病理组织学检查,因其对息肉有无恶变可做定性的检查,对决定进一步随访和治疗有很大价值。

小于0.5cm的息肉可用活检钳钳夹而出。

大于0.5cm小于2cm的息肉可用吸引方法和用抓持器回收。前者是用负压直接吸牢息肉,持续地边吸引边退镜,直至取出为止。大于 1cm 的息肉均可用息肉抓持钳取出,常用抓持钳有两种类型,三爪型及网篮型。前者适于小于 2cm 的息肉,后者适用于 2cm 以上息肉,操作方法同取异物。

大肠息肉摘除后取出困难者或是多发性息肉一次摘除多颗需一起回收,可把内镜插过息肉部位 20cm 左右,经内镜注入 500ml 生理盐水,然后拔除内镜,让患者立即排便,会把息肉一起排出回收。该法不适宜上消化道息肉。

7.术后处理 为减少残蒂出血和穿孔的并发症,应根据息肉部位、大小、形态进行不同的术后处理。

(1)一般息肉切除后禁食和卧床休息 6h,留院观察 24h,全流质 24h。小息肉可回家休息,特大型息肉切除后,禁食时间可酌情延长。

(2)食管、贲门及十二指肠息肉切除后,还需应用制酸剂和黏膜保护剂 2 周。

(3)肠道息肉切除后,保持大便通畅 2 周,必要时用缓泻。

(4)有凝血机制障碍者,术前用药纠正后或有出血倾向者,术后应用止血剂 2 周。

(5)高血压患者术后应将血压维持在正常范围内 2 周,以避免出血。

(6)定期复查。

8.并发症 并发症的种类最常见的是出血,其次为穿孔,其他有灼伤、皮下气肿、气体爆炸和休克,大部分出血者经保守治疗而愈,而穿孔基本均需剖腹手术治疗。

(1)出血

1)原因:根据发生时间和不同原因可分为即刻出血和迟发性出血。即刻出血是在术中或息肉刚摘除后,残端出血在 24h 内。机械性切割、电源类型选择不当、电流功率过小和圈套位置选择位置不佳等因素是造成即刻出血的主要原因;迟发性出血是指息肉摘除 24h 以后发生,3～7 天内发生常见。息肉残端焦痂过早脱落、凝血功能障碍者易发生迟发性出血。

2)防治:①预防:术前认真调试器械,术者与助手配合默契,操作视野要清楚,严格按照电凝后电切的原则,粗蒂与无蒂息肉交替使用电凝、电切电流。术后注意饮食休息,保持大便通畅,一般出血的并发症可减少和避免。②治疗:摘除息肉后仅有少量渗血可不做处理,随访观察;如出血较多应立即止血。即刻出血可于内镜下止血,措施包括药物喷洒、电凝、微波等。迟发性出血一般先行积极保守治疗,如补充血容量,应用止血药物和垂体后叶加压素,大多数患者经保守治疗而愈。如保守治疗失败即应内镜下止血,如再失败应该剖腹手术止血。

（2）穿孔

1）原因：操作时视野不清，将邻近正常黏膜一起圈入，或圈套钢丝与周围肠壁接触；通电时间过长，残端灼伤过深，易发生迟发性穿孔；通电时恰逢胃肠蠕动，使圈套钢丝损伤肠壁，造成穿孔。

2）诊断：不同的部位穿孔，引发的症状是不全一致的。

食管穿孔可引起颈部及上胸部皮下气肿、胸痛等纵隔炎的症状。胸部平片可见有纵隔气肿征象。上消化道造影可明确穿孔部位。

胃及十二指肠穿孔均引起腹腔内刺激。在穿孔瞬间剧烈疼痛，逐渐出现腹胀、严重腹痛等腹膜炎症状和体征。为了能早期诊断和及时治疗，对可疑穿孔者应做腹部 X 线透视，如膈下有游离气体则可确诊。

结肠穿孔大部分症状与体征与胃及十二指肠相同。直肠中下段、降结肠、升结肠的后壁，因为是腹膜间位和外位的脏器，该部位浆膜面无腹膜遮盖，穿孔早期可无症状和体征，不久将会出现皮下气肿，腹痛伴发热。腹部平片可帮助确诊。

3）防治：掌握各种类型息肉电切方法，根据蒂的粗细调整好电凝、电切电流功率，一般电凝指数宜低不宜高，电凝对组织损失大，时间不宜过长，否则易引起穿孔。对侧向发育型肿瘤行 EMR 时应以电切为主，少用凝固电流，EMR 后可采用钛夹缝合创面，可减少穿孔发生。

穿孔一旦发生，在食管或腹腔内应该尽早手术治疗，根据穿孔部位、大小和患者全身情况来决定，首选夹闭，不行改为手术，手术方式如修补、局部切除或造瘘的手术。腹腔外穿孔可采取保守治疗，禁食、补液、胃肠减压、抗生素应用，严密观察，一般都不需要手术治疗就能治愈。

（3）灼伤、浆膜炎：这是一种程度轻的并发症，大部分患者无临床症状，只是内镜下见到息肉摘除邻近黏膜灼伤，一般无需处理能自愈。如灼伤过深可引起浆膜炎，表现为患者腹痛但腹部 X 线透视无膈下游离气体。

（4）气体爆炸：正常情况下结肠内含有少量的氢、甲烷等可燃性气体，若氢、甲烷的浓度达到或超过可爆炸界限时，则做电外科手术时就可能发生爆炸。为了防止爆炸发生，术前严格进行肠道准备，术中用抽气注气置换肠内气体。

（5）溃疡：息肉摘除术后，切断面为坏死凝固物，形成的溃疡若小于 5mm，可于 1 周内愈合，不留瘢痕，多数溃疡在 2～4 周内愈合。溃疡愈合时间与溃疡的大小及深浅有关。息肉蒂越大，电凝时间长，套切部位靠近黏膜者形成的溃疡深而大。上消化道息肉摘除术后一般常规应用 H_2-受体拮抗剂及胃黏膜保护剂。

9.定期随访 腺瘤性息肉已被公认为癌前病变，且易复发和有癌变的倾向，一且发现应及时切除并定期随访。对随访时间,各家报道不一,作者认为将所有大肠息肉切除后 6 个月内结肠镜随访 1 次,以后可每 3 年结肠镜随访 1 次。对个别息肉切除不完全、老年患者、巨大无蒂息肉或多发息肉以及因肠道准备不佳而可能漏诊的患者宜及时结肠镜随访。

二、微波治疗术

1.适应证　除内镜检查一般适应证外,适合内镜微波治疗的消化道息肉以下几种。

(1)直径小于 1cm 的无蒂、广基或有亚蒂息肉较为理想,尤其适应于多发性息肉,一次可灼烧息肉数十颗。

(2)有蒂息肉,蒂直径小于 1cm 者。

(3)息肉经病理组织学证实无恶变者。

2.禁忌证　内镜微波治疗息肉一般无绝对禁忌证,其他禁忌证与内镜检查术相同。

3.操作方法与步骤

(1)器械准备:①内镜;②微波发生仪。基本技术参数为微波频率 2450MHz,波长 12cm,微波输出功率 0~200W,同轴电缆要有隔热塑料包裹,以防损伤内镜,其直径及长短要适合所采用的内镜。还可用针状电极,针尖长度为 2~4mm,以便插入靶组织,再行微波辐射,还应具有时控装置,将连接发射的微波变成脉冲发射,脉冲时间在 2~60s 内可调。微波产生由脚踏开关控制。

(2)术前准备:①常规内镜检查;②装好微波电缆治疗探头;③器械调试。

(3)步骤:同 EMR 术。①插入内镜寻找息肉,将息肉暴露视野正中位。②经内镜活检孔将微波治疗探头插入,直视下见根部离开内镜出口应大于 1.5cm。③治疗小息肉、广基息肉时将探头置于息肉顶部,必须将探头顶部和根部的金属部分一起与息肉组织接触,然后立即踩脚踏开关,听到音响,表明高压加上,微波探头有功率输出。微波的辐射功率多选用 40~50W,脉冲时间选择 3~20s,具体需根据操作者的经验而定。小息肉经一次烧灼辐射一般可立即气化,消失。较大息肉经 2~3 次烧灼辐射可严重变形,萎缩。对有蒂息肉,探头应放在蒂中部或距根部 2~5mm,烧灼辐射数次,息肉颜色变紫,说明血供已经阻断,这种息肉术后可自行脱落,因此不强调当时息肉脱落。④治疗完毕,将功率调节旋钮调到零;清洁探头及电缆,以便下次使用。

4.术后处理及随访　内镜微波治疗消化道息肉的术后处理及随访情况基本同

高频电凝切除术。

5.并发症及处理　此方法安全可靠,无痛苦。少有报道患者术中诉腹痛,多数患者烧灼治疗后腹痛可自然缓解。罕见出血或穿孔。出血可因组织凝固后与同轴电缆粘连,造成撕裂出血,应注意预防。因微波对深层组织无明显损伤,故不易发生穿孔。

三、激光治疗

1.适应证　除内镜检查术的一般适应证外,适应内镜激光治疗的消化道息肉者。

(1)各型息肉,有蒂息肉或亚蒂息肉,可用 Na:YAG 激光切割治疗。无蒂息肉用气化治疗,本法尤其适应广基、多发性息肉。

(2)常规息肉摘除术后难以全部根除的息肉,尤其是大而广泛的绒毛状腺瘤,激光治疗更具有优越性。

(3)息肉病引起的狭窄,甚至梗阻者。

(4)息肉癌变因有手术禁忌证或高龄患者不能手术者。

2.禁忌证　同内镜检查术。

3.操作方法与步骤

(1)器械

1)激光机:目前用于纤维内镜下激光诊断及治疗的激光器主要有氩离子激光器和 Na:YAG 激光器。

2)光导纤维

3)内镜:进行激光治疗的内镜以双孔道前视治疗内镜为佳,以便一个孔道插入装有石英光导纤维和二氧化碳气道的塑料,另一孔道可与负压吸引器相连。

(2)操作步骤

1)术前常规内镜检查。

2)观察确定息肉的部位、大小、数目及形状。

3)术者在内镜检查时,由第二助手开启激光治疗机,检查各种性能,测量激光功率,并发射同轴氦氖激光。

4)经内镜活检孔管道插入光导纤维,用激光瞄准息肉,根据息肉大小、形态确定治疗方式。

中型无蒂或亚蒂息肉,功率为 20~50W。小息肉采用接触气化,距离 1mm 左右。中型息肉采用照射气化,距离 5mm。大型息肉功率为 70W,采用插入气化,距离 5mm。有蒂息肉可用切割蒂部加气化,使息肉萎缩后再照射扫描气化。每次 0.5～1.0s,根据息肉大小可酌情延长,缩短脉冲持续时间。激光照射息肉边缘外 2mm 的健康组织边缘,深度达黏膜下层。多发性息肉一次切除不宜过多,以防出血。切割或碳化后,息肉残端表面可形成烧伤性溃疡,一般不需特殊处理,7～10 天愈合。

（3）注意事项

1）防止激光热量损伤内镜头端或烧坏内镜是非常重要的。具体措施:①术前检查光纤管有无漏光等。②术中光纤应伸出内镜头端至少 1～1.5cm 以上。③操作过程中不断地用水冲洗内镜接物镜面,使镜面及石英纤维头端冷却。④一旦发生问题要立即关机。⑤操作者要熟悉激光器的各项性能,操作要熟练。

2）息肉切除的技术关键。①切割时光纤端部距病灶 1cm 以远无切割作用,以准接触或直接接触时切割能力最佳。②对有蒂或亚蒂息肉进行切割时,需在息肉与蒂部交界处进行,割除息肉后对较长的蒂可补充气化治疗。③激光发射角度采用 70°～80°切割能力最好。④切割时采用单向或双向往返式均可,一般每次 1～5s 之间,蒂部较粗的息肉亦可延长至每次 10s。⑤息肉切掉以后需仔细检查残蒂,如有出血或可疑出血需补照 1～2s,达到光凝止血的目的,以防术后出血。⑥多发性息肉需分次治疗,每次治疗掌握在 10～20 颗为宜,两次治疗间隔最少 1 个月。⑦术前常规检查出凝血时间、血小板计数。

3）YAG 激光对视网膜有损伤,操作者于操作时应戴防护眼罩。

（4）术后处理:同高频圈套器电凝电切术。

4.并发症及处理　激光治疗消化道息肉的常见并发症有出血、穿孔。出血分为即刻出血和迟发性出血,前者多因用大功率而致血管损伤,可将激光脉冲对准出血灶,再用激光脉冲,使血管和周围组织碳化凝固止血。迟发性出血,多由于碳化层脱落过早或治疗后溃疡出血,有血管畸形引起迟发性大出血。故应在治疗后注意饮食及诱发出血因素,防止出血。穿孔多因功率大,距离近,脉冲持续时间长,或照射周围正常组织引起。因此要掌握合适的功率、距离和脉冲持续时间,同时要熟练掌握激光治疗的技巧。一旦穿孔,应立即外科手术治疗。

四、氩离子凝固术

1.适应证　氩离子凝固术（APC）对胃肠道息肉治疗价值主要体现在两个方面,其一是对那些不能或不易进行圈套切除的扁平或宽基息肉更显其优势,因其凝固深度自限性和氩离子流自动搜索病变及全方位性,对这类十分常见的息肉治疗起来得心应手,不需考虑穿孔及出血的可能性。同时对有蒂息肉也能发挥独到作用,小于1cm的有蒂息肉,使用APC数秒钟息肉便凝固消失。对那些采用圈套电切的息肉,如蒂部保留太长或断端出血,APC也可作为首选治疗方法。APC治疗消化道息肉,其大小最好小于1cm,可以迅速治愈。1～2cm息肉,则需多点喷凝,若息肉大于2cm时,特别是扁平宽基息肉,尽管多点多处喷凝,但仍难以完全有效地处理息肉。对扁平息肉每次喷凝不应超过5s,但对有蒂息肉可延长每次喷凝时间,只要喷头对准息肉,不用担心会损伤肠壁,发生穿孔的危险性。

2.禁忌证　同内镜检查术。

3.操作方法与步骤

(1)术前准备及设备调试:患者术前常规禁食1餐,术前30min给予地西泮10mg,山莨菪碱10mg肌肉注射。患者按胃肠镜操作体位,接好专用屏蔽地线。术前打开氩气钢瓶阀门,注满氩气,氩气流量2L/min,电场强度$5000V/m^2$,功率设定6W,标准电凝指数为A60。使用前调试氩气刀效果,踩蓝色标记电凝板,直视可见导管前端产生短暂的可见性蓝红色光,同时出现少量无味白烟。

(2)内镜下氩气刀息肉切除:患者皆常规先行内镜下活检病理检查,待病检排除肿瘤证实为息肉后,择期进行氩气刀息肉摘除。送入胃镜或肠镜到达病变部位,近镜观察病灶,确定息肉大小,再次判断是否为氩气刀治疗的最佳适应证,估计需凝固切除的次数。先进行抽气换气,然后经内镜钳道插入氩离子凝固导管,伸出内镜头端至病灶上方0.3～0.5cm,以每次1～3s的时间施以氩离子凝固治疗。凝固次数视病灶大小、部位及病灶质地而定,一般以内镜下整个病灶灼除为止。治疗后,病灶表面泛白、泛黄甚至出现黝黑样变,周边黏膜可发生肿胀。

(3)氩气刀与圈套器结合处理有蒂息肉:息肉较大圈套器不便于套入蒂部,先用氩气刀凝固缩小病灶,便于后续操作。同时那些分叶状息肉且匍匐于胃肠腔,不易分辨蒂部时也可先行氩气刀凝固,便于暴露息肉蒂部。另外,对那些行圈套术后,蒂留置过长或由于电凝不佳蒂部出血时,也可采用氩气刀凝固残留的蒂部,或进行有效的止血。

(4)处置:退镜前,应仔细观察病灶是否处理干净,局部黏膜肿胀情况,有否气肿及其他异常情况,抽气后退镜。留观12～24h,常规禁食1～2餐,观察是否有并发症出现,可给予补液,使用抑制胃酸分泌药物及胃黏膜保护剂。

4.临床评价　内镜下高频电摘除有蒂息肉是治疗消化道息肉的首选方法。对于广基扁平息肉,直径小于1cm者,一般采用微波或热凝电极等治疗,尽管这两种方法操作简单,但探头易与病灶组织发生粘连,操作者需不断清理探头,产生的烟雾大,影响操作视野,妨碍治疗进程。直径大于 1.5cm 广基扁平息肉可行黏膜圈套切除术,但术中、术后胃肠道出血、穿孔有一定的发生率,如圈套切除不彻底,病灶边缘部分残留,可引起日后复发。APC 在这方面却显示独特的优越性,APC 具有内切、弱电凝、凝固 3 种功能,可感知与之接触的组织的电阻,在瞬间产生不同的电流、电压变化,进而自动控制其输出功率。内镜下氩气刀最大的优点是凝固深度的自限性,一般不超过 3mm,不会出现穿孔。其次是氩离子束可以自动导向需治疗的组织表面,而不一定沿氩气流原来的方向,也不一定是喷头所指的方向,它可以进行轴向、侧向和自行逆向凝固,几乎可到病变的每一个角落,对息肉等病灶的处理非常自如有独特的优势。

第十章 大肠疾病

第一节 溃疡性结肠炎

溃疡性结肠炎(UC)是一种慢性非特异性结肠炎症,病变主要累及结肠黏膜及黏膜下层,范围自直肠、远段结肠开始,逆行向近段发展,甚至累及全结肠,5%病例可累及末段回肠(倒灌性回肠炎),呈连续性分布。

【诊断标准】

1.临床表现 一般起病缓慢,少数急聚,病情轻重不一,常反复发作。

(1)腹泻:为主要症状,腹泻轻重不一,轻者每天2～3次,重者每天可达10～30次,多为黏液脓血便,常有里急后重。

(2)腹痛:腹痛部位一般在左下腹或下腹部,亦可波及全腹,常为阵发性痉挛性疼痛,多发生于便前或餐后,有腹痛-便意-便后缓解规律。

(3)全身症状:急性发作期常有低热或中等发热,重症可有高热,但不伴畏寒或寒战。其他还有上腹不适、暖气、恶心、消瘦、贫血、水电解质平衡紊乱、低蛋白血症等。

(4)肠外表现:包括外周关节炎、结节性红斑、坏疽性脓皮病、巩膜炎、前葡萄膜炎、口腔复发性溃疡等,这些肠外表现在结肠炎控制或结肠切除术后可缓解或恢复;骶髂关节炎、强直性脊柱炎、原发性硬化性胆道炎等,可与 UC 共存,但与 UC 的病情变化无关。国内报道肠外表现的发生率低于国外。

(5)体征:轻、中型患者仅有左下腹轻压痛。重型和暴发型患者常有明显压痛和肠型。若有腹肌紧张、反跳痛、肠鸣音减弱应注意中毒性巨结肠、肠穿孔等并发症。直肠指检可有触痛及指套带血。

(6)并发症:有大出血、中毒性巨结肠、肠穿孔和癌变等。病程超过 8 年的 UC 患者需定期结肠镜检查并多部位活检以监测不典型增生或癌变。

2.辅助检查

(1)实验室检查

①血液检查:血红蛋白在轻型病例多正常或轻度下降,中、重型病例有轻或中

度下降,甚至重度下降。白细胞计数在活动期可有增高。红细胞沉降率加快和 C-反应蛋白增高是活动期的标志。

②粪便检查:黏液脓血便,镜检见大量红、白细胞和脓细胞。急性发作期可见巨噬细胞。粪便病原学检查可排除感染性结肠炎。

③免疫学检查:活动期 IgG、IgM 常增高。外周型抗中性粒细胞胞浆抗体(p-ANCA)可呈阳性。

(2)结肠镜检查:是本病诊断与鉴别诊断的最重要手段之一。应做全结肠及回肠末段检查,直接观察肠黏膜变化,取活组织检查,并确定病变范围。

本病病变呈连续性、弥漫性分布、从直肠开始逆行向上扩展,内镜下所见重要改变如下。

①黏膜粗糙呈细颗粒状,弥漫性充血、水肿,血管纹理模糊,质脆、出血,可附有脓性分泌物。

②病变明显处见弥漫性糜烂或多发性浅溃疡。

③慢性病变见假息肉及桥状黏膜,结肠袋往往变钝或消失。

结肠镜下黏膜活检组织学见弥漫性炎症细胞浸润,活动期表现为表面糜烂、溃疡、隐窝炎、隐窝脓肿;慢性期表现为隐窝结构紊乱、杯状细胞减少。对于急性期重型患者结肠镜检查宜慎重,可仅观察直、乙状结肠。

(3)X 线检查:X 线钡剂灌肠检查所见 X 线征主要表现如下。

①黏膜粗乱及(或)颗粒样改变。

②多发性浅溃疡,表现为管壁边缘毛糙呈毛刺状或锯齿状以及见小龛影,亦可有炎症性息肉而表现为多个小的圆或卵圆形充盈缺损。

③结肠袋消失,肠壁变硬,肠管缩短、变细,可呈铅管状。结肠镜检查比 X 线钡剂灌肠检查准确,有条件宜做结肠镜全结肠检查。

3.诊断标准　具有持续或反复发作腹泻和黏液脓血便、腹痛、里急后重,伴有(或不伴)不同程度全身症状者,在排除细菌性痢疾、阿米巴痢疾、慢性血吸虫病、肠结核等感染性肠炎及克罗恩病、缺血性肠炎、放射性肠炎等非感染性肠炎基础上,具有上述结肠镜检查重要改变中至少 1 项及黏膜活检组织学所见可以诊断本病(没条件进行结肠镜检查,而 X 线钡剂灌肠检查具有上述 X 线征象中至少 1 项,也可诊断本病,但不够可靠)。初发病例如果临床表现和结肠镜改变均不典型者,暂不诊断 UC,需随访 3～6 个月。需强调,本病并无特异性改变,各种病因均可引起类似的肠道炎症改变,故只有在认真排除各种可能有关的病因后才能作出本病诊断。

完整的诊断应包括疾病的临床类型、严重程度、病情分期、病变范围和并发症。

(1)临床类型

①初发型:指无既往史的首次发作。

②慢性复发型:临床上最多见,发作期与缓解期交替。

③慢性持续型:症状持续,间以症状加重的急性发作。

④急性暴发型:少见,急性起病,病情严重,全身毒血症状明显,可伴中毒性巨结肠、肠穿孔、败血症等并发症。上述各型可相互转化。

(2)病情严重程度

①轻型:腹泻每日 4 次以下,便血轻或无,无发热、脉速,贫血无或轻,红细胞沉降率<30mm/h。

②重型:腹泻频繁(每日 6 次或更多)并有明显便血,有发热(>37.5℃),心率>90 次/分,贫血(HGB<75％正常值),红细胞沉降率>30mm/h。

③中型:介于轻型与重型之间。

(3)病情分期:分为活动期和缓解期。Southerland 疾病活动指数(DAI),也称为 Mayo 指数,可用来评估病情分期。

(4)病变范围:可分为直肠炎、直肠乙状结肠炎、左半结肠炎(结肠脾曲以下)、广泛性或全结肠炎(病变扩展至结肠脾曲以上或全结肠)。

(5)并发症:可有大出血、中毒性巨结肠、肠穿孔和癌变等。中毒性巨结肠定义为急性结肠扩张,横结肠直径超过 6cm,结肠袋消失;多发生在暴发型或重症溃疡性结肠炎患者。常因低钾、钡剂灌肠、使用抗胆碱能药物或阿片类制剂而诱发。临床表现为病情急剧恶化,毒血症明显,有脱水与电解质平衡紊乱,出现肠型、腹部压痛,肠鸣音消失。血常规白细胞计数显著升高。

4.鉴别诊断

(1)急性感染性结肠炎:各种细菌感染,如痢疾杆菌、沙门菌、直肠杆菌、耶尔森菌、空肠弯曲菌等。急性发作时发热、腹痛较明显,外周血血小板不增加,粪便检查可分离出致病菌,抗生素治疗有效,通常在 4 周内消散。

(2)阿米巴肠炎:病变主要侵犯右半结肠,也可累及左半结肠,结肠溃疡较深,边缘潜行,溃疡间的黏膜多属正常。粪便或结肠镜取溃疡渗出物检查可找到溶组织阿米巴滋养体或包囊。血清抗阿米巴滋养体抗体阳性。抗阿米巴治疗有效。

(3)血吸虫病:有疫水接触史,常有肝脾大,粪便检查可发现血吸虫卵,孵化毛蚴阳性,直肠镜检查在急性期可见黏膜黄褐色颗粒,活检黏膜压片或组织病理检查发现血吸虫卵。免疫学检查亦有助于鉴别。

【治疗原则】

根据病情严重程度、病变范围、病程、既往治疗反应和有无并发症制订个体化的治疗方案。治疗目标是缓解症状及维持治疗。

1.一般治疗　强调休息、饮食和营养。对活动期患者应予流质饮食,待病情好转后改为富营养少渣饮食。病情严重应禁食,并予完全胃肠外营养治疗。如患者的情绪对病情有影响,可予心理治疗。

2.药物治疗

(1)氨基水杨酸制剂:柳氮磺胺吡啶(SASP)是治疗本病的常用药物。该药口服后大部分到达结肠,经肠菌分解为5-氨基水杨酸与磺胺吡啶,前者是主要有效成分。适用于轻、中度活动期患者或重度经糖皮质激素治疗已有缓解者。用药方法4g/d,分4次口服;病情缓解可减量使用,改为维持量2g/d,分次口服。直接口服5-ASA由于在小肠已大部分被吸收,在结肠内不能达到有效药物浓度,近年已研制成5-ASA的特殊制剂,使其能到达结肠发挥药效,这类制剂有美沙拉嗪、奥沙拉嗪和巴柳氮。5-ASA新型制剂疗效与SASP相仿,优点是不良反应明显减少,但价格昂贵,因此其最适用于对SASP不能耐受者。5-ASA的灌肠剂及栓剂,适用于病变局限在直肠者。

(2)糖皮质激素:对急性发作期有较好疗效。适用于对氨基水杨酸制剂疗效不佳的轻、中度患者,中度活动期患者及急性暴发型患者。一般予口服泼尼松0.75～1.0mg/d;重症患者可予静脉制剂,如氢化可的松300mg/d或甲基泼尼龙40mg/d,7～14天后改为口服泼尼松50～60mg/d。病情缓解后逐渐减量至停药。注意减药速度不要太快以防反跳,减药期间加用氨基水杨酸制剂逐渐接替激素治疗。病变局限在直肠、乙状结肠患者,可用琥珀酸钠氢化可的松(不能用氢化可的松醇溶制剂)100mg加生理盐水100ml做保留灌肠,每天1次,病情好转后改为每周2～3次,疗程1～3个月。

(3)免疫抑制剂:硫唑嘌呤可用于对激素治疗效果不佳或对激素依赖的慢性持续活动性患者,加用这类药物后可逐渐减少激素用量甚至停用,使用方法及注意事项同克罗恩病。对重度全结肠型UC急性发作静脉用糖皮质激素治疗7～10天无效为激素抵抗,应用环孢素2mg/(kg·d)静脉滴注7～14天,有效者改为口服4～6mg/(kg·d),由于其肾毒性,疗程多在6个月减停,其间加用硫唑嘌呤;部分患者可取得暂时缓解而避免急诊手术。

3.外科治疗　紧急手术指征为:并发大出血、肠穿孔、重度UC患者特别是合并中毒性巨结肠经积极内科治疗无效且伴严重毒血症状者;激素抵抗用环孢素也无效者。

择期手术指征如下。

①并发结肠癌变。

②慢性持续型病例内科治疗效果不理想而严重影响生活质量或虽然用糖皮质激素可控制病情但糖皮质激素不良反应太大不能耐受者。

一般采用全结肠切除加回肠造瘘术。国际上近年主张采用全结肠、直肠切除、回肠贮袋-肛管吻合术(IPAA)，即切除全结肠并剥离部分直肠黏膜，保留了肛门排便功能，大大改善了患者的术后生活质量。

第二节　大肠癌

大肠癌包括结肠癌和直肠癌，为大肠黏膜上皮在环境、遗传等多种致癌因素作用下发生的恶性病变。大肠癌分为早期大肠癌和进展期大肠癌。早期大肠癌是指浸润深度局限于黏膜及黏膜下层者，其中局限于黏膜层者为黏膜内癌，浸润至黏膜下层未侵犯固有肌者为黏膜下癌。进展期大肠癌是指浸润超越黏膜下层或更深层者。发病年龄多在 30～60 岁，发病高峰在 50 岁左右，青年人发病率在逐年上升。男性多于女性。发病与遗传、饱和脂肪酸摄入等因素关系密切，大肠腺瘤、炎症性肠病和血吸虫及细菌肠道感染等，可能是发生大肠癌的危险因素。大肠腺瘤性息肉、炎症性病变的黏膜上皮异型增生是大肠癌的癌前病变。

【诊断标准】

1.临床表现

(1)排便习惯与粪便性状改变：为最早出现的症状，常以血便为突出表现。

①便血：便血量与性状常与肿瘤部位有关。病变越远离肛门血的颜色越暗，血与粪便相混；病变越接近肛门便血越新鲜，血与粪便分离。直肠癌直肠指诊时指套上可见血性黏液。

②黏液脓血便：可伴有里急后重，或排便次数增多、腹泻、腹泻与便秘交替等。

③顽固性便秘：顽固性便秘或粪便外形变细。

(2)腹痛：呈持续性隐痛，或仅为腹部不适或腹胀感。病变可使胃-结肠反射加强，出现餐后腹痛。定位不确切，中晚期肿瘤疼痛部位相对固定。

(3)肠梗阻：表现有肠绞痛、腹胀、肠鸣音亢进与肠型等。

(4)腹部肿块：肿块位置取决于肿瘤的部位，肿块常为质硬，呈条索或结节状。早期肿瘤可被推动，中、晚期肿瘤较为固定。合并感染者可有压痛。

(5)全身表现:可出现贫血、消瘦、乏力、发热等,晚期肿瘤可出现肝、肺、骨转移症状,继而出现进行性体重下降、恶病质、黄疸和腹水等。

2.实验室检查

(1)粪隐血试验:方法简单、非侵入性、费用低,可用于大肠癌的筛查。

(2)肿瘤生物标志物检查

①血清癌胚抗原(CEA)定量动态观察对大肠癌的预后评估及术后复发的监测有一定价值。

②肠癌相关抗原(CCA)明显增高有助大肠癌的诊断。

3.辅助检查

(1)直肠指诊:为简单、经济、安全的诊断方法,可确定距肛门 7～8cm 的直肠肿块,依据肿块的部位、大小、形态和活动度,决定手术方式和预后的评估。

(2)内镜检查:包括直肠镜、乙状结肠镜和结肠镜检查等。内镜检查可在直视下观察结、直肠黏膜病变的形态,对可疑病灶进行活检,获得病理组织学的确切诊断。内镜下黏膜染色技术、放大结肠镜、超声内镜、色素内镜及窄带成像技术和共聚焦激光显微内镜等新型内镜检查技术的应用,大大提高了大肠癌,尤其早期大肠癌的检出率。

(3)影像学检查

①X 线钡剂灌肠检查:对不能接受结肠镜检查者,仍有重要的诊断价值。可显示病变的部位、范围,显示钡剂充盈缺损、肠腔狭窄、黏膜破坏等征象。

②B 型超声、CT、MRI 检查:可了解肿瘤对肠壁和肠管外的浸润程度、有无淋巴结及其他脏器的转移,有助于临床分期以制定治疗方案。利用计算机三维影像重建的螺旋 CT 仿真结肠镜,可显示肠管及其病变,具有无创、无痛苦、禁忌证少的优点,但对病变显示的清晰度和对微小病变的辨别能力并不优于内镜检查,且不能活检。二维多平面成像和三维重建图像的 CT 结肠成像(CTC)检查,可多方位、多角度、多层面地显示病变的部位、浸润范围及结肠外病变,但存在假阳性。

③选择性血管造影:可显示肿瘤异常的血管和组织块影。

④正电子发射断层显像(PET):依赖肿瘤组织细胞的生理和代谢功能改变,观察肿瘤细胞,可应用于多种肿瘤的检测和分期。

【治疗原则】

1.内镜下治疗 早期大肠癌可在内镜下行电凝切除或剥离术(EMR 或 EPMR)。以下情况需慎重选择。

①肿瘤基底大小超过 20mm 者。

②有证据显示肿瘤突破黏膜肌层,浸润至黏膜下层尚未侵及固有肌层者。

③肿瘤位置不利于内镜下治疗者。

2.手术治疗　手术方法和范围的选择,取决于肿瘤的部位及浸润深度,手术方式包括根治切除、姑息手术等。

3.化学药物治疗　大肠癌对化疗不甚敏感,为一种辅助疗法。早期大肠癌根治术后一般不需化疗。进展期大肠癌为提高大肠癌手术率,控制局部淋巴结转移和预防手术后复发,常用于术前和术后的治疗,也用于晚期广泛转移者的姑息治疗。

4.放射治疗　适用于肿瘤位置较固定的直肠癌。术前放疗有助于提高手术切除率、减少远处转移;术后放疗可降低复发率,提高生存率。对晚期直肠癌患者可用于止痛、止血等姑息治疗。放疗有发生放射性肠炎的危险。

5.其他　包括基因治疗、导向治疗及中医中药治疗等辅助治疗。

第三节　大肠疾病的内镜治疗

消化道黏膜下肿瘤(SMT)是生长于黏膜下层并被正常黏膜覆盖的所有肿瘤,多为间叶来源的良性肿瘤,内镜下可见局部黏膜隆起,常呈球形或半球形,多为广基,肿瘤大小差异较大,大的直径可达10cm以上,与周围分界明确,表面黏膜与周围黏膜色泽一致,表面平滑,少数可见隆起部黏膜糜烂、溃疡或出血改变。由于正常黏膜皱襞被黏膜下肿瘤顶起而形成一个或多个黏膜皱襞从四周黏膜向肿瘤表面延伸,呈放射状,走向肿瘤时逐渐变细,形似拱桥,被称为"桥形皱襞",是黏膜下肿瘤的特征之一,多见于直径2cm以上的黏膜下肿瘤,可与壁外肿瘤压迫形成的平行皱襞鉴别,此外,也可用超声内镜对两者进行鉴别。上消化道常见的有平滑肌瘤、血管瘤、脂肪瘤、异位胰腺以及间质瘤等下消化道特别是大肠黏膜下肿瘤较少见,临床上多缺乏典型症状,常见的有脂肪瘤和平滑肌(肉)瘤,大肠平滑肌肿瘤一般不宜做结肠镜下治疗,对于引起肠梗阻、出血、腹部肿瘤不能鉴别时,应手术治疗。

一、常见黏膜下肿瘤的分类

1.平滑肌瘤　起源于固有肌层或黏膜肌层,是最常见的食管胃黏膜下肿瘤,占40%～60%。一般为圆形或椭圆形,质硬,无真正的包膜,表面光滑,生长方式有腔内型、腔外型和壁内型。食管平滑肌瘤多发生在食管下段,其次为中段,上段较少,多为单个;胃黏膜下肿瘤以胃体和胃窦部最为常见。对腔内型较小的平滑肌瘤可选用高频电切除、激光或微波治疗。其他类型小于2cm无症状者,可定期观察,较大的肌瘤选用外科手术切除。

2.脂肪瘤　多见于中老年及肥胖者,活检钳触之较软,具有黏膜下肿瘤的特征,多见于胃窦部。

3.囊肿　内镜下表现为黏膜下柔软的囊性肿瘤样隆起,表面光滑,色泽正常,有的有透明感,触之有波动感。活检钳夹破后内容物流出,隆起随之缩小或消失。

4.血管瘤　很少见,内镜下呈球形或分叶状,质软,色暗红或紫蓝色。组织学上可分为毛细血管瘤、海绵状血管瘤和混合型血管瘤三型。内镜检查疑为本瘤时禁做活检,以免引起大出血。

5.异位胰腺组织　胃镜下除具备黏膜下肿瘤特征外,中央可见胰腺开口而形成的脐样凹陷,活检如取得胰腺组织,则可肯定诊断,但活检阳性率低,可取中央凹陷部冲洗液测定胰淀粉酶活性,显著高于胃液中活性,达数倍以上。

6.间质瘤　是一类独立起源于胃肠道原始间质干细胞并呈非定向分化的消化道间叶肿瘤,其不同于典型的平滑肌(肉)瘤,也不同于神经源性肿瘤,是由梭形细胞和上皮样细胞构成的间叶源性肿瘤,结合细胞学和免疫组化可以明确诊断,内镜下表现为球形或半球形的隆起,表面光滑,色泽正常,顶部中心凹陷或呈溃疡状,覆白苔或血痂,触易出血,部分可形成桥形皱襞。活检不易取得肿瘤组织。目前多数学者认为没有真正良性的间质瘤,多数为恶性或潜在恶性肿瘤,多采取手术治疗。

二、内镜下黏膜下肿瘤的取材

由于黏膜下肿瘤表面有正常黏膜覆盖,采用普通活检技术常不能取得肿瘤组织。为了在术前获得病理诊断,内镜下可采取下列方法:①如具备有破溃或顶部有缺血坏死性溃疡,可在溃疡部位活检;②在某一部位进行反复多次活检,即挖洞式活检;③高频电灼法:在肿瘤表面黏膜造成人工溃疡,然后在溃疡深处取活检,或用针状高频电切刀划开肿瘤表面黏膜后活检;④针吸活检或棘状针活检,阳性率约为50%左右。

三、黏膜下肿瘤的内镜下治疗

1.高频电切开摘除术

(1)适应证:直径小于4~5cm的腔内型黏膜下肿瘤。

(2)禁忌证:①胃外压迫。术前详细检查,除外胃外压迫。②壁外型或较大壁内型黏膜下肿瘤。③怀疑有恶性肿瘤可能者。④有出血倾向者。

（3）术前准备：①器械准备。双钳道内镜或普通内镜、高频电发生器、活检钳、抓持钳、圈套器、针状切开刀、注射针、内镜止血夹等。②患者准备。a.向患者家属交待病情，在签署内镜下治疗术前知情同意书；b.查出凝血时间；c.除常规内镜检查准备外，术前 15～30min 肌注地西泮 10mg、哌替啶 50mg。

（4）操作方法：插入内镜，确定病灶，使用内镜注射针，在肿瘤表面的黏膜下注射 1%～2% 的普鲁卡因，可以起到镇痛、止血作用，而且有利于肿瘤的剥离。然后切开肿瘤表面黏膜，可以先用抓持钳夹住黏膜下肿瘤的顶部，再用圈套器套住其表面黏膜，高频电切除该块黏膜；或采用针状切开刀，从肿物的边缘向内侧切开，暴露肿物，从另一孔道放入活检钳并将其提起，采用钝性分离法剥离肿瘤后高频电圈套切除肿瘤。若肿瘤固定不动，则提示肿瘤位置可能较深，应终止切除术并做活检。

（5）术后处理：①术后患者应禁食 3～5 天，予以抗炎、止血、抑酸及营养支持输液治疗；②密切观察血压、脉搏等生命体征，注意有无呕血、黑便等出血征象；③3～5 天后口服抑酸及胃黏膜保护剂 2～3 周。

（6）并发症及其处理：内镜下切除 SMT 的常见并发症即出血、穿孔，多数出血可通过高频电凝、黏膜下注射副肾素盐水、止血夹等方法止血；如 SMT 位置较深，且肿物较大时有穿孔危险，故术前术中应特别注意正确判断肿瘤深度，避免强行切除造成穿孔，如切除后创面过大可用钛夹闭合创面以减少穿孔机会，术后应密切观察，有穿孔征象时立即行 X 线检查确诊，以便及早处理。

2.高频电圈套切除术

（1）适应证：适用于直径小于 2cm 的腔内型黏膜下肿瘤。

（2）禁忌证：同高频电切开摘除术。

（3）术前准备：①器械准备。双钳道内镜或普通内镜、高频电发生器、圈套器、注射针、内镜止血夹等。②患者准备同高频电切开摘除术。

（4）操作方法：常规内镜检查，确定病灶，用活检钳触动肿物，观察其活动情况以判断深度，一般活动度好的多位于黏膜下层或黏膜肌层，如有条件可采用内镜小探头高频超声明确肿物定位于消化道管壁哪一层。再通过黏膜下注射副肾上腺素及生理盐水混合液（可添加少量亚甲蓝）方式使得肿物抬离黏膜下层或固有肌层，起到将肿物与正常组织分离和压迫止血的作用，圈套器套住并收紧抬高的肿物组织，继而高频电切除。由于黏膜层与黏膜下层之间组织疏松，黏膜下层与固有肌层连接较紧密，注射液体不易使肿物与固有肌层满意分离，水分更易向黏膜层和黏膜下层之间渗入，使位于黏膜下层的肿物被掩盖在液体之下，圈套器难以套住，切除效果不佳,如采用双钳道内镜,可将位于黏膜下层的 SMT 先用圈套器套住肿物基底部并收紧,再紧贴圈套器下方插入注射针注射肾上腺素生理盐水,这样既可使注射的液体准确进入 SMT 下方组织而使肿物与固有肌层有效分离,又避免了液体向黏膜层和黏膜下层之间渗透掩盖肿物,提高了治疗的安全性。

术后处理及并发症同前。

3.早期大肠癌可在内镜下行电凝剥离术（ESD） 直肠 ESD 术对直肠肿瘤非常有效,因为直肠的壁较结肠壁厚,而且与外科腹腔镜相比,ESD 体现的优势在于对患者的侵袭性更小,更安全。

（1）术前护理

1）患者准备

①术前完善检查,如血常规、生化、出凝血时间及血型检查、心电图等,如有异常,应予纠正后才能施行。

②了解患者病情,包括既往史及治疗情况,既往内镜及相关检查结果。签署知情同意书,告知医疗风险。

③了解患者用药情况,尤其注意近期是否服用阿司匹林和抗血小板凝集药物,如有服用应停用 7～10 日后方可行 ESD。

④评估患者,做好安慰及解释工作,取得患者的配合。对于上消化道的 ESD,术前 15 分钟给予口服口咽局麻祛泡剂,以麻醉咽部和消除胃内黏液气泡,对耐受性差及不合作者可在麻醉下进行。

⑤监测生命体征,吸氧,建立静脉通道。

⑥术前常规禁食、禁水 6～8 小时。

⑦术前用药:术前 15 分钟给予山莨菪碱 10mg 肌内注射,以减少术中胃肠蠕动及痉挛。

2）器械准备:仪器及配件:治疗孔道达 3.7mm 和 4.2mm 的治疗内镜、高频电发生器、注射针、针式切开刀、IT2 刀、Hook 刀、Flex 刀、Dual 刀、圈套器、热活检钳、止血钛夹、放大帽、异物钳、喷洒管等。

（2）术中配合

1）体位及准备:协助患者取左侧卧位,取下活动性义齿,如为上消化道的 ESD,放置好牙垫。

2）染色:食管的病变染色采用 1.5%～3% 的复方碘溶液 10～20ml;胃肠的病变采用 0.5% 皿甲蓝溶液 10～20ml 或用 0.4% 靛胭脂 8～10ml,根据术者的要求和习惯配制染色剂的浓度,将喷洒管递予术者,将视野对准病变部位后助手护士匀速推注,将染色剂均匀地喷洒在病变表面,以便清楚地显示病变的大小及边界。

3)标记:助手护士协助术者在病灶周围做好标记。应用针形切开刀、650刀、Flex刀或APC于病灶边缘5mm处电凝标记切除范围,食道和结肠黏膜层较薄,电凝功率宜小,以免伤及肌层。在针形切开刀标记时,助手护士要把握好出针的长度,一般头端外露1mm为宜。

4)黏膜下注射:助手护士把黏膜下注射液抽在20ml注射器内,连接注射针,排尽注射针内空气递于术者,每点注射大约7ml,可重复注射几次直到靶部位被足够隆起,以分离黏膜下层和固有肌层,确保安全。由于内镜黏膜下剥离术操作费时较长,故其注射液的选择多采用隆起保持时间长、止血效果好、组织损伤小的黏膜下注射溶液。

5)预切开:待黏膜下抬举理想后,助手护士递650刀予大夫用650刀在标记点外缘切开黏膜,使用650刀切开黏膜时助手护士要把握好出针的长度,以防止穿孔的发生,一般头端外露1～2mm。顺利预切开周围黏膜是ESD治疗成功的关键。然后利用IT刀或Flex刀通过预切开的切口进入黏膜下层,然后沿标记外侧做环形切开。

6)剥离病变:根据病变部位和术者操作习惯选择不同剥离器械。助手护士一定要熟知各种器械的特性,根据病变情况及术者个人习惯选择,从而做到医护间合合的默契性。在剥离过程中配合护士可视剥离的进度及术者的个人习惯而交替使用Hook刀、Flex刀、IT刀等。助手护士出针的长度一般头端外露1～2mm。始终保持剥离层次在黏膜下层。剥离中必须有意识预防出血。

7)创面处理:应用APC电凝创面所有可见小血道预防术后出血,必要时止血夹夹闭血道。助手护士应积极准备好各种止血钳及止血夹以应对各种突发性的出血情况。切除完毕,将切除的病灶固定并查看病灶剥离完整情况,送病理科进一步检查。退镜前观察患者腹部有无胀气,尽量把腔内气体抽出,减轻患者因肠胀气带来的痛苦。

8)并发症的预防及处理:出血和穿孔是ESD的主要并发症。

①默契配合术者,预见性地准备好止血器械,比如热活检钳、钛夹等。

②密切观察手术视野是否清晰,有无出血。一旦发生出血,首先判断是少量渗血还是血管损伤后的喷血,并牢记出血的具体部位,按术者要求迅速准备止血附件并提醒术者出血的具体位点,并嘱台下护士随时补充各种器械和液体,保障止血过程有条不紊。

③安全、完整切除病灶后酌情用钛夹夹闭切口,防止出血或者迟发型出血的

发生。

④注意有无穿孔或潜在的穿孔。

（3）术后护理

1）心理护理：术后耐心向患者说明手术已顺利完成使患者进一步消除顾虑，树立信心，能够更好的配合医疗和护理。

2）生活指导：嘱患者绝对卧床休息3～7d,保证患者的休息和睡眠，严防术后出血或穿孔，确保护理治疗效果。严格要求患者禁食、禁水1d,第二天无不适主述，无腹痛、便血或黑便等症状，可进流质或半流质1周。忌粗纤维、生硬、辛辣等刺激性食物。保持情绪稳定，消除紧张恐惧心理，保证足够休息。

（4）出院指导：出院后嘱患者食物选择以清淡、少油腻、少刺激性、易消化为主少食多餐，定时定量，避免暴饮暴食。参加力所能及的体育锻炼，增强体质，提高抵抗力，避免剧烈运动。保持心情舒畅，情绪稳定。指导患者严格执行术后医嘱，术后一个月、3个月、6个月、1年各复诊1次，以后5年内每年内镜随访加活检1次。留下医患双方的电话联系方式，督促其定期复查。患者出院3天后电话随访，患者情况良好，无异常情况，告知患者，如有腹痛、恶心或便血，立即卧床休息，保持安静，减少身体活动，立即来院复诊。

四、激光照射治疗法

对于小于4～5cm的腔内型SMT及小于3cm的壁内型SMT可考虑采用此法，其机制是采用激光产生的热能使黏膜下肿瘤凝固、坏死、脱落。操作方法与息肉的激光治疗相似，确定黏膜下肿瘤位置后，将导光纤维置于距肿瘤表面1cm处，Nd:YAG激光的输出功率采用40～50W,边观察肿瘤表面变化边进行反复照射，每次1～2s,反复照射20～30次。3～7天复查内镜，观察治疗效果。如未完全脱落，则再次予以照射，直到肿瘤完全消失为止。也可先通过激光反复照射使得肿瘤表面黏膜组织破坏.瘤体外露后圈套器高频电切除。治疗后多形成深大溃疡，一般4～8周即可愈合，术后处理同高频电切开摘除术。并发症主要为出血、穿孔，正确掌握光导纤维距肿物的距离及输出功率可以减少并发症的发生。

第十一章　胆胰疾病

第一节　慢性胆囊炎

慢性胆囊炎是胆囊的慢性炎性病变,是急性胆囊炎反复发作的结果。胆囊结石是引起慢性胆囊炎的主要原因,由于胆囊结石引起胆囊长期反复发作炎症,导致胆囊功能减退,甚至完全丧失功能。无结石的慢性胆囊炎患者在国人中也不少见,是由于胆固醇的代谢发生紊乱,而致胆固醇沉积于胆囊的内壁上,引起胆囊慢性炎症。

【诊断标准】

1.临床表现

(1)症状:多数表现为胆源性消化不良,厌油腻食物、上腹部饱胀、不适、暖气、胃部灼热等;部分患者表现为间歇发作的右上腹或右季肋处隐痛,有时放射至右肩胛下、右腰部。结石梗阻胆囊管时,可呈胆囊炎急性发作,但当结石移动、梗阻解除,疼痛即迅速好转。

(2)体征:查体可无阳性体征。部分患者右上腹肋缘下或剑突下有轻压痛,或压之有不适感;胆囊管慢性梗阻所致胆囊积液者可扪及肿大的胆囊。

2.辅助检查

(1)B型超声波检查:超声波检查是慢性胆囊炎的基础诊断方法和重要手段,除了可探查出胆囊结石和沉积物、胆囊外形改变外,还可观察胆囊壁有无毛糙、增厚等征象,亦可间接测评胆囊收缩功能。

(2)核素胆囊显像检测胆囊收缩功能较为准确,如不显像也可佐证胆囊炎可能。

(3)CT检查:作为鉴别诊断的手段,优于B超检查。尤其对于胆囊壁明显增厚的病例可用以与胆囊癌鉴别。

【治疗原则】

1.非手术治疗　针对于一些有胆囊结石的慢性胆囊炎可以限制脂肪类饮食、口服利胆药物和溶石药(如熊去氧胆酸)治疗。

2.手术治疗 大部分伴有胆囊结石的慢性胆囊炎需手术治疗;无结石的慢性胆囊炎如症状长期存在不易缓解且胆囊功能减退或消失也应选择手术治疗。

(1)胆囊切除术:适合于长期有临床症状、胆囊功能减退或消失、伴有或不伴有胆囊结石的慢性胆囊炎;慢性胆囊炎有恶变者,可采用腹腔镜下胆囊切除;如胆囊与周围粘连较重,萎缩和界限欠清的胆囊炎,或者有腹腔镜手术禁忌的患者则行开腹胆囊切除。

(2)腔镜下或腹部小切口胆囊切开取石(保留胆囊)手术:该手术适于胆囊功能较好,胆囊内结石少的患者,但有结石再发生及结石残留可能及术中造成结石排入胆总管造成胆总管梗阻或胆道感染的风险。

第二节 急性胆囊炎

急性胆囊炎是细菌感染、化学刺激及胆囊缺血等原因引起的胆囊急性炎症。急性胆囊炎有急性结石性胆囊炎和急性非结石性胆囊炎。以胆囊炎的临床病理学特征进行分类,急性胆囊炎可分为急性单纯性胆囊炎、急性化脓性胆囊炎、急性坏疽性胆囊炎和胆囊穿孔4种类型。

病因及发病机制如下。

①胆囊结石:结石梗阻/嵌顿于胆囊管或胆囊颈,损伤胆囊颈部黏膜,致局部水肿,炎性改变,从而导致胆囊炎,甚至坏死。

②细菌感染:可由全身感染或局部病灶之病菌经血行、淋巴、胆道、肠道,或邻近器官炎症扩散等途径侵入,或寄生虫的侵入及其带入的细菌,致病菌主要为革兰阴性杆菌,以大肠埃希菌最为常见,其他致病菌还有肠球菌、绿脓杆菌、厌氧菌等。

③胆汁中高浓度的胆盐或胰液反流进入胆囊,具有活性的胰酶,均可刺激胆囊壁发生明显炎症变化。

④血管因素:由于严重创伤、烧伤、休克、多发骨折、大手术后等因血容量不足、血管痉挛,血流缓慢,使胆囊动脉血栓形成,致胆囊缺血坏死,甚至穿孔。

⑤其他:食物过敏、糖尿病、结节性动脉周围炎、恶性贫血等,可能与胆囊炎发病有关。

【诊断标准】

1.临床表现

(1)症状

①胆绞痛:典型发作过程是右季肋部或上腹部突发性绞痛或持续性剧痛阵发

性加重,疼痛常放射至右肩胛下区,于脂餐或饱食后发生;患者辗转不安,常伴有恶心、呕吐、厌食等。

②部分患者可有轻度黄疸,提示可能同时存在胆总管梗阻(有胆总管结石或胆囊颈压迫所致胆总管扩张梗阻-Mimzi's 综合征可能)。

③多数患者有中等度发热,可有寒战、纳差、腹胀。

④当有胆囊坏死、穿孔时可出现高热、寒战、腹痛加剧,严重者可出现烦躁、谵妄,甚至昏迷、休克等表现。

(2)体征

①右上腹压痛,Murphy 征阳性,可有肌紧张和反跳痛,30%～50%患者可触及肿大胆囊。

②部分患者可有巩膜黄染。

③当出现脉搏加速、呼吸加快、血压下降及弥漫性腹膜炎等表现时,提示病情加重,有发生胆囊坏疽或穿孔可能。

2.实验室检查

(1)血白细胞:总数及中性粒细胞数增高,可出现核左移。

(2)血总胆红素可升高。

(3)血清淀粉酶:当伴发胰腺炎时可升高。

3.辅助检查

(1)B 型超声波检查:有确诊意义,可确定有无结石存在,表现为胆囊内强回声及后方的声影;胆囊增大、胆囊壁水肿而呈"双边"征,严重者出现胆囊周围渗液或包裹性积液。

(2)腹部 CT 检查:对 B 超检查后仍不能明确诊断者有帮助。适用于了解胆系肿瘤,是否合并胰腺病变,及胆总管下段有无结石等。

(3)磁共振及胰胆道成像(MRI＋MRCP):适合于伴有梗阻性黄疸的患者,了解有无胆总管梗阻及梗阻原因。

【治疗原则】

积极地保守治疗为主,控制病因与改善症状,尽可能地避免急诊手术。

1.禁食　必要时行胃肠减压,静脉补充液体和电解质,合理的能量支持。

2.应用解痉止痛药　如山莨菪碱,丁溴东莨菪碱等;镇痛剂使用需注意勿掩盖病情变化,遗漏胆囊穿孔诊断。

3.抗生素　主要选择针对革兰阴性杆菌和厌氧菌的抗生素,如头孢曲松、头孢哌酮舒巴坦、喹诺酮类、甲硝唑等抗菌药物。

4.其他治疗　对于有糖尿病的患者要注意控制血糖,纠正酮症。急性期慎用利胆药。

5.手术治疗

(1)急性胆囊炎胆囊结石是胆囊切除术的适应证。可依患者情况选择腹腔镜下手术或开腹手术。如患者全身状况允许,可行胆囊切除术,应争取应用抗生素等手段使胆囊炎症得到有效控制,症状缓解,待炎症吸收消退后择期手术。

(2)胆囊造瘘术:如患者病情危重、手术条件差,胆囊炎症重,非手术效果欠佳,可选择该术式,以引流为主,使炎症进展得到遏制。

(3)如胆囊穿孔,胆囊周围积脓,炎性包裹及粘连较重,可切开引流,控制炎症。

6.合并症治疗　如急性胆囊炎同时合并胆总管结石、胆总管梗阻,可同时行ERCP十二指肠乳头切开取石或者术中胆总管切开取石。

第三节　原发性硬化性胆道炎

原发性硬化性胆道炎(PSC)是一种少见的慢性胆汁淤积性肝胆疾患,发病率不详。病理特征为胆道系统慢性弥漫性炎症和纤维化导致胆道变形,多处狭窄。病变胆道狭窄的近端扩张,胆道成像显示串珠样改变。病情呈进行性发展,最终导致胆道阻塞、胆汁淤积性肝硬化和肝功能衰竭。多发于青壮年人,高发年龄 20～50 岁,男多于女,儿童偶见。

本病病因至今不十分明确,可能与免疫异常、感染、炎症、遗传因素等有关,对免疫遗传背景的研究认为可能的发病机制是病原体的感染触发炎症的发生并导致或加重免疫紊乱。也有研究表明在患者的一级亲属中 PSC 患病率约 0.7%,是正常人群患病危险的 100 倍,提示基因遗传因素与本病的发生有着密切的关系。

部分 PSC 患者合并炎症性肠病(其中约 70%～80% 为溃疡性结肠炎)、胰腺炎、关节炎、甲状腺疾病、结节病、银屑病、腹膜后纤维化、纵隔纤维化等与免疫相关的疾病,提示其发病与免疫因素有关。研究发现 PSC 患者同时存在体液免疫和细胞免疫异常的证据,多数研究证实在患者血清中查到不同的自身抗体,包括抗核抗体、抗心磷脂抗体、抗平滑肌抗体、抗过氧化物酶抗体及类风湿因子等。另外有研究报告 PSC 患者肝门区可见 T 淋巴细胞浸润,说明细胞免疫可能也参与 PSC 的发生。

本病预后不良,10%～30% 的患者进展为胆道癌,10 年生存率约 65%,平均生存时间为 12～17 年。治疗困难,迄今无特异性治疗。熊去氧胆酸被广泛应用于该病的治疗,但仅能改善生化学指标,对预后无明显影响。内镜治疗限于进入胆道狭窄阶段的患者。手术治疗仅限于发生肝硬化,伴肝衰竭患者可考虑进行肝移植治疗。

【诊断标准】

1.临床表现

(1)患者多为 20～50 岁男性,起病缓慢。

(2)无胆道的结石、肿瘤、感染、手术创伤等既往史,无药物从肝动脉误入胆道史。

(3)症状无特异性:约 21%～44% 的患者无症状,仅在偶然检查时发现肝功异常。有症状者多表现为胆汁淤积的症状,进行性黄疸、皮肤瘙痒,多数伴有疲乏无力,可伴有右上腹痛,少数患者可出现反复的高热,晚期可有门脉高压的表现如腹水、食管胃底静脉曲张破裂出血等。

(4)合并疾病:半数以上患者合并炎症性肠病特别是溃疡性结肠炎;约 20% 患者合并至少一种肠外的免疫性疾病,包括胰岛素依赖性糖尿病、甲状腺疾病及银屑病等。

(5)体征:皮肤巩膜黄染、皮肤色素沉着、黄色瘤、肝脾肿大等,出现门脉高压后可有腹水征。

(6)并发症

①PSC 最严重的并发症为胆道癌。

②胆道感染:可以出现发热、腹痛、黄疸加重、白细胞升高、肝功能受损等表现。

2.实验室检查　早期可以正常。

(1)血清碱性磷酸酶升高至正常上限的 3～10 倍或以上。

(2)转氨酶轻度升高。

(3)胆红素间断升高,提示出现胆道狭窄、梗阻。

(4)疾病晚期可以出现白蛋白降低、凝血时间延长、凝血酶原活动度降低等肝储备功能不良的表现。

(5)抗线粒体抗体阴性。

(6)抗平滑肌抗体、抗核抗体、pANCA 可以阳性。

3.辅助检查

(1)内镜检查

①经内镜逆行胰胆道造影(ERCP):诊断的金标准:典型表现为胆道不规则、多发局部狭窄和扩张,胆道弥漫性狭窄伴正常扩张段形成典型的"串珠状"改变。但要注意仅有小胆道受损的患者 ERCP 检查可以完全正常,故 ERCP 正常不能排除

诊断,可以行肝穿刺或组织病理检查帮助诊断。

②普通胃镜检查:合并门脉高压者可见食管胃底静脉曲张。

(2)磁共振胰胆道成像(MRCP):无创伤性,可以作为首选的确诊检查代替 ERCP。影像特点为胆道不规则、多发局部狭窄和扩张,胆道弥漫性狭窄伴正常扩张段形成典型的"串珠状"改变。可作为诊断的金标准,但可能漏诊部分早期患者,对小胆道病变显示优于大胆道病变。

(3)经皮肝穿刺胆道造影(PTC):一般用于 ERCP 检查失败者,造影所见与 ERCP 相似。

(4)肝组织穿刺病理组织学检查:特征性的病理改变为纤维组织围绕小胆道成同心圆形排列(洋葱皮样改变),但只有约 10%的患者可以发现这种特征性的改变。病理检查一般用来除外其他疾病并可以协助疾病分期、判断预后。根据肝实质受累的情况、纤维化程度及肝硬化的有无将 PSC 分为Ⅰ~Ⅳ期。

表 11-1   PSC 的组织学分期

分期	诊断要点
Ⅰ期:门脉期	病变仅累及门脉区胆道,周围肝实质未见异常,无或极少有门脉周围肝实质炎症及纤维化,也称门脉肝炎,汇管区不扩大
Ⅱ期:门脉周围期	病变仅累及门脉周围,门脉周围纤维化,可伴有或不伴有肝炎,汇管区明显扩大,可见新生界限板
Ⅲ期:纤维隔形成期	纤维化及纤维隔形成及桥接样坏死,胆道严重受损或消失,肝实质见胆汁性或纤维化所致的碎屑样坏死,伴有铜沉积
Ⅳ期:肝硬化期	具有胆汁性肝硬化特征,肝实质变化较Ⅲ期更明显,胆道常消失

4.诊断

(1)有临床表现、实验室检查异常,MRCP 或 ERCP/PTC 检查有典型表现者同时除外继发性胆汁淤积性疾病,可以诊断本病。

(2)鉴别诊断

①原发性胆汁淤积性肝硬化。

②自身免疫性肝病。

③胆道癌。

④其他原因导致的肝内外胆汁淤积性疾病。

【治疗原则】

尚无特效统一的治疗方法,治疗方法主要包括药物治疗、内镜治疗、肝移植以及针对并发症的治疗。

1.药物治疗

(1)熊去氧胆酸(UDCA):是目前唯一能减轻胆汁淤积的药物,可能改善血生化指标,但能否改善病理组织学变化尚不明确,给药剂量最大不超过 25mg/(kg·d)。

(2)免疫抑制剂及糖皮质激素:不作为常规治疗,有研究证实免疫抑制剂对生化学及病理改变均无益处甚至是有害的,易诱发细菌性胆道感染,但如果同时合并自身免疫性肝炎,激素治疗可能有益。

(3)抗生素:合并胆道感染者按照胆道感染的治疗常规应用抗生素,未合并感染者抗生素的应用没有定论。有研究表明甲硝唑与 UDCA 同用在生化学改善方面优于单用 UDCA,可能与甲硝唑抑制肠道细菌活性,减少细菌代谢产物相关。

(4)抗纤维化治疗:目前尚无定论。

(5)对脂溶性维生素缺乏者补充脂溶性维生素。

(6)考来酰胺(消胆胺):可用于缓解皮肤瘙痒症状。

(7)对骨质疏松者:可根据不同情况给予补充钙及维生素 D。

2.内镜治疗　　主要用于缓解由胆道狭窄引起的胆汁淤积性黄疸及继发胆道感染。对患者生存期无明显影响。可根据具体情况行 EST、球囊扩张、探条扩张、胆道取石或支架置入等。在行 ERCP 相关治疗时应注意有无并发症及有无胆道癌的发生。

3.肝移植　　用于终末期患者,也是唯一有效治疗终末期 PSC 的方法。适应证选择与其他原因所致肝硬化终末期患者相同。

第四节　慢性胰腺炎

慢性胰腺炎(CP)是指各种原因所致胰腺局部、节段性或弥漫性慢性进展性炎症,导致胰腺组织结构和功能不可逆的损害,以胰腺腺泡萎缩、纤维化及钙化、胰管变形、假性囊肿形成为特点,伴有胰腺内、外分泌功能的进行性减退。CP 的病因种类繁多,包括胆道系统疾病、长期饮酒、胰腺本身病变、自身免疫性疾病等;其发病机制十分复杂,大量研究提示与基因突变、细胞因子、免疫和细胞凋亡等有密切关系。

【诊断标准】

1.临床表现

(1)腹痛:是慢性胰腺炎最突出和最常见的症状,常因饮酒、饱食、高脂肪餐或劳累而诱发。反复发作或持续性腹痛,多位于中上腹或左上腹,呈隐痛、钝痛、钻痛或穿透性痛,可放射至腰背部,剧烈时伴恶心、呕吐,仰卧位时加重,俯坐屈膝时减轻。

(2)胰腺外分泌功能不全:表现为腹胀、暖气、厌食油腻、体重下降、脂肪泻、脂溶性维生素 A、维生素 D、维生素 E、维生素 K 缺乏等。

(3)胰腺内分泌功能不全:表现为糖尿病,60%为隐性糖尿病,出现糖耐量异常;10%～20%为显性糖尿病,但通常直至病程晚期才表现出来,是胰岛细胞受累、胰岛素分泌不足的结果。

(4)体征:轻症慢性胰腺炎无明显体征,仅有上腹部轻压痛。并发假性囊肿时,腹部可扪及表面光整的包块,少数可闻及血管杂音。胰头显著纤维化或假性囊肿压迫胆总管下段,可出现持续或逐渐加深的黄疸。严重者亦可出现胸水、腹水、门脉高压等表现。

2.实验室检查

(1)一般检查:急性发作期淀粉酶可显著升高。血清碱性磷酸酶和胆红素升高提示胆道梗阻。ESR、IgG_4、类风湿因子、ANA、抗平滑肌抗体滴度升高提示自身免疫性胰腺炎。慢性胰腺炎也可出现血清 CA-199 升高,但幅度一般较小,如明显升高,应警惕合并胰腺癌可能。

(2)胰腺外分泌功能试验:分为直接试验和间接试验。直接试验包括促胰泌素试验和促胰液素-胆囊收缩素刺激试验,通过促胰泌素刺激测定胰液量、碳酸氢盐的浓度和胰蛋白酶浓度反映胰腺外分泌功能。间接试验包括 Lundh 试餐试验、BT-PABA 试验、粪便试验(苏丹三染色、粪便脂肪定量测定和糜蛋白酶测定)、核素胰腺外分泌功能试验等,通过测定血、尿、粪便中胰酶或胰酶分解产物间接反映胰腺功能。

(3)胰腺内分泌功能测定:可测定血浆胰岛素、胰多肽及血清 CCK 水平。部分患者可有尿糖阳性、空腹血糖升高,并呈糖尿病的糖耐量曲线或血浆胰岛素水平下降。

(4)组织学检查:经腹部超声、超声内镜或 CT 引导下及手术探查时做细针穿刺吸取活组织行病理性检查,或经 ERCP 收集胰管分泌液作细胞学检查,可为慢性胰腺炎与胰腺癌的鉴别诊断提供重要依据。

3.辅助检查

(1)腹部平片:可见沿胰腺分布钙化斑点、结石或局限性肠袢扩张,是诊断慢性胰腺炎的重要证据。腹部 B 超可见胰腺轮廓模糊,胰管扩张和不规则,胰腺实质回声改变。

（2）CT：可发现慢性胰腺炎的胰管扩张、钙化和囊性病变。MRI 对慢性胰腺炎的诊断价值与 CT 相似，但对钙化和结石逊于 CT。

（3）内镜逆行胰胆道造影（ERCP）：被认为是 CP 影像学检查中的金标准，可清晰地显示胰管的改变，可见胰管扭曲、粗细不均，狭窄与扩张并存或呈串珠样改变，重度 CP 时胰管可伴有阻塞，管腔可呈囊状扩张，有时伴胰管结石。磁共振胆胰管造影（MRCP）检查无须造影剂，无创伤和并发症，成像效果与 ERCP 相似，但对 CP 的早期病变不够敏感。

（4）超声内镜（EUS）：可见胰腺实质内见点状、线状回声增强、主胰管狭窄或不规则扩张、胰管结石、假性囊肿、分支胰管扩张等。

【治疗原则】

1.一般治疗　严格戒烟、禁酒，避免暴饮暴食。发作期间给予高蛋白、高热量饮食，严格限制脂肪摄入。必要时予肠内或肠外营养治疗，改善全身营养状态。

2.疼痛的治疗

（1）镇痛药：可使用抗胆碱能药物解痉止痛，如阿托品等。严重者可用小剂量麻醉药，但应尽量少用具有成瘾性的麻醉镇静剂，症状缓解应及时减量或停药。

（2）抑制胰酶分泌：胰酶制剂可通过负反馈作用抑制胰腺的分泌，进而减少餐后腹痛的发生，配合 H_2 受体拮抗剂或质子泵抑制剂可增强胰酶制剂的疗效，加强止痛效果。生长抑素及其类似物，可抑制胰液分泌，对减轻腹痛有一定的疗效。

（3）抗氧化剂：对乙醇性慢性胰腺炎患者，应用抗氧化剂（如维生素 A、维生素 C、维生素 E、硒、蛋氨酸）后可缓解疼痛。

（4）对药物难以缓解的顽固性疼痛，可行 B 超、CT 引导下腹腔神经丛阻滞治疗。

3.胰腺功能不全的治疗　胰腺外分泌功能不全主要表现为腹胀、脂肪泻、消瘦等症状，主要予胰酶替代治疗，临床上应选择活性脂肪酶含量高，而不含胆盐的肠溶制剂。胃 pH 小于 4 时脂肪酶出现不可逆变性，故同时使用抑酸剂可增强胰酶制剂的疗效。此外同样应限制每日膳食中的脂肪摄入量。严重脂肪泻患者可静脉给予中长链三酰甘油。伴糖尿病的患者，可予胰岛素治疗。

4.内镜治疗　主要针对慢性阻塞性胰腺炎，减轻胰管内压力，缓解胰性疼痛，改善胰腺内外分泌功能。可做胰管结石、胰腺狭窄、胰腺假性囊肿的内镜下治疗。方法有胰管扩张术、乳头括约肌切开术、副乳头括约肌切开术、胰管支架置入术等。

5.外科治疗　CP 手术的主要适应证如下。

①顽固性疼痛经内科治疗无效者。

②并发假性囊肿、胰瘘或胰管结石经内镜治疗无效或不能实施内镜治疗者。

③伴有可手术治疗的胆道疾病,如结石、胆道狭窄。

④慢性胰腺炎引起难以消退的阻塞性黄疸。

⑤不能排除胰腺癌者。手术方法有胰内引流、十二指肠乳突成形术、去神经术、胰腺远端切除术、胰十二指肠切除术、全胰切除术等。

第五节　急性胰腺炎

急性胰腺炎(AP)是指多种病因引起的胰酶激活,继以胰腺局部炎症反应为主要特征,伴或不伴其他器官功能改变的疾病。临床可分为轻症急性胰腺炎(MAP)和重症急性胰腺炎(SAP),前者多呈自限性,预后良好;后者少见,但病情危重。AP 的病因众多,常见有胆石症(包括微小结石)、饮酒、高脂血症等,其发病与胰酶的激活、炎症介质的活化、胰腺血液循环紊乱、细胞凋亡等因素密切相关。

【诊断标准】

1.临床表现

(1)常因胆石症、大量饮酒或暴饮暴食发病。

(2)症状:突发中上腹持续性疼痛,伴阵发性加剧,可向腰背部放射,弯腰抱膝或前倾坐位时可减轻。伴恶心、呕吐,腹胀及中度以上发热,重症患者可出现休克和多器官功能衰竭。

(3)体征:轻症患者可仅有上腹部轻压痛,重症患者可出现腹膜刺激征,腹水,胁腹部青紫斑(Grey-Turner 征),脐周青紫斑(Cullen 征)。部分患者可出现黄疸。少数患者可因脾静脉栓塞出现门静脉高压,脾脏肿大。罕见横结肠坏死。胰周脓肿或假性囊肿时上腹部可触及肿块。

2.实验室检查

(1)血清酶学测定:血清淀粉酶一般在发病后 6～12 小时开始升高,48～72 小时开始下降,3～5 天恢复正常,重症患者持续时间更长。血清脂肪酶常在起病后24～72 小时开始升高,持续 7～10 天,升高超过 1.5U/ml。血清淀粉酶及脂肪酶活性与疾病严重程度无关。

(2)血清标志物:推荐使用 C 反应蛋白(CRP),发病 72 小时后 CRP＞150mg/L,提示胰腺组织坏死。

(3)周围血象:大部分患者在发病早期出现白细胞计数升高,伴有不同程度的核左移,当白细胞高于 16×10^9/L,提示急性重症胰腺炎。部分患者血红蛋白和红细胞计数可下降,出现贫血。

(4)生化检查:暂时性血糖升高常见,无糖尿病患者,持久的空腹血糖高于 10mmol/L,提示预后不良。部分患者胆红素、ALT、AST、LDH、ALP 可升高。血清白蛋白降低亦提示预后不良。急性胰腺炎时常有血清钙的轻度下降,当低于 1.75mmol/L 时提示预后极差。

3.辅助检查

(1)B 超是诊断胰腺疾病最常用的检查方法,对腺体增大、假性囊肿、胆囊结石、肝外胆道扩张等征象显示较明确,有利于胰腺炎的诊断。但其缺点在于易受肠胀气的影响。

(2)CT 是急性胰腺炎最佳影像学诊断方法,不仅能提供急性胰腺炎的可靠证据,还能显示其继发症、评价病情和估测预后,进行疗效观察等。

①CT 平扫:可见胰腺肿大、密度不均、轮廓不清等,还可见胰周的炎性渗液及腹腔积液。

②CT 增强扫描:主要用于诊断胰腺坏死。动态 CT 则能更精确地反映胰腺坏死。

【治疗原则】

1.一般治疗　常规禁食,持续胃肠减压。轻症患者可禁食、水 4～5 天,重症则根据病情需要 2～3 周。

2.补液　补液量包括基础需要量(35ml/kg)和流入组织间隙的液体量。应注意输注胶体物质和补充微量元素、维生素,并根据血电解质及酸碱度测定情况及时补充电解质及纠正酸碱失衡。

3.镇痛　疼痛剧烈时考虑镇痛治疗。通常注射盐酸哌替啶对症治疗。不推荐应用吗啡或胆碱能受体拮抗剂。

4.抑制胰腺分泌　生长抑素及其类似物可直接抑制胰腺外分泌,减轻局部的炎症反应和直接保护胰腺细胞。蛋白酶抑制剂主张早期、足量应用,如加贝酯。乌司他汀可有效抑制胰蛋白酶、弹性蛋白酶和各种蛋白水解酶、脂类水解酶,与生长抑素联合应用可阻止急性胰腺炎病程的发展,促进胰腺功能的恢复。此外,H_2 受体拮抗剂和质子泵抑制剂可通过抑制胃酸分泌间接抑制胰腺分泌,还可预防应激性溃疡的发生,主张在 SAP 时应用。

5.控制胰腺感染　对于胆源性 MAP 或 SAP 应常规使用抗生素。胰腺感染的致病菌主要为革兰阴性菌和厌氧菌。抗生素的应用应遵循:抗菌谱以革兰阴性菌和厌氧菌为主、脂溶性强、能有效通过血胰屏障等三大原则。

6.营养支持　MAP 只需短期禁食,故不需肠道或肠外营养。SAP 应予全胃肠外营养或肠内营养,可经内镜或 X 线引导下放置鼻空肠管于 Treitz 韧带远端,输注能量密度为 4.187J/ml 的要素营养物质,如患者能耐受,则逐渐加大剂量。

7.内镜治疗　已成为急性胆源性胰腺炎紧急处理措施之一。对怀疑或已证实的 AP(胆源性),如果符合重症指标,和(或)伴胆道炎、黄疸、胆总管扩张、或初诊 MAP 但病情恶化者,应行鼻胆道引流或内镜下乳头括约肌切开术。

8.手术治疗　有感染症状及体征的感染性胰腺坏死是手术治疗的指征。无菌性胰腺坏死多不主张手术治疗。胰腺假性囊肿,若直径>6cm,且有压迫症状和临床表现,可行穿刺引流或外科手术引流。常用手术方式有胰周围灌洗引流术、坏死组织清创术、网膜囊造袋术等。

第六节　胰腺癌

胰腺癌是胰腺常见的恶性肿瘤,近年来世界范围内发病率有升高的趋势,发病率在发展中国家占第 13～15 位,发达国家位居第 8～11 位,半数以上位于胰头部,90%以上来源于腺管上皮。该病恶性程度高,预后极差,在所有常见的恶性肿瘤中胰腺癌患者的生存率最低,诊断后中位生存期约 3 个月,5 年生存率 3%～5%。本病临床表现无特异性,早期诊断困难,多数患者诊断时已经失去手术机会。病因尚不明确,与胰腺癌相关的可预防的危险因素包括吸烟、体重指数超标、大量饮酒等,非可控因素包括老龄、慢性胰腺炎、糖尿病、胆囊炎、胆囊切除、胃切除等,长期接触联苯胺等化学物质可能导致发病率增加。还有研究提示肝硬化者的胰腺癌危险性增高。含叶酸的食物、绿茶、阿司匹林可能对胰腺癌的预防有作用。

胰腺癌可能的发病机制包括:①慢性胰腺炎:慢性胰腺炎局部微环境的改变可能增加胰腺癌发病的风险;②与基因监视和信号传导的缺陷有关;③与多种癌基因的激活和抑癌基因的失活有关。

【诊断标准】

1.临床表现

(1)发病年龄及性别发病年龄多为 40 岁以上,男:女为(1.7～2):1。

(2)症状:无特异性,可有以下症状。

①腹痛:发病隐袭,进行性加重,多位于左上腹,进食后加重,可伴向腰背部放射,少数患者以腰背部痛为首发症状,仰卧位时症状加重,俯卧位缓解。

②黄疸:为肝外胆汁淤积性黄疸,合并肝转移时可以是混合型黄疸。

③多数患者伴有体重下降,晚期呈恶病质。

④腹泻:为胰腺外分泌功能受损的表现,可以为脂肪泻。

⑤对 40 岁以上出现以下任何症状者要高度警惕胰腺癌:不明原因的梗阻性黄疸;近期不能解释原因的体重下降超过 10%;近期出现的不能解释的上腹痛或腰背部痛;近期出现的不能解释的性质不清的消化不良症状,常规内镜检查未见异常;近期出现的无家族史无危险因素的糖尿病或原有糖尿病近期无诱因血糖控制不良的;无其他原因可解释的自发性胰腺炎;无诱因的脂肪泻。

2.体格检查　无特异性,可有皮肤巩膜黄染,上腹或左上腹压痛,无痛性胆囊肿大,晚期可能可以触及肿块,有腹膜转移者可有腹水形成。

3.实验室检查

(1)可见梗阻性黄疸。直接胆红素升高,碱性磷酸酶升高,GGT 升高,肿瘤标志物 CEA、CA19-9 明显升高。

(2)病理诊断:化疗前必须得到病理诊断结果。

4.辅助检查

(1)内镜检查(ERCP):诊断正确率可达 90%,目前由于 MRCP 的发展与普及,ERCP 已经不再作为常规的诊断性检查手段。ERCP 多用以治疗胆道梗阻所造成的黄疸,通过 ERCP 置入胆道及胰管支架达到减黄的目的,缓解患者的症状,提高生存质量。

(2)B 超:可以作为筛查手段,典型的表现为胰腺体积局限性或弥漫性增大,边界不清,边缘不整,呈蟹足样。病变多为低回声,有坏死出血时可出现无回声改变,侵犯胰胆道时可见胰胆道扩张血管受压移位等表现。但因胰腺位于腹膜后,受气体干扰明显,一些病变尤其是直径小于 2cm 的病变可能被漏诊。

(3)CT 检查:CT 增强扫描可以作为无创伤性最佳及首选的胰腺癌的检查手段,敏感度高达 89%~97%,可以准确判断胰腺病变的位置、大小、与周围器官的关系、周围淋巴结及腹腔内淋巴结转移及腹腔内远隔器官转移的情况。多层多螺旋 CT 增强扫描可以提高诊断能力。典型的表现为胰腺局部增大,呈肿块状隆起或分叶状增大,可见坏死、钙化及新鲜出血,间接征象包括肝内外胆道及胰管扩张,胰腺体尾部萎缩。

(4)MRI 检查:不作为首选检查,可以作为 CT 的补充检查或对造影剂过敏患者的推荐检查。在 MRI 检查中胰腺癌表现为胰腺局部增大,该处轮廓不规则,间接征象所见与 CT 相同。

(5)MRCP 检查:可以作为 CT 检查的补充检查,帮助判断胰胆道受压的情况,可以作为 ERCP 治疗前的检查手段。

(6)超声内镜:对胰腺癌的诊断正确率高于 CT 和 B 超,对显示钩突、胰尾处及未引起胰腺改变的小病变具有明显诊断优势。

(7)B 超或 CT 引导下胰腺穿刺活检,可以得到病理诊断。

(8)经超声内镜细针穿刺(EUS-FNA):超声内镜检查可以达到与 CT 相类似的检查目的,并可同时在 EUS 引导下行胰腺穿刺得到病理结果,为治疗方案的制定获得依据。

(9)腹腔镜检查:在胰腺癌的诊断和分期中腹腔镜检查是一种有效的手段,可以发现 CT 检查遗漏的腹膜种植及肝转移灶。

5.诊断标准　根据患者症状、体征、辅助检查结果,同时除外慢性胰腺炎、胰腺囊腺癌、壶腹癌等后作出初步诊断,病理检查结果阳性为最后确诊依据。

6.鉴别诊断

(1)特殊类型的慢性胰腺炎。

(2)胰腺囊腺瘤。

(3)壶腹癌。

【治疗原则】

参照卫生部 2011 年发布的胰腺癌诊疗规范选择治疗方法。

1.手术治疗　包括根治性治疗及姑息治疗,由于早期诊断困难,多数患者诊断时已经失去根治性切除的机会,术后 5 年生存率至今尚不理想。

2.化学治疗　目的是延长生命提高生存质量。可根据病理分型等决定化疗方案。吉西他滨为首选。

3.放疗　用于不可手术的局部病灶或术后残存病灶、术后复发病变及缓解症状。

4.介入治疗

(1)经腹腔动脉导管灌注化疗:可抑制肿瘤生长,提高局部进展期胰腺癌的切除率,减少术后肝转移发生,改善患者术后生活质量,期待延长患者生存期。

(2)放射性粒子永久植入:应用于不能手术或姑息手术患者,能抑制肿瘤生长、改善患者生活质量,部分或完全缓解腰背痛的症状。植入方法包括经手术植入或EUS 引导下植入。

5.内镜治疗

(1)EUS 介导的治疗

①通过超声内镜局部植入放射性粒子。

②经超声内镜神经节毁损缓解晚期患者顽固性疼痛等。

（2）ERCP 减黄治疗，包括 EST、胰胆道支架置入等。

6.镇痛治疗　缓解症状，提高生存质量。按照癌痛三阶梯治疗原则选择止痛药。

7.支持治疗　改善营养状态，纠正恶病质及电解质紊乱。

8.其他　经皮穿刺物理热消融治疗胰腺癌、介入导向生物治疗等新的治疗方法相继出现，目前疗效并非很确切，尚在观察过程中。

第七节　胆胰疾病的内镜治疗

一、适应证和禁忌证（见彩图 6）

（一）适应证

1.良性胆道狭窄　良性胆道狭窄主要位于胆总管中、下段，中段狭窄常因医源性或手术后瘢痕造成，下段多由于慢性胰腺炎所致。对于胆道良性狭窄，可采用气囊或扩张导管进行扩张，为了保持扩张的效果，扩张后通常放置一根甚至数根内支架。

2.胆总管结石　包括原发性胆总管结石、胆总管残余结石、复发性胆总管结石及继发性胆总管结石等。行内镜下乳头括约肌切开后 90% 以上的结石可以取出。

3.胆囊结石　虽然胆囊结石本身不是治疗性 ERCP 的适应证，但在以下情况时，应首先考虑行 EST 治疗。

（1）胆囊结石合并胆总管结石，而且胆总管结石的形状、大小与胆囊结石一致，胆囊管较粗，胆囊内结石容易排入胆总管。

（2）发作胆绞痛或胆囊炎，胆总管内虽无结石，但胆总管扩张且有胆总管下端狭窄者。

（3）胆囊结石合并反复发作的胰腺炎，EST 的目的在于排出胆总管结石，消除胆总管下端狭窄和防止胰腺炎再发，对未排净的结石进行适当的治疗。

4.胆道蛔虫症　经十二指肠镜治疗胆道蛔虫症，方法简便，效果可靠。凡经临床及 B 超诊断胆道蛔虫症者，应尽早行 ERCP。对于虫体未进入胆道内者，可直接用爪型异物钳或取石篮取出，对完全进入胆道者，应行 EST，再用取石篮或气囊小心取出虫体。

5.恶性胆道梗阻　对于因胰胆肿瘤引起的恶性梗阻性黄疸，可采用内镜下放置内支架进行引流减黄,适用于以下患者。

(1)不适宜手术,高龄伴有其他重要脏器疾病,手术危险或不能耐受麻醉。

(2)适宜手术,但经血管造影及腹腔镜等检查,肿瘤不能切除。

(3)手术前胆汁引流。对可以手术切除肿瘤及手术有顾虑时,术前减黄可以减少手术的风险并有利于患者的恢复。

胆总管中下段的恶性梗阻,引流效果较好,对于肝管分叉处肝管内肿瘤引起的胆道梗阻常常引流不全,效果不满意。

6.胆瘘的治疗　胆瘘可由胆总管结石或医源性损伤等原因引起,对于临床上怀疑有胆瘘的患者,应行 ERCP,以明确是否存在及其位置,对发生于十二指肠乳头的胆瘘,可行 EST 切开瘘管,对于高位胆道的瘘管,可行鼻-胆引流术或放置内支架。

7.硬化性胆道炎　原发性硬化性胆道炎在临床上治疗效果较差,近年来,有人尝试在内镜下把鼻-胆道放入胆道,然后注入免疫抑制药物,已经取得了初步疗效。

8.溶石治疗　一般多用于对胆囊结石的治疗,有人曾用鼻-胆道插入胆囊,注入甲基叔丁醚及 EDTA 等药物,有一定效果。但也有报道药物溶石有明显的不良反应。

9.胰腺假性囊肿的引流　较大的胰腺假性囊肿压迫到胃腔时,可行内镜下胃(或十二指肠)囊肿造瘘术。

10.Oddi 括约肌功能障碍　患者反复的右上腹疼痛,伴有轻度梗阻性黄疸,B超及 ERCP 检查正常或胆道稍有扩张,Oddi 括约肌压力测定明显增高,多表示为Oddi 括约肌功能障碍,EST 后症状可以完全消失。

(二)禁忌证

1.患者全身情况极差,不能耐受内镜检查者,包括心、脑、肝、肾、肺功能严重衰竭等。

2.食管、幽门或十二指肠球部狭窄,十二指肠镜无法通过者。

3.对严重凝血机制障碍及出血性疾病患者应极为慎重。

4.对欲行胆道取石的患者,如胆总管远端的狭窄段大于 2cm 时,因 EST 后仍无法取石,故属禁忌。但对于不能耐受手术者,仍可在行 EST 后放置内支架。

5.小儿及不能合作的患者须在全身麻醉后进行。

二、经内镜乳头括约肌切开术

经内镜乳头括约肌切开术(EST)是对胰胆道疾病进行治疗的基础,其原理是采用高频电刀切开乳头的括约肌部分,开放末端胆总管,以进行有关治疗。

1.患者准备 除类似 ERCP 准备外,患者还应注意以下几方面:常规进行血常规及生化检查;术前一周停服阿司匹林或类固醇类药物,血功能障碍者,可注射VKi 或输入新鲜血浆,以防止术中或术后出血。有胆道炎和胆汁淤滞者,术前应预防性使用抗生素。

2.器械准备 十二指肠镜、高频电发生器、造影管、乳头切开刀(包括拉弓式及针式)、导丝等。对 B-Ⅱ患者进行 EST 时,还需准备放置及取出塑料内支架的物品。其他物品如:注射器、造影剂等。

3.操作方法

(1)标准乳头切开术:术前准备同诊断性 ERCP。一般患者应先行诊断性 ER-CP,以了解胆道的解剖结构及胆道内的病变。然后助手护士将一次性乳头切开刀递给操作者,经活检孔道进入到十二指肠乳头,对准位置,助手护士伸、拉式切开刀的刀弓伸入胆总道,通过注入造影剂或摆动乳头切开刀的头部,确认已插入胆道。助手护士送导丝到胆总管,借助导丝:造影成功后,助手护士进导丝,留置导丝,对一般乳头进行切开时,助手护士慢慢回拉乳头切开刀,使刀丝的 1/3 位于乳头内(一般导管上 1/3 的地方,有红色或其他颜色的标记),慢慢拉紧刀丝,使导管头部顶住乳头上缘。可利用内镜的抬举钳上下调整刀丝的位置。一般要求刀丝拉紧后,刀丝与倒导管角度约 $30°\sim45°$,过大容易造成刀丝反弹而导致切口过长,易出现出血或穿孔等并发症。

切开时应沿胆道轴即 11~12 点的方向逐步切开。高频电(如 Olympus 的USE 或 PSD 系列)的功率一般为混合电流,调整合适功率,也有学者采用单纯电切或电凝电流。单纯电切电流切割快,组织深部热灼伤轻,但易出血;单纯电凝电流则相反。乳头切开时,应按脉冲式进行,每次的通电时间不超过 3s。在切割不畅时,不能盲目增加电流指数和通电时间。乳头切开的长度应根据患者的具体情况而定,一般长度为 1.0~1.5cm,切开的最大长度一般不超过十二指肠壁上的胆总道压迹。利用导丝切开时,注意必须使用绝缘导丝,否则,会灼伤肝内胆道。

(2)乳头开窗术:对于十二指肠壶腹部结石嵌顿或肿瘤患者,常因乳头移位而不能进行正常插管及乳头切开。需用针型刀行乳头开窗术。当有结石嵌顿时,一般把针刀直接刺入乳头的十二指肠内最隆起部(通常在乳头开口上方 10mm 左右处)向乳头开口处,用低功率的高频电切开;或直接由乳头开口开始,沿胆道轴直接向上切开。开窗后,可用普通的乳头切开刀扩大切口到满意为止。有时,在切开过程中,嵌顿的结石会直接排入十二指肠内。

（3）憩室内乳头的切开：对于憩室内尤其位于底部的乳头，一般的拉弓式刀很难进行较大的切开。因为刀丝不易避开憩室壁上的黏膜，而容易损伤正常黏膜。可用 Olympus 的"聪明刀"或结合针型刀进行切开。

（4）B-Ⅱ术后乳头的切开：对行 B-Ⅱ手术后的患者，普通的切开刀及切开方法往往难以成功。现在较提倡的是支架＋针刀的办法：胆道造影成功后，置入加强导丝，退出造影管，再放入塑料胆道内支架，然后用针刀沿支架轴线切开乳头，最后拔除支架，再进行取石术。这种办法的优点是：针刀切开有利于控制方向，乳头内有支架，能避免切开时穿孔的危险。

（5）取石：乳头切开后，助手护士接造影剂行胆管造影，确定结石位置，保留导丝，退刀，助手护士递网篮予主刀，经活检孔道送入，借助导丝入胆总管，越过结石后，助手护士将网篮打开，主刀开始取结石，将结石逐一取出，退出网篮，如为泥沙样结石，需用取石气囊取石，再次打造影剂，确定无结石后，。助手护士准备好胆汁引流管，将导丝插入管内，递予主刀，经活检孔道送入，借助导丝的力量将胆汁引流管植入胆总管内，引流胆汁及造影剂，防止术后胰腺炎。操作完毕，整理用物，将耗材粘贴于耗材本，并记账。

（6）操作过程中，巡回护士做好患者的病情观察，同时随时增添用物，保证手术顺利进行。

4.术后处理

（1）术后苏醒。因大多数 EST 患者应用镇静剂，故术毕应在密切观察生命体征的前提下送回病房或留观察室，并使患者卧床休息至完全苏醒。

（2）观察患者有无呕血、黑便、腹痛、气急、颈部皮下积气、高热等症状，一旦发现上述症状应考虑有发生并发症的可能性。

（3）常规禁食1天，后改流质及软半流质，1周后可进普通饮食，常规应用广谱抗生素2～3天。

5.并发症及处理

（1）出血：如果患者有易出血的病史，乳头切开术前必须常规检查乳头开口有无活动性出血。术前及术后1周内，患者应停服阿司匹林和类固醇类药物。梗阻性黄疸、脓毒败血症者以及出血倾向明显者，应输注新鲜血浆和补充维生素 K_1。

操作中，避免使用单一切割电流，用切割和凝固混合电流行括约肌切开。轻微出血不必停止操作，出血较多者应立即处理。括约肌切开初期的出血主要来自毛细血管，也可能与病理状态有关，如结石嵌顿导致乳头充血或壶腹部肿瘤引起出血。如果乳头功能正常，出血多呈自限性。大切口的括约肌切开后期的出血或扩

大切口引起的出血可能来源于切割了十二指肠后动脉血管变异分支。如果患者出血不止,可用乳头切开刀的凝固和混合电流予以烧灼止血,也可在胆总管远端充气气囊,回拉气囊,使其压迫出血点 5min。轻微出血、持续渗血者,可局部喷洒 1∶10000 的肾上腺素。最有效的止血方法是用可弯曲的内镜注射针向括约肌切开部位注射 1∶10000 的肾上腺素。Teflon 注射针较金属针为好。前者容易通过十二指肠侧视镜的通道进行操作。通常向乳头切开边缘或顶部出血部位的黏膜下组织注射 0.5～1.0ml 的 1∶10000 肾上腺素。不可将针头刺入组织盲目注射。应先将针头刺入组织,至黏膜下层,缓慢注射肾上腺素,使其发挥最大的血管收缩和局部填塞作用。注射中可见肾上腺素从乳头边缘溢出,此刻应保持针头远离胰腺开口,避免引起胰管开口周围水肿,导致继发性胰腺炎。注射后可见乳头切开处肿胀、变白。并行鼻胆道引流,避免肿胀的组织引起一过性胆汁引流受阻,继发胆道炎。

乳头切开刀的烧灼止血是另一有效的止血方法。用电凝头凝固止血,同样应避免凝固损伤胰腺开口并发胰腺炎。

若为十二指肠后动脉出血,因出血量大,即刻掩盖内镜视野,可用金属夹止血。若仍无效则应外科手术治疗或动脉插管栓塞止血治疗。

(2)急性胰腺炎:一般 ERCP 及 EST 后约 40% 左右的患者会有一过性高淀粉酶血症,但多于 1～3 天后降至正常,其中只有 1/10 的人会发生急性胰腺炎。ERCP 及 EST 发生急性胰腺炎的高危因素有:胰管反复多次显影、年轻女性、造影剂注入过快、EST 及取石等操作。

(3)穿孔:若切开长度超过胆总管的十二指肠段则可引起穿孔,乳头旁憩室做切开时更要注意。根据乳头大小选择适宜的电流强度,切开时通电时间不宜过长,每次 1～3s。保持乳头视野清晰,乳头距视野过近、过远均不利于切开,在切开过程中若肠蠕动过于频繁,亦易误切,可增补适量解痉、镇静剂。

(4)胆道感染:各类手术器械均应严格消毒,一般乳头切开充分,结石全部取尽,则并发胆道感染机会极少。在有胆道梗阻情况下,为防止感染可做鼻胆道引流或胆总管内置入塑料支架。疑有感染发生的可能时,应静脉滴注广谱抗生素。

(5)结石嵌顿:在网篮取石时,若结石过大,抓取后不能通过切开的乳头,但又不能松解网篮,导致结石嵌顿。此时切勿用力强拉,以免损伤十二指肠壁及十二指肠镜。可卸下操作柄,剪断网篮粗钢丝,退出十二指肠镜,将网篮钢丝接上碎石篮柄(如 COOK 公司碎石器等),类似碎石过程粉碎结石,取出网篮。

三、内镜下乳头括约肌气囊扩张术

由于 EST 及内镜下胆道取石亦会引起相应的一些并发症,甚至危及患者生命。因此.近年已有报告在不破坏 Oddi 括约肌及保持乳头括约肌完整性的前提下,以气囊导管扩张乳头开口,以便结石能顺利取出。称为内镜下乳头括约肌气囊扩张术(EPBD)。其优点是保留了乳头括约肌正常生理功能,而不会引起 EST 后出血、穿孔等并发症。

1.适应证

(1)胆总管结石:结石≤10mm,伴有或不伴有胆囊结石者,EST 高危患者及禁忌证者,年龄较轻需保留 Oddi 括约肌功能者及毕Ⅱ式胃切除术后患者。

(2)非结石性病变:Oddi 括约肌功能不良、乳头及胆道下段炎性及瘢痕性狭窄。

2.禁忌证

(1)有 ERCP 禁忌证者。

(2)严重心、肺、肾、脑等重要器官功能障碍者。

(3)胆道结石≥20mm 者。

(4)胆道下段严重瘢痕性狭窄,结石不能通过者。

3.操作方法

(1)术前准备:基本同 EST,可适量加用松弛十二指肠乳头括约肌药物,如丁基溴化东莨菪碱(解痉灵)等。

(2)操作步骤:①按 ERCP 操作方法行胆道造影,了解胆总管宽度及胆道结石部位、大小及个数,以决定是否适宜行气囊扩张后取石。②造影毕循导管插入导丝,拔除导管,再循丝插入扩张气囊导管,使之通过乳头括约肌及胆道下端,并在 X 线监视下保持气囊中央部位于乳头括约肌处。向气囊内注气,压力为 400kPa,维持 1～2min,可反复 2～3 次。③网篮取石。乳头扩张后,用取石网篮或气囊结石取出器,插入胆道取出结石。若结石略大或乳头扩张不够大,可先用碎石器将结石粉碎后,再用取石网篮或气囊取石器将结石取出。④用气囊导管清扫胆道及阻塞造影,证实胆道内无结石后即结束手术。

(3)术后处理:同 ERCP 及 EST。

4.并发症及处理　内镜下乳头气囊扩张术及取石术并发症少于 EST,故一般情况下不会发生肠穿孔及出血并发症,但胆道感染及 ERCP 后胰腺炎发生率不低于 EST,甚至高于 EST。

(1)扩张术后胰腺炎:主要是扩张气囊反复多次对乳头括约肌及胰管开口部位的机械性刺激及损害,造成胰液引流不畅,发生胰腺炎。因此,术后应采取必要的预防措施及检测手段,如禁食、应用生长抑素及其类似物、解痉药物及制酸剂,以松弛乳头括约肌,减少胰液的分泌,保证引流通畅。

(2)胆道感染:由于乳头括约肌未切开,胆汁引流远不够畅通,加之注入较多的造影剂、胆道压力较高、碎石残留、器械污染等因素,胆道感染的机会高于 EST 后。因此,术后应常规应用广谱的抗生素 2～3 天。

四、内镜下鼻胆道引流术

内镜下鼻胆道引流术(ENBD)不仅能充分将胆汁进行引流,而且尚能冲洗胆道,反复进行胆道造影,一旦引流失畅,能及时发现。该技术操作简便,并发症少。

1.适应证

(1)急性化脓性梗阻性胆道炎。既可用于胆道炎的减压引流,也可预防 ERCP 及取石术后胆道炎的发生。

(2)原发性或转移性肿瘤所致的胆道梗阻。

(3)肝胆道结石所致的胆道梗阻,也用于预防胆总管结石嵌顿。

(4)急性胆源性胰腺炎。

(5)胆道良性狭窄。

(6)创伤性或医源性胆瘘。

(7)原发性硬化性胆道炎,可在胆道引流的同时行类固醇激素等药物灌注。

(8)其他用途,如胆石的溶石治疗、体外震波碎石(ESWL)、胆道癌的腔内放疗等。

2.禁忌证

(1)有 ERCP 禁忌证。

(2)有重度食管、胃底静脉曲张并有出血倾向者。

3.操作方法

(1)术前准备

1)器械准备:多同 ERCP 及 EST,另备:①鼻胆引流管。各种规格的鼻胆道(根据前端形状不同分别适合放置于左肝管、右肝管、胆总管内),鼻胆道长约250cm,外径 6～8F,其前端有一个定型的十二指肠圈,与胆道及十二指肠的解剖形状相吻合,便于固定。所用器械应严格灭菌消毒。②鼻引导管。可用专用鼻引导管,也可用吸氧管或导尿管替代。

2)患者准备：基本同 ERCP。对急性化脓性胆道炎患者,应注意有效地控制胆道感染及抗休克治疗,并在术中进行生命体征的监护及吸氧。

（2）操作步骤

1)常规行 ERCP,了解病变性质及部位。若为急性化脓性胆道炎或结石及肿瘤引起的胆道梗阻,在注入造影剂前,可先抽出部分胆汁,再注入等量的造影剂,可预防因升高胆道内压力而加重败血症。

2)确定 ENBD 的必要性及引流部位。若胆道结石,则应引流结石上方最扩张的胆道。若为良性胆道梗阻,则应引流梗阻部位上方扩张最严重的胆道。若狭窄程度严重,估计鼻胆道通过狭窄部位有困难者,则应先置入引导钢丝,并通过狭窄部位。沿引导钢丝用扩张探条逐级扩张,以便能顺利插入鼻胆道。

3)保持引导钢丝位置不变,退出扩张探条,沿引导钢丝插入鼻胆引流管,并送达理想的引流部位。

4)在 X 线透视监视下,保持鼻胆道位置不变,逐步退出内镜,同时通过插入或外拉调整鼻胆道在十二指肠及胃内形成的理想圈襻。

5)将鼻咽引导管插入鼻孔中,经咽部从口中取出。借助这一导管将鼻胆道引出鼻孔。

6)在 X 线透视监视下,进一步调整鼻胆道在胃内的位置,并固定。

7)若不能确定鼻胆道走行位置是否理想,可再注入少许造影剂,进一步核实。

（3）术中注意事项

1)造影发现胆道梗阻后应尽可能将造影导管插至梗阻以上胆道,在未能通过梗阻段之前,切忌向胆道内注入过多造影剂,以免增加胆道内压力,诱发胆道炎和败血症的发生;即使导管已达到梗阻以上的胆道,最好先尽量抽出部分淤积的胆汁,然后再注入造影剂。

2)运用导丝前端的特性,尽可能选择胆道增粗最显著、引流胆汁最丰富的胆道进行引流,以获得最佳引流效果。对于胆瘘患者,肝外胆道瘘引流部位应在瘘口以上,肝内胆道瘘引流部位应为尽可能接近瘘口的胆道,以获得最佳减压效果。

3)在导管及导丝插入或取出过程中,操作者与助手应密切配合,并及时固定鼻胆道,以免将其拉出。

（4）术后处理

1)术后常规禁食 1～2 天,然后可进流质及半流质。

2)可定期冲洗鼻胆道及注入药物,但每次冲洗或注入药物前应先抽出等量胆汁,一般每次注入的液体量不超过 20ml,以免升高胆道内压力,加重感染。

3)引流的胆汁应计量并送检。

4)固定牢固,以免 ENBD 管脱落。

5)因大量的胆汁丧失会影响患者的消化生理,因此,ENBD 不宜超过 2 周,否则应改用胆道塑料支架引流术(ERBD)。

4.并发症及处理

(1)恶心、咽痛:仅少数患者不能耐受鼻胆道的刺激。除耐心向患者解释,消除其恐惧心理外,还可用硼酸溶液漱口,保持咽部卫生。

(2)胆道炎:主要发生在引流效果不佳的患者,可取胆汁进行细菌培养和药敏试验,加强并及时调整全身用抗生素。引流部位不合适者应尽早重新置管引流。

(3)鼻胆道阻塞:可用稀释的抗生素液冲洗疏通。

(4)鼻胆道脱出:引流量突然减少时,及时透视或造影检查,病情需要时应重新置管。

五、内镜下胆道塑料支架引流术

内镜下胆道塑料支架引流术(ERBD)已被确认为梗阻性黄疸内镜治疗的基本技术,成为姑息治疗恶性梗阻性黄疸的首选方法,很大程度上取代了 PTCD 及外科引流术。

1.适应证

(1)恶性肿瘤(原发性或转移性)所致的胆道梗阻,既可用于术前准备,也可作为晚期肿瘤患者的姑息性治疗。

(2)胆道结石有以下情况者:①老年或其他手术风险大、不宜手术者;②不宜 EST 或内镜取石不成功者;③预防结石嵌顿或胆道炎发作,可作为术前准备。

(3)良性胆道狭窄,可在内镜胆道扩张后应用,也可治疗原发性硬化性胆道炎。

(4)胆瘘。

2.禁忌证

(1)ERCP 禁忌者。

(2)肝门部胆道肿瘤,肝内多级分支胆道受侵,引流范围极为有限者慎用。

3.操作方法

(1)术前准备

1)器械准备:同 ERCP 及 EST,另备:①胆道内引流支架,外径 7～12F,有多种形状。②推送器选用与胆道支架配套的,其中 7～8.5F 支架推送器仅是相同口径的推送套管,10F 以上的支架推送器除备与支架相同口径的推送管外,还需 5～7F

内引导管。

2)患者准备同 ENBD。

(2)操作步骤

1)常规行 ERCP,了解胆道病变部位、范围等。

2)确定支架引流的部位及置入支架:①胆总管梗阻者,造影后插入引导钢丝,并通过狭窄处。若狭窄明显,则应先行胆道探条扩张,以便支架顺利通过狭窄,然后保持引导钢丝位置不变,循引导钢丝按说明书要求插入支架及相应的推送管,依靠弯角钮及抬举器的力量逐步将支架送入胆道,而末端倒钩以下的支架端留在十二指肠乳头外。用推送器顶住支架,拉出引导钢丝,可见胆汁顺利溢出。最后依次退出推送器及内镜,患者仰卧摄肝区平片,以了解支架的位置。②肝门部梗阻者,一般将支架置入右肝管内,以引流绝大部分的胆汁。若有可能,左右肝管各置入一支架,引流效果更佳。具体操作为:先用一导丝通过狭窄部,进入一肝管内(左或右),然后再插入一引导钢丝进入另一肝管内,最后分别沿引导钢丝置入支架。此项操作难度较高,导丝容易移位,在两个通过狭窄处的支架间有较大的摩擦,应用一些润滑剂,以减少摩擦。其次第一个支架末端侧翼应远离乳头,这样留有空间,避免在通过第二个支架时,因会向上推进第一个支架,而使第一个支架被推入胆道。③若用于胆总管结石引流,沿导丝插入支架,远端必须超过结石 1~2cm,末端于十二指肠乳头外。

(3)术中注意事项:①为提高引流效果和内置管的引流时效,根据所用内镜尽可能选用最大口径的内置管。内置管的长度应测量梗阻段上界至乳头的距离,避免过长或过短;②在内置管置入过程中,内镜与乳头之间的距离不宜过远,避免支架在十二指肠腔内伸入过长,而应借助内镜屈曲与抬钳器的上举运动将内置管逐渐送入;③内置管放置好后,应仔细观察其引流效果,尽量吸出胆汁和造影剂,确信引流满意方可取出内镜;④如果乳头附近有狭窄,内置管插入有困难,或拟放置较大口径的内置管时,也可事先行乳头括约肌切开。

(4)术后处理:同 ERCP 及 EST。

3.并发症及处理

(1)早期并发症

1)支架近期阻塞:阻塞原因常为血块、肿瘤坏死组织、泥沙样结石。发生支架阻塞应及时更换支架,使胆道再通。

2)胆道炎:发生率约为 16%。发生的原因可能是因为内镜钳道难以彻底消毒,由此途径可将细菌入带胆道;阻塞的胆道原来就可能有感染,置管操作加重了感染,或引流范围小,效果不佳。预防方法主要是避免高压注射造影剂及术后应用抗生素。

3)胆汁性腹膜炎:操作中损伤胆道造成胆道穿孔所致。发生率为 $1\%\sim5\%$ 。预防方法主要是操作时避免粗暴用力。一旦发生,应立即外科手术。

4)胰腺炎或高淀粉酶血症:较常见,对症处理后可短期治愈。

(2)晚期并发症

1)支架阻塞:置管后 3 个月支架的阻塞率约为 30% ,6 个月后的阻塞率约为 70% 。阻塞的原因有肿瘤压迫或阻塞支架、泥沙样胆石堵塞支架。塑料支架阻塞后可以更换新的支架,更换时可用圈套器或(和)支架取出器取出支架,然后再置入新的支架。

2)支架移位、滑脱:支架移位、滑脱是一种少见的并发症,其发生率为 3% 。支架发生移位可产生黄疸(31%)、疼痛(6%)和急性胰腺炎(6%),通过内镜检查及 ERCP 可确诊。发生支架移位后,塑料支架可以取出后重新安放一个新支架,也可以用气囊导管或取石篮使支架复位,还可再安放一个支架以解决胆道狭窄问题。

3)支架所致的胆道或十二指肠黏膜损伤:十二指肠黏膜的损伤多因弧形支架在十二指肠内露出太多,猪尾形支架很少引起十二指肠损伤。损伤可形成溃疡甚至穿孔。少数发生胆道穿孔,引起胆汁性腹膜炎。小的穿孔因有网膜包绕,可无临床症状,一旦出现临床症状,应及时手术。预防方法主要是避免粗暴操作,另外在留置弧形支架时,其尾端注意不要留得太长。

六、内镜下胆道金属支架引流术

由于内镜下胆道金属支架引流术(EBMSD)具有操作简便、扩张性好、直径大、不易阻塞移位等优点,因而近年来被广泛应用于临床。

1.适应证

(1)无法根治性切除的恶性胆道梗阻。

(2)胆汁引流较丰富,估计引流效果理想。

(3)无其他器官功能障碍。

(4)预计患者至少可存活 3 个月。

(5)经济条件许可。

2.禁忌证　同 ERBD。

3.操作方法

(1)术前准备

1)器械准备:①内镜。可用纤维或电子十二指肠镜,活检孔道在3.2mm以上。②引导钢丝。胆道扩张探条、胆道扩张气囊准备同 ERBD。③金属胆道支架。其扩张方式分为自膨式和球囊扩张式两大类。目前临床常用支架有 Wallstent、Ciantruo-Z 等进口支架,国产金属支架业已试用于临床。a.Wallstent 支架及国产支架:其由不锈钢丝编织成网状管形,扩张后最大外径为1cm。支架可装于限制性套管内,并能固定在传送导管上,当置入胆道狭窄处后,拉出其外套管,支架即逐渐自行扩张开放。b.Ciantruo-Z 形支架:其由不锈钢丝或铂金属丝呈 Z 字形编织成圆柱形。可多节连接在一起,扩张后直径达1.2cm。支架可被压缩人一个直径较小的鞘管内,当鞘管置入狭窄部位后,边退鞘管边将支架推送入胆道,支架即能自行扩张开放。

术前应准备好各种规格的支架,按其需要选择,每种支架有3~10cm 不同规格。此外,术前仔细阅读产品说明书,了解支架的性能特点、操作前准备及释放方法,并根据要求进行准备。

2)患者准备:同 ERBD。

(2)操作步骤:①首先行胆道插道造影,同 ERCP 配合,了解病变性质、部位、范围,确定金属支架的长度。②助手护士递丝予大夫,送入导丝通过狭窄段,选择所需引流的胆道。③助手护士检查扩张器并递予大夫,经导丝插入扩张器进行狭窄段扩张。④助手护士检查支架,并递予操作者,将装有支架的输送器顺导丝送入胆道,达到梗阻部位,最后在持续透视和内镜控制下助手护士将支架缓缓释放。⑤进一步调整支架的位置,以达最佳部位,⑥退出内镜后,患者平卧,并摄腹部平片,观察胆道支架扩张情况。⑦如为高位胆道梗阻,支架末端不必暴露于乳头外,可置于胆道内,操作完毕,整理用物,将标签粘贴于植入性医用耗材本,给予记账。

(3)术中注意事项:①支架的长度必须选择适当,多数支架在扩张过程中有所缩短,因而所确定长度应以扩张后的长度为准,同时考虑到肿瘤会继续生长,梗阻段两端的支架长度应在2cm 以上为宜。②支架定位必须准确,由于释放过程中支架只能后退不能前进,因而释放前可略深一点,释放过程中可不断后拉调整。③部分患者,尤其是支架一端放置于十二指肠内者,可先行胆道括约肌切开,以免影响胰液排泄。此过程配合默契,且娴熟。

(4)操作过程中,巡回护士做好患者的病情观察,同时随时增添用物,保证手术顺利进行。

(5)术后处理:同 ERBD。

4.并发症及处理

(1)胆道炎和败血症:主要见于胆道引流不充分的患者,或术中胆道内注入过多造影剂、胆道压力过大者,一般保守抗炎治疗有效。

(2)胰腺炎:一般较轻,除禁食外,可适量给予抑制胰腺分泌的药物。

(3)支架阻塞:原因主要有肿瘤向支架网眼内生长或向支架两端生长造成支架阻塞,可在支架中央重新放置一根金属或塑料支架,也可鼻胆道引流,往往仍能有效地解除胆道梗阻。

七、内镜下鼻胰管引流术

内镜下鼻胰管引流术(EN-PD)是在 ENBD 的基础上发展起来的一种新技术,起初此技术主要用于胰管结石配合体外震波碎石(ESWL)的治疗。近年有报告 ENPD 可用了胰液收集。

1.适应证

(1)配合胰管结石 ESWL 治疗。

(2)收集胰液进行分子生物学及生化检查。

(3)胰瘘。

(4)胰管狭窄。

(5)预防胰腺疾病患者内镜治疗后胰腺炎并发症发作。

(6)与胰管相通的胰腺脓肿。

2.禁忌证

(1)ERCP 禁忌证。

(2)急性胰腺炎或慢性胰腺炎急性发作期(胰管结石致急性胰腺炎除外)。

(3)胆道急性炎症及化脓性胆道炎。

3.操作方法

(1)术前准备

1)器械准备:同 ERCP。另备:①鼻胰引流管:外径有 5、6、7F 三种规格,长度 250cm,鼻胰管先端有数个侧孔有利于胰液的充分引流,并成定形的圈襻;②鼻咽引导管:可用特制的鼻咽引导管,也可用吸氧管及一次性导尿管替代;③胰液贮存器:为特制的负压贮存器,体积小,可置入冰瓶内,便于收集及保存胰液。

2)患者准备:同 ENBD。

(2)操作步骤:①常规行 ERCP,明确胰管病变部位,重点了解胰管结石的部位、大小、数目、胰管狭窄部位、程度及胰管扩张等情况。②胰管深插管,送入引导钢丝,越过狭窄处,退出造影导管,并保持引导钢丝位置不变。③按 ENBD 操作程序插入鼻胰引流管,头端越过狭窄部位或结石。④操作者与助手合作,退出内镜,保持鼻胰管位置不变,并使鼻胰管在十二指肠形成理想圈襻。⑤按 ENBD 的操作程序,鼻胰管经鼻咽部从一侧鼻孔引出,并在 X 线监视下,调整鼻胰管在十二指肠及胃内正确走行轨道,固定鼻胰管于颊旁及耳廓后,使鼻胰管连接胰液收集器。

(3)术中注意事项:①ENPD 操作技术要求高于 ENBD,成功率低,且鼻胰管易脱落,尤其是在十二指肠形成襻时,稍一不慎即脱出胰管,故操作时应特别小心。②若胰管狭窄明显,在置入鼻胰管前应先用扩张探条进行扩张,以便鼻胰管能顺利地插入。③鼻胰管头端应越过狭窄段及结石上方的扩张胰管,以便引流及减轻胰管内压力,预防胰腺炎。④若用胰泌素刺激胰液分泌,则用前必须做过敏试验,并准备必要抢救物品。⑤鼻胰管引流期间,冲洗引流管时,切勿向引流管内一次注入过多的液体,以免诱发胰腺炎。⑥ENPD 与 ENBD 相同,不宜长期引流。若从长远考虑,应行内镜下胰管支架引流术(ERPD)。

(4)术后处理:①ENPD 术后 4~6h 及翌晨抽血检测血清淀粉酶,第二天常规检查血白细胞计数与分类。单纯淀粉酶升高而无症状者,可继续观察淀粉酶变化,不需特殊处理。如血清淀粉酶升高同时伴发热、腹痛、白细胞升高等现象,则应按急性胰腺炎处理。并发重症胰腺炎者必须胃肠减压。②术后患者应卧床休息,禁食 1 天。根据血清淀粉酶来决定第 2 天能否进食。禁食期间注意补液与电解质平衡。③并发胰腺炎者应用抗生素,根据病情严重程度可选用不同的抗生素。④应观察引流液的量、颜色、性状以及鼻胰管是否通畅,引流胰液应迅速行脱落细胞学检查或冰冻保存。

4.并发症及处理

(1)ENPD 并发症同 ERCP,但由于将造影剂吸出,故其术后胰腺炎等并发症比 ERCP 少。

(2)使用胰泌素刺激法收集纯胰液可出现一些不良反应,发生率为 0.79%。可出现肝功能异常及消化道症状如暖气、腹泻等,另可出现过敏症状如皮疹、过敏性休克等。

(3)放置鼻胰管可出现与局部刺激有关的不适,如鼻腔、咽喉疼痛等,以及鼻胰管扭曲和黏液阻塞鼻胰管侧孔,造成鼻胰管不畅。

八、内镜下胰管支架引流术

内镜下胰管支架引流术(ERPD)即内镜下胰管支架置入术。近 10 年来,随着内镜技术的发展,胰管支架引流术在胰腺疾病内镜介入治疗中广泛应用,成为治疗慢性胰腺疾病的重要方法。

1.适应证

(1)胰管良性狭窄。

(2)慢性胰腺炎胰管结石的辅助治疗。

(3)胰腺分裂症。

(4)胰腺假性囊肿。

(5)外伤性胰管破裂形成内瘘。

(6)胰源性腹水。

(7)壶腹部肿瘤、胰腺癌、胰腺转移性肿瘤、胰管乳头状产黏蛋白肿瘤等引起的胰管狭窄的保守治疗。

2.禁忌证　同 ENPD。

3.操作方法

(1)术前准备

1)器械准备:同 ERBD,另备:①胰管扩张探条。②胰管扩张气囊。③胰管支架。常用胰管支架主要有三种:Zimmon 胰管支架,包括带十二指肠倒钩和不带十二指肠倒钩两种(外径 5.0F、7.0F,长 1~12cm);Geenen 胰管支架,包括四倒钩和双倒钩两种(外径 5.0F、7.0F,长 3~12cm);Sherman 胰管支架(外径 5.0~7.0F,长 2~12cm)。④推送导管(Wilson-Cook 公司,外径 5.0F、7.0F,长 170cm)。

2)患者准备:同 ENPD。

(2)操作步骤

1)常规行 ERCP,以了解胰管狭窄情况如狭窄部位、长度、内瘘部位、假性囊肿位置,对疑为胰腺分裂症患者,需经副乳头插管、造影。

2)为保证胰管支架置放的成功率,对胰管狭窄明显者,可先行气囊或探条扩张术,然后再置入胰管支架。

3)胰管支架的选择取决于狭窄的严重程度、部位及近端胰管扩张情况,对胰头部狭窄伴胰管扩张者,宜先行乳头括约肌切开术再置入支架。狭窄近端扩张明显者,可置入较粗的支架(8.5F、10.0F);若近端胰管扩张不明显,可选择外径 5.0F、7.0F支架。支架的长度一般以支架远端超过狭窄部位 1.0cm,近端暴露于十二指肠乳头外少许为宜,不宜暴露在十二指肠腔内过长,以免损伤对侧十二指肠壁,引起黏膜糜烂、出血。

4)单纯性主胰管狭窄支架置入。①经主乳头插管造影后,确定狭窄部位及长度;②置入引导钢丝,越过狭窄段,沿引导钢丝行狭窄段扩张,确定置入支架长度及外径大小;③在 X 线及内镜直视下按 ERBD 操作技巧,将胰管支架置入;④确认支架在胰管及十二指肠乳头部位合适后,退出引导钢丝及支架推进器,再退出内镜,让患者仰卧位摄腹部平片,进一步确定支架的部位。

5)主胰管与假性囊肿相通支架置入。①先行 ERCP 检查,确定主胰管与假性囊肿是否相通;②置入引导钢丝并达假性囊肿内;③沿引导钢丝行扩张术;④确定支架长度及外径大小后,沿丝置入支架,远端达囊肿内,近端位于十二指肠乳头外。若伴有主胰管狭窄,且假性囊肿与主胰管不相通,则需行超声内镜引导下的胃或十二指肠假性囊肿穿刺内引流术和内镜下主胰管支架引流术联合治疗,以提高治疗效果。

6)伴有胆道狭窄的支架置入。①先行 ERCP 了解胆道、胰管狭窄部位及长度;②分别于胆道及胰管置入两根引导钢丝;③确定置入支架的长度及外径大小,再分别置入胆道及胰管支架。

7)经副乳头胰管支架置入。经副乳头胰管支架置入术主要适用于胰腺分裂症患者。①经副乳头插管,行胰管造影,了解胰管狭窄情况,置入引导钢丝,必要时行狭窄段扩张;②确定支架长度及外径大小;③沿引导钢丝经副乳头置入支架;④退出引导钢丝、支架推进器及内镜后,患者仰卧摄腹部平片,进一步确认支架位置。

4.并发症及处理 胰管支架的早期并发症有出血、急性胰腺炎、腹痛、胆道炎、假性囊肿感染及胰管破裂,发生率约 20%。经积极的保守治疗多可于 48h 内缓解。胰管支架术后应常规予抗生素预防感染。若术前先行胆道括约肌切开可减少胆道炎的发生。胰管支架远期并发症主要为支架移位、阻塞及胰管形态改变。

(1)支架移位:支架移位较少见。早期带有四个倒钩的支架移位于胰管内的发生率约为 3%,采用改良的双倒钩胰管支架较少发生移位。亦可能与支架的物理特性和胰管的解剖有关。支架移位后患者常有轻、中度持续腹痛,一旦发生需经内镜方法取出,失败者则需手术治疗。

(2)支架阻塞:胰管支架放置后 6 个月内阻塞的发生率可达 50%。阻塞物多为细胞碎屑、钙碳酸盐结晶、钙胆红素盐及细菌等的混合物,蛋白质附着内腔表面可能起重要作用。一旦支架发生阻塞,患者可表现为反复腹痛、胰腺炎或囊肿感染,大多数患者并无症状。支架放置后应密切随访,若患者腹痛发作或 MRCP 显示支架上方主胰管扩张往往提示支架堵塞,必须取出或更换。目前多认为待胰性腹痛症状复发时更换支架较定期(每 2～3 个月)更换更为恰当。支架取出可用异物钳或 Wilson-ook 微型网篮(5.0F/200cm)及微型支架取出器。

（3）胰管形态改变：胰管形态改变是胰管支架独有的并发症，发生率约80%。长期主（副）胰管支架引流可导致胰管不规则、变窄，侧支胰管扩张以及胰管周围纤维化、萎缩等形态学改变，超声内镜（EUS）还可显示支架周围实质低回声、囊性变以及回声不均匀，类似慢性胰腺炎。去除支架后多数会恢复正常，其发生机制尚不十分清楚。

九、经口胆道镜治疗术

经口胆道镜（PCS）又名母子镜，它是在十二指肠镜（母镜）活检钳道内插入胆道镜（子镜），从而可观察胆道、胆囊及胰管。

1.适应证和禁忌证　　除胆总管结石外，母子镜还可用于治疗胆囊及肝内结石或插至胰管下治疗胰管结石。禁忌证同ERCP。

2.操作方法

（1）术前准备

1）器械准备：①母镜为Olympus TJF-240十二指肠镜，外径13mm，活检钳道孔4.2mm。子镜BP-30，外径4.0mm，工作长度1840mm，有向上160°、向下100°弯角机构；活检钳道内径1.7mm，并具有送气、送水、吸引的普通内镜功能。②取石附件。如取石篮、活检钳、三爪钳。③碎石附件。激光光导纤维、液电冲击波碎石器等（EHL）。

2）患者准备：同EST术。

（2）操作步骤

1）插入母镜：同ERCP术。

2）通过子镜：子镜端部外径为4.0mm，故一般先做EST术，以便通过子镜。母镜在十二指肠降部处先将弯角钮强烈向上，钩住肠壁，退镜使母镜直线化，以利子镜通过母镜钳道孔。为防止通过钳道口时损伤子镜，母镜钳道口装一套管，保护子镜。

子镜插入胆道，类似ERCP插管技术。插入时注意调整乳头与子镜方位，以避免锐角插镜。若插入困难，可先导入导丝至胆道，顺导丝插镜。观察胆道时，需向胆道内滴注灭菌生理盐水。

3）观察胆道：子镜插入胆道后，在X线透视下确定位置，充分利用子镜弯角机构及送气、送水与吸引装置顺序观察胆总管（或肝内胆道、胆囊），寻找结石。注意勿过度注气、注水，以免胆道内压升高，引起腹痛及血压下降。过度注气尚有气栓之虞。

4)取石方法:①机械碎石或取石法。经子镜活检钳道通过取石篮或抓取钳碎石取石。但由于子镜在肠道多次弯曲,不易碎石。②经激光碎石后取石。目前认为经内镜胆道取石术危险性较低。但即使经过括约肌切开术后,直径>15mm 的结石也不能通过乳头取出。至今已有多种碎石和排石的方法,如机械碎石法和液电碎石法等。激光碎石为胆道取石开创了新途径。小管径可弯曲性石英纤维激光传导系统使胆道内镜下激光碎石成为可能。激光治疗可经胆道镜或子母镜系统完成。目前使用的 Nd:YAG 激光诱导的震波碎石是一种高效放能过程,减少了碎石过程中总能量的传递,从而使传导入周围正常组织的能量减少。504nm(5Hz,脉冲能量为 30~50mJ)的闪光灯染料激光和 Q-转换 Nd:YAG 激光(20Hz,脉冲能量为 30~40mJ)可使所有类型直径达 30mm 的结石在 500 次脉冲以内完全破碎,不必直接触及结石,但需在直视下对准结石操作,以免致胆道穿孔。大多数结石碎片直径小于 2mm,从而通过网篮取出结石。一般认为胆红素结石的碎石需要 155 脉冲(80~205),40mJ;胆固醇结石则需 355 脉冲(205~405),50mJ,使用标准能量激光只引起胆总管黏膜的浅表损伤。此外还可通过子母镜系统应用 HO:YAG 激光进行碎石治疗。③经液电冲击波碎石。液电碎石(EHL)的原理是在水中置两个电极,瞬间通过高压电流,当电极高压放电时,高热使周围水分瞬间被气化,由于体积膨胀形成压缩波,压力迅速上升形成冲击波,蒸汽气泡反复膨胀、收缩形成气泡搏动性能量,与冲击波同样产生破坏力。冲击波在水中传导,被结石表面吸收而碎石。液电发生装置主要是德国与美国产品,输出功率强度为 0.06J、0.36J 及 0.96J 二单脉冲或连续脉冲波,电极外径 3~9F。常选用 4.5~5FEHL 电极经母子镜进入胆道,在 X 线透视下尽可能直接触及结石,但不可直接触及胆道壁,以免损伤。有的电极端部装有气囊,避免电极头直接撞击胆道壁。电极需离胆道镜末端 5mm 以上。从活检钳道内滴注生理盐水,使之充满胆道。另一管道以恒压吸引,防止胆道压力过高。准备就绪,打开碎石机电源,调节输出功率,一般由小到大。用脚踏开关控制通电时间,反复通电至结石破碎为止。吸引出胆道内过剩的生理盐水,用取石篮取出破碎的结石。细小结石能自行排出。操作过程中患者处于绝缘状态,电极不可接触胆道壁。EHL 过程中电极接触可能损伤胆道壁,粉碎的细小结石可直接冲击胆道壁,冲击波可能损伤含气的肺、肠腔等器官。故操作时功率必须由小到大,间断通电,防止胆道内压力骤然增高。

第十二章　常见消化病内镜诊疗护理技术及健康教育

第一节　食管癌性狭窄行食管内支架置入术

内镜下食管狭窄扩张术是用于治疗各种原因,如肿瘤的生长与浸润、术后的瘢痕狭窄、硬化剂治疗后等引起的食管狭窄。该术能缓解患者由于梗阻而引起的吞咽困难,改善患者的营养状况和提高患者的生活质量,也可防止吸入性肺炎的发生。此项技术具有疗效好、安全性高、方法简便、痛苦少、恢复快等优点,但有肿瘤生长过快再次导致食管阻塞的缺点。目前,随着内镜治疗技术的普及及设备的改进,非手术治疗食管狭窄的应用日趋广泛,方法逐渐增多,主要有:扩张术(探条扩张术、气囊或水囊扩张术),切开术(圈套器切开术、电刀切开术),消化道支架置入术,注射疗法等。其中食管支架置入术治疗食管癌引起的食管狭窄,短期效果明显,是目前治疗食管狭窄较为广泛的微创方法。

【护理目标】

充分做好术前准备,协助医师进行扩张或置入支架,安慰并鼓励患者,使其配合,以确保手术过程顺利。术后正确指导患者进食并注意观察患者生命体征及病情变化,防止并发症的发生。

【适应证】

恶性肿瘤引起的食管重度狭窄,进食困难,失去手术机会或患者拒绝手术;恶性肿瘤引起的食管-气管瘘或食管纵隔瘘;良性病变出现食管破裂瘘,如食管炎性狭窄、手术后狭窄、烧伤后狭窄、贲门失弛缓症、食管癌放疗术后狭窄、外伤、术后吻合口瘘、化学性灼伤破裂等,非手术治疗失败或不能耐受外科手术治疗;食管良性狭窄反复球囊扩张治疗效果不佳者。

【禁忌证】

凝血机制障碍未能纠正的;严重心、肺衰竭;不能合作者及严重恶病质状态不能耐受者;重度食管胃底静脉曲张支架置入手术有引起出血的可能。

【操作步骤】

(1)术前先行胃镜检查或食管钡剂造影,重度狭窄者行复方泛影葡胺食管造影,以便术者了解病情。必要时做活检病理检查。

(2)术前2~3天进流质饮食,扩张前一天晚餐后停止进任何饮食,食管内有食物残留者应用粗径导管冲洗,保证手术日食管无食物残留。

(3)灭菌后的探条式扩张器及导丝置于无菌治疗单上备用。

(4)Savary扩张的患者必要时需安排在X线机的检查台上,利用X线机对引导钢丝进行定位。

(5)将内镜经过狭窄时,助手护士递导丝予操作者,经活检孔插入导丝,置导丝于胃内,退出内镜时,助手护士固定好导丝的位置,退出内镜后,助手护士将导丝递予操作者,操作者将导丝的末端递予助手护士,经扩张探条孔道穿出,经口置入狭窄部位,此过程应在插入导丝时保持导丝的末端拉紧,不允许导丝向前或向后滑动,并注意导丝的标记,持续1—2分钟。

(6)扩张时,患者出现痛感,说明扩张有效。更换探条时注意均匀向外抽,但助手护士要时时向前送导丝,不要让导丝随探条或球囊一同退出。

(7)因扩张会使狭窄的黏膜撕裂,引起少量出血,患者可出现不同程度的胸痛。故术中应严密观察患者的意识、面色、生命体征等情况以及患者对疼痛的反应。

(8)如发现患者意识及生命体征出现异常或患者对疼痛难忍,置入的探条扩张器遇到阻力时,应立即停止扩张,不可强行通过,以免因扩张过度致使狭窄口黏膜撕裂过深而导致出血或穿孔等严重并发症。

(9)使用球囊导管扩张前,助手护士必须检查球囊压力、注气量并记录,便于术中对照;如发现球囊有漏气,应弃之不用。

(10)在使用探条扩张时,应由细到粗逐条扩张。进导丝时,助手护士应与术者密切配合,退镜和送导丝速度要一致,以使导丝在胃腔内不打弯,直到内镜完全退出。

(11)术后禁食6~8小时,同时补液治疗。

(12)支架置入后,这部分食管丧失蠕动功能,应对患者及家属加强饮食宣教,耐心指导患者术后进食。

(13)有心肺功能不全需行扩张术者,应进行心电监护。

【护理结果】

(1)备物齐全,配合熟练、迅速,处理危急情况及时、准确。

(2)患者临床症状缓解,手术达到预期目的。

(3)术后观察及护理妥当,记录及时准确。

【护理措施】

1.积极完善术前准备

(1)护理目标:术前准备充分,手术顺利。

(2)护理措施

1)加强营养,监测贫血、低蛋白血症等的纠正情况。

2)监测水电解质、酸碱是否处于平衡状态。

3)监测内镜和消化道造影结果,全面了解并评估疾病情况。

4)常规检查出凝血时间、血小板计数和凝血酶原时间。

5)术前禁食 12 小时以上。

6)完成术前给药,如地西泮、山莨菪碱等。

7)给予心电监护,吸氧。

8)准备好抢救用品和抢救药物,如内镜下止血药。

9)加强沟通,保持情绪稳定,配合治疗。

2.熟悉操作步骤,积极配合

(1)护理目标:护士熟悉操作步骤,能积极配合手术。

(2)护理措施

1)护士熟悉支架置入术的步骤:内镜或 X 线介导下放入导丝,头端通过狭窄部;扩张;复查胃镜确定选用合适的支架;沿导丝放入支架推送器;正确定位后,拔除外套管;再行内镜检查,确认调整支架位置。

2)医师在退出胃镜时,集中注意力,略用力(凭手感)顶住导入钢丝以防滑出。

3)当 Savary 扩张器逐渐加大时,病人出现胸痛感,护士观察病情变化,给予安慰使病人放松;如果疼痛剧烈,立即停止操作。

4)狭窄部位扩张后,从胃镜的刻度牢记狭窄的部位、长度,配合医师准确定位。

5)支架扩张需 8～10 分钟,退出内部稳定器,必须待支架扩张完全,拔管无阻力时进行以防支架移位。

3.做好术后护理,落实健康教育,预防并发症

(1)护理目标:患者及家属熟悉支架置入术后护理知识,无并发症发生,或发生并发症时能及时发现和处理。

(2)护理措施

1)支架植入操作完成后,通常会有较少量的渗血,无需特殊处理可自愈。渗血较多时配合医生局部喷洒浓度 8mg/100ml 的去甲肾上腺素,或浓度 5000U/40ml 的凝血酶止血。

2)协助术后行 X 线检查,了解支架位置、长度及扩张情况。

3)术后禁食 4 小时,禁冷饮 4 周,4 小时后鼓励患者多饮温开水。

4)调整好饮食结构,遵循少量多餐、循序渐进的原则;注意告知患者下咽食物颗粒不能大于支架内径。

5)抬高床头,减少胃酸反流。

6)遵医嘱给予抑酸剂和抗生素。

7)带膜堵瘘支架放置后常规即刻或次日行消化道碘剂造影,了解封堵效果,护士积极协助。

【健康教育】

(1)护理目标:使患者及家属掌握出院后的健康相关知识,防止支架移位、脱落等并发症。

(2)护理措施

1)饮食护理:告知患者出院后建立有规律的饮食习惯,避免暴饮暴食;食物充分咀嚼后咽下,进食后饮温开水;忌干、粗糙、硬性食物,忌食黏性食物,忌 4℃ 以下冷食物、忌甜食、易产气类食物;下咽食物颗粒不能大于支架内径,避免食物嵌塞,防止纤维素食物包绕、牵拉,造成支架移位、脱落。

2)卧位与休息:告知患者进食宜采取坐位或立位;餐后不宜平卧,睡觉时取半坐卧位,床头可抬高 15°～30°,勿做剧烈活动和长时间双手上举动作,尤其是晚上睡觉时双手不放在头部上方,以免发生支架脱落和移位。

3)异常情况处理:告知患者若出现呛咳、进食困难、黑便等现象.及时就医。

4)复查:出院后每周来院复查 1 次,1 个月后每 15 天复查 1 次。

第二节　内镜下食管静脉曲张套扎术

食管静脉曲张破裂出血具有起病急、病情重、病死率和复发出血率高的特点,传统的内科药物治疗和三腔二囊管压迫止血仅能暂时控制出血,早期再出血率甚高。内镜下食管静脉曲张套扎术(EVL)是用橡皮圈套扎食管曲张静脉,使血液凝固断流。此方法操作简单,可有效预防出血,明显减少再出血发生率。但需要指出的是在术后的 4～10 天尤其是第 7 天易发生再出血、食管溃疡、发热、疼痛、食管狭窄及穿孔等并发症。1986 年 Steigmann 首次报道成功实施该治疗。1991 年国内学者开始在各大医院开展此项技术,取得了满意的疗效。1996 年起出现了连发型套扎器。近年来又开展了放大帽尼龙圈套扎术,可根据设备条件和患者的具体情况选择使用。在临床上,内镜下食管静脉曲张套扎术已成为治疗和预防食管静脉曲张出血最合适的选择。

【护理目标】

充分做好术前准备,协助术者安装套扎器。安慰并鼓励患者,使其配合,以确保手术顺利完成。术后正确指导患者进食,并注意观察患者病情变化,防止并发症的发生。

【适应证】

各种原因所致的肝硬化门静脉高压症引起的食管静脉曲张出血和可能发生出血的病例均为内镜下套扎对象。

【禁忌证】

食管狭窄、食管扭曲、食管憩室者;胃底静脉曲张出血患者或门静脉高压胃病出血患者;凝血功能障碍疾病;已知或可疑食管穿孔的患者;循环不稳定的患者;对乳胶过敏的患者。

【操作步骤】

(1)食管静脉曲张破裂出血者术前应积极抗休克治疗。

(2)确定套扎部位,术者将套扎环对准曲张的食管静脉,按下吸气控制阀持续吸引,使黏膜下曲张静脉吸入套扎圈内,出现完全"红视"和内镜可见度消失,旋转安装在内镜钳道上方的操作手柄即牵拉引线,释放套圈。

(3)套扎区域以齿状线上 1～5cm 区域为宜,螺旋式套扎。

(4)一条曲张静脉套扎上 1～2 点即可。

(5)套扎不全会导致橡皮圈早脱,甚至导致出血,所以套扎要力求完整彻底,套扎时一定要持续吸引待视野完全红视才释放套圈。

(6)如遇有红色征或黏膜表面有糜烂者应尽量避免在此套扎,可在远端套扎,否则易导致术后出血。

(7)如遇吸引不利,视野不能变红可能是套扎器贴黏膜壁过紧,此时应调节内镜方向或适当退镜,便于理想套扎。

【护理结果】

(1)备物齐全,配合熟练、迅速,处理危急情况及时、准确。

(2)患者临床症状缓解,手术达到预期目的。

(3)术后观察及护理妥当,记录及时准确。

【护理措施】

1.做好套扎术前准备

(1)护理目标:消除患者疑虑,顺利配合 EVL 术。

(2)护理措施

1)术前健康宣教与心理护理:与病人及家属沟通,向患者讲解套扎术的目的、方法、操作过程及术中的配合。告知 EVL 是一种微创、安全、疗效可靠的方法。使病人放松心情,保持良好心态接受手术。

2)完善各项实验室检查:如心电图、肝肾功、血常规、凝血象等。

3)术前准备:禁食禁饮 8 小时,留置静脉通道,备好套扎器及抢救车及抢救物品。指导患者术前含服利多卡因胶浆,检查主机及吸引(2 套)、吸氧设备。

4)操作配合 助手护士将内镜置于主机上,连接吸引并调试好,开气源及光源,先进镜观察食管静脉的曲张情况,然后退镜,助手护士检查套扎器效期,并打开包装打予操作台上,助手护士协助操作者安装套扎器予活检孔道上,将套扎器上的放大帽套在内镜先端部,并有落空感,说明套牢固,调整放大帽内两根线的位置,约在 11 点、5 点的位置,帽外涂利多卡因润滑胶,再次进镜,找准套扎的位置,贴壁吸引,帽内见完全的红色征后,释放橡皮套,一个套扎圈结束,观察橡胶圈牢固情况,继续套扎,直到结束,操作完毕,助手护士整理用物,耗材贴予耗材本上,并给于记账。

2.做好术后护理

(1)护理目标:保证术后患者安全,防止发生术后并发症。

(2)护理措施

1)术后禁食 24 小时,以后进流质饮食。48 小时可给冷流质,宜选用米汤、豆浆等碱性食物,以中和胃酸,收敛黏膜,有利止血。72 小时后可进行无渣半流饮食,1 周后逐步过渡到半流饮食、软食、正常饮食。进食时不宜太快、太热,避免食用粗糙、坚硬、刺激性食物,保证各种营养物质及时供给,餐后 1~2 小时抬高床头。

2)遵医嘱给予抗生素 2~3 天,连续服用氢氧化铝凝胶 3 天。

3)术后严格卧床休息 24 小时,24 小时后可床上活动,缓慢翻身;72 小时后可下床活动,一周内限制活动量,1 个月后可做轻体力劳动,告知患者避免呕吐、呃逆、用力咳嗽、用力排便,提重物等都是引起腹内压增高的因素,应积极防范,防止术后再出血。咳嗽忍不住时,可用舌尖抵住上颚轻咳。

4)注意观察病情,防止迟发性出血、穿孔、溃疡、狭窄及其他并发症发生。

3.焦虑、紧张

(1)护理目标:解除患者的焦虑、紧张状态,使患者树立战胜疾病的信心,从而提高治疗依从性。

（2）护理措施

1）建立良好的护患关系，认真倾听患者对疾病的感受，了解患者的病情、思想顾虑以及有无生活、经济、情感问题。

2）以通俗易懂的语言向患者讲解手术目的、安全性、操作方法以及术中的配合等相关知识，使患者正确面对自身的病情，消除对疾病的恐惧和忧虑，积极配合治疗。听取并解答患者及家属的提问，减轻其疑虑。

3）加强巡视，多陪伴患者，经常与患者沟通，关注患者情绪及病情变化，操作娴熟，取得患者的信任，使患者有安全感。

4）向患者说明紧张焦虑能引起心率加快，心排出量增加，静脉回流血量增加，门脉压升高，从而使曲张变薄的静脉更易破裂，并且可以消耗体内大量的能量，可使食管黏膜细胞内的 ATP 水平下降，细胞内能量储备不足，而使黏膜易于受损，从而引起再次出血。

5）使患者亲属对疾病与心理治疗的方法有所了解，协助参与认知、情绪、行为干预治疗过程和治疗监控，为患者康复营造良好的情感环境。

4.提高患者的自我护理能力，促进患者恢复

（1）护理目标：根据患者疾病恢复情况，适当增加患者的活动量，患者掌握自我护理知识。

（2）护理措施

1）指导患者改变体位时动作缓慢。病情缓解后，先在床边活动，无活动性出血后，逐渐增加活动强度，可在病室内走动，然后在走廊上活动。活动时间每次以10～15分钟为宜，做到劳逸结合。

2）指导患者学会自我观察病情：有无腹痛、腹胀以及性质；有无头晕、心悸、乏力等，大便次数、性状等；如有异常，应及时告知护士。

3）指导患者学会自我护理：口腔清洁、排便后的肛周护理、皮肤护理。

【健康教育】

1.做好出院前健康教育

（1）护理目标：使患者及家属掌握出院后的健康相关知识，促进身体康复，避免再出血的发生。

（2）护理措施

1）告知患者及家属引起食管静脉曲张出血复发的相关因素，包括饮食、感染、排便习惯、精神心理因素以及维持治疗等，患者及家属均应熟知，并能自觉避免不

良因素对疾病的影响。

2)休息与活动:生活规律,适当活动,避免劳累。

3)出院饮食指导:护士教会患者及家属如何选择合适的饮食,避免刺激性食物引起曲张静脉再出血。进食高蛋白、高维生素软食,如软饭、肉末等,进餐应细嚼慢咽,咽下的食物宜小且外表光滑,切勿滑入糠皮、鱼刺、硬屑等,药物应磨成粉末,以防损伤曲张的静脉。做到按时进餐。进食时不宜太快、太热,避免辛辣刺激食物、含高纤维素食物或含渣较多的食物。保证各种营养物质及时供给。

4)药物指导:常用抑酸、保肝、护胃、降低门静脉压力和止血药物,用药期间如出现恶心、上腹痛、皮疹、剧烈胃痛、头晕、无力等症状时及时就诊,定期检测肝功能。

5)复诊:指导患者及家属定期来院复诊。告知患者定期复查胃镜的重要性,建议套扎术后 1~3 个月复查一次胃镜,之后每 6~12 个月复查以检查静脉曲张复发情况。

2.再出血的可能

(1)护理目标:预防再出血的发生。

(2)护理措施

1)合理饮食:活动性出血停止后要合理饮食,避免粗糙、坚硬、刺激性食物,少量多餐,细嚼慢咽,防止损伤曲张静脉而再次出血。

2)休息:保证充足睡眠,生活起居规律,避免过度疲劳和重体力活动而引起腹内压增高导致再次出血。

3)随访安排:出院后定期随访肝功,凝血象等。

4)遵医嘱用药:指导患者遵医嘱用药,切勿漏服、多服,告知患者用药注意事项、药物的不良反应等。

第三节　食管静脉硬化治疗术

内镜下食管静脉硬化剂注射术(EIS)是目前治疗肝硬化食管静脉曲张破裂出血的一种有效方法。硬化剂可使静脉管壁增厚,静脉周围黏膜凝固坏死纤维化,静脉内血栓形成,可防止曲张的静脉破裂出血。治疗食管静脉曲张的措施有很多,包括多种血管活性药物、气囊压迫、外科手术、放射介入和内镜治疗。其中,内镜下硬化剂治疗经过多年临床观察显示有下列优点:可与内镜诊断同时进行,急诊止血效果切实安全,择期治疗可明显减少再出血率;与其他技术相比,技术简单,设备要求少,容易学习掌握,价格低廉,很易推广,故硬化剂治疗在全球获得广泛应用。但它毕竟是介入性治疗,尤其急诊止血时更易引起某些并发症。另一方面硬化剂治疗仅仅是整个静脉曲张治疗中的一个部分,其他治疗仍相当重要。

【护理目标】

充分做好术前准备,检查过程顺利,患者配合,术后严密观察患者的生命体征及病情变化,未出现明显并发症。

【适应证】

其他方法难以控制的食管胃底静脉曲张破裂出血采用硬化剂注射紧急止血;重度食管胃底静脉曲张,有出血史者,高龄,肝功能严重受损伴严重并发症,不能耐受手术者;以往有食管静脉曲张出血,当前仍有出血倾向者,进行硬化剂治疗,预防再出血;近期曾有出血的食管静脉曲张者,有可能施行手术治疗,止血成功将为手术治疗提供较好条件者。

【禁忌证】

患者有上消化道大出血,呼吸循环状态不稳定者,或处于休克状态;肝性脑病意识不清或有肝性脑病前驱症状者;内镜视野非常不清晰,不能满意暴露曲张的静脉者。

【操作步骤】

(1)给患者持续低流量吸氧,心电、呼吸、血压、氧饱和度监护,密切观察患者神志、面色及生命体征的变化。

(2)术前至少留置两条静脉通道,由于患者取左侧卧位,因此静脉通道最好建立在右上肢或下肢。

(3)对于择期治疗的患者,术前 12 小时禁食、4 小时禁饮。

(4)内镜下确定曲张静脉或出血部位后,助手护士立即将注射针递与术者,注意注射针针头必须收回套管内方可插入活检管道,待注射针套管前端伸出内镜前端后,推少许硬化剂直到在内镜视野中。看到硬化剂流出,说明注射针已经充满硬化剂,停止推药。

(5)当术者将注射器的套管对准欲注射的部位后,助手护士根据术者的指令伸出注射针针头,刺入血管或黏膜下。

(6)根据术者的指令推注硬化剂,通常静脉内注射每点 2~3ml,静脉周围注射每点 0.5ml,总量 20~30ml 即可。

(7)注射完毕后,助手护士退回针头到套管中,再小心地推注少量硬化剂,防止针头被血凝块堵塞。

(8)注射部位如有少量出血,可用准备好的去甲肾上腺素盐水冲洗,视野清楚后,再用凝血酶或其他止血药局部冲洗;如退针后发生大出血,术者应在注射针口下方再补注射,助手护士应动作迅速,配合术者完成注射。

(9)应用 S-TEL 管进行硬化治疗者,首先协助术者将 S-TEL 管送进患者食管内,再将注射针外套管从 S-TEL 管的侧孔中送入直到在内镜视野中看到套管先端,以后的步骤同前述。

(10)组织黏合剂进行注射时,应选用较粗的注射针(外径 0.7mm),针头应突出 8～10mm。注射针使用前应充满脂溶性造影剂碘化油 1.8～2ml 即可)或聚桂醇溶液。

(11)对准静脉刺入后推黏合剂混合物,食道静脉一次 0.5ml,胃底静脉一次 1ml。注射完后护士不回抽针头,而是术者把整个注射针拉出注射处。在注射针头不收回到套管内的情况下,用碘化油或聚桂醇冲洗 1 次套管,然后再用生理盐水冲洗以保持导管不被堵塞。

(12)大的食道静脉需 1～2ml,胃底静脉需 3～4ml,但每次均以 0.5ml 和 1.0ml 的增加量,一次量过大可引起全身其他部位栓塞,故应避免。再次注射均按聚桂醇 2ml+0.5ml+黏合剂混合物+2.5ml 空气+3ml 生理盐水,注射完毕用生理盐水冲洗治内镜注射针腔,防止堵塞,此过程医护配合娴熟且默契。

【护理结果】

(1)物品及药品准备正确、齐全,仪器无故障。

(2)患者未诉不适,检查过程顺利,无并发症发生。

(3)出血停止。

(4)护士操作规范、动作熟练,消毒方法正确。

【护理措施】

1.食管静脉曲张硬化剂治疗术为何会发生术中或术后出血　食管静脉曲张硬化剂治疗术造成的出血可能是在术中,也可能是在术后。术中穿刺点可能有出血,可用镜身压迫或喷洒凝血,酶或肾上腺素,一般可达到止血目的。术后几日的出血,考虑与穿刺点痂皮脱落、黏膜糜烂、溃疡有关。

2.行食管静脉曲张硬化剂治疗的病人术后病情观察要点

(1)术后密切观察生命体征变化,发现异常及时通知医生。

(2)严密观察病人有无上腹部不适、恶心、呕吐、头晕、出汗、心悸等出血的先兆症状,同时应注意呕吐物和粪便颜色,以便及时处理。因为术后 1 周为危险期,如果此时门静脉压力增高,容易造成再次出血的危险,因此护士要保持高度警惕。

(3)注意观察病人有无胸骨后的疼痛,一般 EVS 术后 24 小时内可出现胸骨后疼痛,早期与食道痉挛、后期与溃疡形成有关。在 2～3 天内缓解,一般不超过 1 周自行消失。因此,应给予耐心解释,必要时给予对症处理,可适当使用解痉药、抗酸药及黏膜保护药。

(4)注意观察病人体温变化,多数病人术后 3 天会出现发热,但一般不超 38.5℃,这是术后吸收热组织反应的原因,一般持续 3～4 天后可恢复正常体温,如体温过高应考虑有并发感染,应及时给予处理。

4.行食管静脉曲张硬化剂治疗的病人术后饮食指导内容　嘱病人 EVS 术后禁食 24 小时,观察无活动性出血后第二天开始进流质饮食,2 周后才能逐渐由全流食过渡到无渣半流食、半流食及少渣饮食。病人绝对不能吃生的、硬的、烫的、油炸的、辛辣的、粗纤维的带刺的食物,以免食道曲张静脉受损伤破裂引起大出血。不能进食者,给予补充营养及水,以维持水及电解质的平衡。两次治疗之间只能进流食。

5.行食管静脉曲张硬化剂治疗的病人术后健康教育内容

(1)帮助病人和家属掌握肝硬化的有关知识和自我护理方法,分析和消除不利于个人或家庭应对的各种因素,树立治病信心,保持愉快心情。

(2)告知病人及家属 EVS 8 周后食管深层静脉开始扩张,12 周时曲张静脉扩张明显,EVS 术后 3～6 个月易发生再次出血。EVS 术后食管曲张静脉消失或减轻的病人中,门静脉高压性胃病的发生率也明显升高或原有的门静脉高压性胃病加重。因此要嘱病人定期随诊,预防再出血,并严格按医嘱用药,包括护肝药、降低门静脉压、保护胃黏膜、抗胃食管反流药等,切实贯彻饮食原则。

(3)避免腹内压增高。EVS 术可以起到与外科断流术类似的作用,术后可引起门静脉压升高。因此术后 2 周内除了按医嘱服用减少门静脉血流量、降低门静脉压的药物外,更要避免腹内压增高的因素。如饱餐、恶心、频繁呃逆、咳嗽、用力排便、某些药物刺激、起床用力过猛、过度弯腰等,这些均可使腹内压增大,迅速升高门静脉压力,冲破套扎圈或套扎创面处血栓而发生再出血。

第四节　上消化道出血患者行胃镜检查术

胃镜检查的全名为上消化道内视镜检查,它是利用一条直径约 1cm 的黑色塑胶包裹导光纤维的细长管子,前端装有内视镜,由嘴中伸入受检者的食管→胃→十二指肠,借由光源器所发出之强光,经由导光纤维可使光转弯,让医师从另一端清楚地观察上消化道内各部位的健康状况。必要时,可由胃镜上的活检孔伸入活检钳做病理切片检查。全程检查时间约10分钟,若做病理切片检查,则需20～30分钟。优点:胃镜细而软,易弯曲,患者痛苦少,同时医师能直观的发现食管、胃及十二指肠降部近侧段的病变,并可取活组织检查,为患者的病情诊断及治疗提供依据。缺点:只能观察到消化道黏膜,对消化道大体形态和胃肠动力性疾病,如胃下垂、贲门失弛缓症等难以诊断。胃镜的发展经历了从最初的硬式内镜、半可曲式内镜、纤维内镜到现在的电子内镜的过程。胃镜检查现在是临床中应用最为广泛的技术,也是为患者最易接受的一种内镜技术。

【护理目标】

充分做好术前准备,检查过程顺利,未出现明显并发症,术后给予饮食指导。

【适应证】

反复或持续出现上消化道症状或粪便隐血阳性,需做检查以确诊者;不明原因的上消化道出血者;X线钡剂检查发现上消化道有病变,而未能确定其性质者;咽下困难、吞咽疼痛或胸骨后烧灼感者;慢性萎缩性胃炎伴肠上皮不典型化生,需按时随访者;药物治疗后随访或手术效果的观察;食管、胃手术后症状复发或加重,怀疑吻合口病变者;需内镜治疗者,如胃内息肉摘除、取管腔异物、局部止血、黏膜下注射及曲张静脉结扎、硬化等治疗。

【禁忌证】

严重心脏病、严重的心、肺、肝、肾功能不全者;严重肺部疾病;上消化道大出血生命体征不稳者;精神不正常不能配合检查者;咽部急性炎症者;明显主动脉瘤;腐蚀性食管炎急性期;疑有胃肠穿孔者。

【操作步骤】

(1)患者检查前需禁食、禁饮6小时,保证空腹状态。

(2)如装有活动性义齿,嘱患者在检查前取出,以免检查中误吸或误咽。

(3)检查胃镜是否处于完好备用状态,并戴好牙垫。

(4)进镜时,护士应注意保持患者头部位置不动.勿向后仰;嘱患者有恶心反应时不要吐出牙垫,深呼吸以缓解不适。

(5)检查中嘱患者不要吞咽唾液以免引起呛咳或误吸,让唾液流入治疗盘内或用吸引管将唾液吸出。

（6）胃镜刚进入食管时，送镜勿过快，以免造成尚未观察清楚就伤及食管占位性病变或血管性病变。

（7）检查过程中，注意观察患者面色、神志、生命体征变化，如有异常，立即停止检查，并做对症处理。

（8）在送入活检钳的过程中，应始终保持靠近钳管道口处的活检钳金属套管钳管道口，避免金属套道成锐角打折，从而损坏活检钳套道。成45°角。

（9）活检钳尚未送出胃镜先端部时，助手护士将钳瓣应始终保持关闭状态，否则会损伤内镜活检管道。

（10）钳取标本时，应均匀适度用力关闭活检钳，不能突然过度用力，否则易损坏活检钳里面的牵引钢丝或拉脱钳瓣开口的焊接点。

（11）如遇某些癌肿组织较硬，助手护士在钳取组织时关闭速度要稍缓慢才能取到大块组织。

（12）在钳取组织后，助手护士右手往外拔出活检钳，顺势将活检钳绕成大圈握在手中，同时左手用纱布盖住活检孔，防止胃液涌出及初步清除活检钳的黏液、血污。

【护理结果】

（1）患者对检查过程满意。

（2）患者未诉不适，检查过程顺利，无并发症发生。

（3）准备充分，检查中未出现仪器故障。

（4）护士操作规范、动作熟练、消毒方法正确。

【护理措施】

1.负性心理

（1）护理目标：患者了解胃镜检查的相关知识，负性心理明显减轻，配合检查。

（2）护理措施

1）建立良好的护患关系，了解患者的病情、思想顾虑以及有无生活、经济、情感问题。

2）向患者介绍相似疾病的成功案例，讲解疾病的发生、发展和转归，树立患者恢复的信心。

3）以通俗易懂的语言向患者讲解急诊胃镜检查的目的、重要性、操作程序，术中配合要点，医疗护理在保证胃镜检查安全性方面所采取的措施以消除患者的紧张情绪。

4）告知患者胃镜检查全程时间约5～10分钟，若做治疗和检查，则需时间延长。使患者和家属具有一定的心理准备。

2.提高患者胃镜检查的相关知识,促进胃镜顺利完成

(1)护理目标:患者掌握了胃镜术前术中的配合知识,顺利配合完成检查。

(2)护理措施

1)指导患者取屈膝左侧卧位,垫以高低适宜的枕头为好,松解衣领扣和裤带,头略前倾,下颏内收,以减少脊柱前凸度。助手护士给患者带上口垫,嘱患者轻轻咬住。于口侧垫以毛巾治疗巾,在治疗巾上放置弯盘,以承接口腔流出的唾液或呕吐物。

2)再次向患者讲解胃镜检查流程和术中配合。开始行胃镜时,嘱患者以鼻深呼吸,头不能动,全身放松,胃镜经过口垫进入口腔,当插入舌根部至食管入口时,嘱病人做吞咽动作,胃镜可顺利通过咽部。

3)在插镜过程中若有阻力,不能强行插道,可让患者休息片刻,然后再借吞咽动作将先端部送入。

4)在插镜和止血过程中密切观察病人的呼吸、面色等情况,同时不断向病人作简单解释,指导其作深呼吸,不能吞下口水,让其自然流出到弯盘,进镜时会引起咽喉部不适,不可剧烈咳嗽,以免引起咽喉部损伤,导致出血。

3.潜在风险:食管分泌物反流入气管引起窒息

(1)护理目标:在患者出现紧急情况时能积极的配合抢救,保障生命安全。

(2)护理措施:

1)行相应心理护理,列举成功案例,缓解患者担忧。

2)专业的医护团队密切配合,成熟的医疗技术,保障患者安全。

3)安置心电监护,严密监测生命体征变化,吸氧。如果患者心率快速上升、而血氧饱和度骤降者需暂停操作,待情况缓解后再继续,必要时给予相应处理。

4)观察患者的面部表情和其他生理反映,如恶心、呕吐和呼吸困难等情况。

5)有呕吐者要注意保持呼吸道通畅,头偏向一侧,以防误吸,同时观察呕吐物的颜色、性质和量,如果呕吐物较多及时给予负压吸引,及时发现大出血的先兆症状。

6)建立至少两条静脉留置通道,备好胶体溶液、红细胞悬液等需要时及时补充血容量,同时备好抢救药品。

4.有再次出血可能

(1)护理目标:及时发现有无再次出血征兆。

（2）护理措施

1）密切观察患者神志、生命体征、腹部体征、肠鸣音以及各项化验指标，观察解便情况，大便的颜色、量及性状。

2）指导患者卧床休息，暂禁食禁饮。

3）避免腹内压增加，如剧烈咳嗽、咳痰、用力排便等。

4）早期应寻找有无生物夹随大便排出，嘱病人每次将大便排于便盆中，用水冲稀后倒去浮层，寻找沉淀中有无脱落的止血夹。

5）遵医嘱正确运用止血药，观察药物的不良反应。使用特殊药物，如施他宁、垂体后叶素时，应严格掌握滴速不宜过快，如出现腹痛、腹泻、心律失常等不良反应时，应及时报告医师处理，生长抑素使用最少维持 48 小时，预防早期再出血，推荐治疗 5 天，最好用泵注，以便精确地控制输液速度和输液量。

【健康教育】

（1）护理目标：使患者及家属掌握出院后的健康相关知识，促进疾病缓解，避免疾病复发。

（2）护理措施

1）告知患者及家属引起十二指肠溃疡复发的相关因素，包括：幽门螺杆菌感染、胃酸分泌过多、药物因素（非甾体类抗炎药、抗癌药等）、饮食、吸烟、精神心理因素以及维持治疗等，患者及家属均应熟知，并能自觉避免不良因素对疾病的影响。

2）指导患者保持乐观情绪、规律的生活，避免过度紧张和劳累。

3）指导患者建立合理的饮食习惯和结构，戒除烟酒，避免摄入刺激性食物。

4）指导患者学会观察十二指肠球部溃疡临床表现及并发症，如出现腹痛、呕血及解黑便等不得延误，立即就诊。

5）出院用药指导：护士教会患者及家属如何正确服用各种药物、如何识别药物的不良反应，出现异常情况如恶心、呕吐、疲乏、头痛、发热、手脚发麻、排尿不畅等症状时要及时就诊。

6）指导患者及家属定期来院复诊。

第五节　　内镜下消化道息肉切除术

内镜下消化道息肉切除术是治疗消化道息肉最简便、经济安全的手段之一，可有效消除消化道症状，治疗息肉出血，有效预防病变，治疗早期癌；摘除后进行息肉活检以便明确性质，发现部分早期癌症，决定随访与治疗方案。该治疗引起并发症发生率的高低与息肉大小、是否带蒂、术后饮食等有关,最常见的并发症为出血、穿孔、腹痛、腹胀等。1971 年,Walff 和 Shinya 首创了利用一种金属丝圈套器,经活检孔置入而摘除息肉的技术。同年,Classen 等相继报道经内镜高频电凝切除息肉获得成功。目前该技术已广泛应用于临床作为息肉切除的首选治疗方法。1994年首次在我国应用。近年来,微波技术正越来越多地应用于消化道息肉的治疗。

【护理目标】

充分做好术前准备,协助术者进行息肉切除术,安慰并鼓励患者,使其配合,保证手术顺利完成。术后正确指导患者进食,并注意观察患者病情变化,防止并发症的发生。

【适应证】

各种大小的有蒂息肉及腺瘤,直径<2cm 的无蒂息肉及腺瘤,消化道散在性、多发性息肉,对于消化道早期癌(指局限于黏膜及黏膜下者)形态上属Ⅰ型隆起型息肉。

【禁忌证】

有消化内镜检查禁忌证者;直径<2cm 的无蒂息肉及腺瘤者;息肉形态经病理检查证实有恶变者;多发性息肉密集分布于某一区域者;家族性腺瘤病;有心脏起搏器者,因高频电可对起搏器产生干扰。

【操作步骤】

(1)常规行内镜检查,明确及记录消化道息肉的位置、大小、数目、形态等。根据息肉的具体情况,采取不同的内镜下息肉治疗方法。

(2)息肉切除过程中,内镜视野要清晰,操作者和助手护士应配合默契,确认息肉已被套住收紧后,通电将息肉切除。电凝切除息肉功率选择 20~30W,每次通电1~3 秒。

(3)电切息肉要特别注意收拢圈套的技巧:如蒂较细,助手护士收紧要轻柔、缓慢,不宜过猛、过快,以防未通电即形成机械切割而致出血;但亦需注意助手护士圈套不能收得过松,圈套未收紧时不能通电,在缓慢收紧息肉的过程中如息肉渐渐变紫色,手中感觉套到了息肉,说明适度,可以通电切割。

(4)如蒂较粗,在通电时常先通凝固电流,后通切割电流,或用混合电流,要求凝固电流较强、时间较长;助手护士在术中逐渐加大收拢力度,使息肉中央的小动脉凝固,达到止血目的。

(5)对于长蒂胃息肉,圈套器套住息肉的头蒂交界处,使头部脱离胃壁,呈悬垂状,如息肉不能悬于胃腔,可改用紧密接触法,即使息肉与胃壁大面积接触,电切时胃壁及息肉都要保持稳定不动,这样在电切时不会伤及周围胃、十二指肠壁。长蒂大息肉可用分段切除法。

(6)对于粗颈长息肉,尤其是基底部呈锥体形者,圈套器更应靠近息肉侧,不能离基底部太近,以免引起穿孔。对于短蒂及亚蒂息肉,圈套器应放在靠息肉一侧,电凝切除时应提拉圈套器使根部成"天幕状",然后再凝切。

(7)对于息肉直径<1.5cm,而凸起不明显的扁平息肉,可于内镜前端装上透明吸引套后用负压吸引息肉,使之肿胀隆起,再用圈套器将其套住,电凝切除。

(8)对于无蒂息肉、平坦或浅凹陷型的息肉或早期癌,用注射针在息肉基底部注射生理盐水加肾上腺素(1:10000)或生理盐水 5~10ml,使息肉与黏膜下层分离隆起,再行圈套器切除;或在息肉基底部注射药物后,用双钳道内镜:一钳道插入圈套器,将圈套打开放在息肉基底部等待圈套,另一钳道插入抓持器,抓持病灶顶部向上提拉使基底部形成假蒂,最后收紧圈套行圈套电凝切除。

(9)对于较大的无蒂息肉,可用圈套器分块切除。成功切下息肉的标志是残蒂呈灰白色,无出血,周围组织无灼伤。

(10)对于多发息肉,一次切除的数目,应视患者的体质、年龄、创面大小等具体情况而定,可采用边固定内镜边切除的顺序进行。对于较小息肉可于进镜时发现即切除,以防视野丢失。

(11)微波凝固术根据病灶形态大小不同,对直径<0.5cm 的息肉从病灶顶部灼切,可一次治愈;直径<1.0cm 的广基息肉,采用"顶部点灼法"进行多次点灼,长蒂息肉从蒂部两侧横向加压凝固,类似切割,使蒂部血管凝固闭塞,息肉脱落,残蒂留 0.3~0.5cm;对较大息肉可间隔 1 个月再次进行。

(12)氩气刀治疗结束后,取出氩离子凝固导管,再次反复抽注气体,仔细观察病灶治疗是否彻底,有无遗漏病灶,病灶治疗后周围黏膜下是否出现气肿,有无出血等。

(13)单纯尼龙圈套扎术,1~2 分钟息肉即变紫红色,表明结扎成功。7~10 天后息肉自行脱落。对于直径<1.0cm 的息肉结扎一次,直径 1.0~2.0cm 的息肉可分块结扎。

(14)对于多发息肉严格要求患者禁食 2~3 天,如无腹痛及便血等症状,可于48 小时后进流质,72 小时后进无渣饮食 1 周。

【护理结果】

(1)备物齐全,配合熟练、迅速,处理危急情况及时、准确。

(2)患者息肉切除,临床症状缓解,手术达到预期目的。

(3)术后观察及护理妥当,记录及时准确。

【护理措施】

1.营养失调:低于机体需要量

(1)护理目标:患者能遵循营养治疗计划,保证各种营养物质的摄入,营养状况改善,体重未继续减轻,实验室营养监测指标好转。

(2)护理措施

1)术前 3 天进食少渣、高热量、易消化食物,如稀粥、面条、米粉,多饮水,禁食肉类、瓜果及粗纤维蔬菜,检查当日禁食。

2)术后禁食 24 小时,观察患者有无腹痛、便血等表现,如无异常则进食流质饮食,1 天后改为半流质,以后根据患者情况逐渐改为软食、普食。以高蛋白、低脂肪、富含维生素的食物为主。

3)避免进食粗糙、刺激性食物。

4)多饮水,可进食润肠通便食物,如蜂蜜、香蕉等。尽量保持大便通畅,避免由于干硬粪便摩擦创面引起的焦痂过早脱落导致大出血。必要时,可遵医嘱给予缓泻剂以软化大便。

5)禁食期间建立静脉通道,补充能量,以保证患者的肠外营养治疗顺利进行。

6)定期监测患者各项营养状况指标。

2.活动无耐力

(1)护理目标:患者能确定降低活动耐力的因素,能描述节省体力的方法和增加体力的方式。

(2)护理措施

1)术后卧床休息 5 天。可在床上进行肢体运动锻炼,以保证肌肉张力和关节的活动度。

2)术后第 6 天可下床活动,保证患者活动环境和设备的安全,鼓励患者根据自身情况逐渐增加活动强度,以不引起疲劳为宜。

3)每次活动中间要安排适当的休息时间,避免饭后 1 小时内运动。

4)2 周内避免重体力劳动,禁止剧烈活动,尽量避免下蹲、久站等增加腹压的活动。

5)术后 6 周不可持重物或长途旅行,避免洗冷水澡,不可长时间用热水沐浴。

6)嘱患者不可突然坐起或站起,避免体位性低血压。

3.潜在并发症:出血、穿孔

(1)护理目标:预防和及时观察患者并发症的发生,出现并发症,及时给予针对性处理。

(2)护理措施

1)密切观察患者神志及生命体征变化,术后第一个24小时给予心电监护,以后每6小时测量一次生命体征。

2)定时巡视病房,听取患者主诉,进行护理评估,观察患者大便颜色、性质、量,有无剧烈腹痛、腹肌紧张、压痛及反跳痛,如有异常立即通知医生及时处理。

3)一旦发生术后出血,应配合医生行药物止血、补液治疗以及内镜下止血治疗。

4)一旦发生术后穿孔原则上应尽早行外科手术修补,也可根据患者情况行内科保守治疗。

【健康教育】

1.做好出院前健康教育

(1)护理目标:使患者及家属掌握出院后的健康相关知识,提高患者的自我护理能力,对高危亲属行健康指导,早期发现病例:

(2)护理措施

1)告知患者及家属家族性息肉病是一种常染色体显性遗传性疾病,如不及时进行治疗,至40岁恶变率为100%。内镜下治疗后并不能防止疾病复发和癌变,应定期随访。患者家族成员是大肠肿瘤发病的高危人群,也应该定期随访观察。

2)患者出院时,建立联系卡片,写明联系方式及复诊时间,指导患者及家属定期来院复诊。

2.提高患者的自我护理能力,促进患者恢复

(1)护理目标:患者掌握自我护理知识。

(2)护理措施

1)护士与患者进行沟通,及时发现患者是否存在心理顾虑,给患者心理支持,及时疏导不良情绪。

2)指导患者学会自我观察病情:有无腹痛及腹痛的部位和性质;大便次数、性状等;如有异常,应及时告知护士。

3)指导患者学会自我护理:注意养成健康的饮食习惯和烹调方式,避免进食刺激性食物,保持营养均衡,以增加机体抵抗力。注意劳逸结合,保持心情舒畅,以积极的心态面对疾病。

第六节　内镜下经皮止血治疗术

内镜下止血治疗术是在内镜下使用不同的方法进行止血操作的一种非手术、低危险性的介入性止血法。该方法具有操作简单、止血疗效好、不良反应小、无远期并发症、复发出血率低、能有效降低外科手术率的特点。但钛夹钳夹深部溃疡时易发生消化道穿孔,电凝止血易造成难以预测的管壁深度损伤等。据文献报道,内镜下止血治疗的止血有效率达82%～100%,再出血率为7.2%～24%。20世纪70年代初 Soehendras 首次应用内镜下注射止血技术。1989年,美国国立卫生研究院(NIH)内镜治疗与溃疡出血研究协作组建议在再出血和死亡高危人群患者中,进行内镜止血治疗。随着内镜技术及其相关技术的发展,内镜下止血已成为目前消化道出血治疗的首选方法。

【护理目标】

充分做好术前准备,协助术者使用止血附件,安慰并鼓励患者,使其配合,以确保手术顺利完成。术后正确指导患者进食,并注意观察患者病情变化,防止并发症的发生。

【适应证】

各种原因所致的消化道出血均可采用内镜下治疗止血。

【禁忌证】

患者心肺功能严重衰竭不能接受内镜检查或神志不清不能配合检查者及休克者。

【操作步骤】

(1)对有失血性休克的患者,应纠正休克,待患者生命体征平稳后再进行治疗比较安全。如必须进行内镜下止血治疗,应进行心电、血压监护,边抗休克边进行内镜下止血。

(2)插镜过程中密切观察患者神志、呼吸、面色、腹部等情况,见到出血病灶后进镜要特别轻、慢,并随时报告进镜深度和患者反应。嘱患者如有不适,可用手示意。

(3)注射医用生物蛋白胶止血时,须快速、均匀推动固定红、蓝注射器的推液器。注射完,再向导管内注入2ml空气,以免拔管时导管前端粘带的医用生物蛋白胶堵住活检孔。

(4)注射止血时,通常情况下需围绕出血灶进行多点注射,直至注射部位黏膜水肿、发白、出血停止即可终止注射。同时助手护士出针时要迅速,推注药物剂量要准确。并且由于注射针腔细小,推注时用力要均匀,不可用力过猛,以免药液溅出。

(5)使用止血夹止血时,助手护士动作要又快又准。

(6)应用氩离子凝固治疗过程中,注意调节合适的功率。功率过小,止血不成功,功率过大则可引起穿孔。

(7)进行电凝止血时,注意绝缘,防止漏电。电凝止血前护士要仔细检查患者身体的任何部位均不应与检查床的金属部分相接触。

【护理结果】

(1)备物齐全,配合熟练、迅速,处理危急情况及时、准确。

(2)患者临床症状缓解,出血停止,手术达到预期目的。

(3)术后观察及护理妥当,记录及时准确。

【护理措施】

术前护理

1.查对　核对患者科别、床号、姓名、ID号、手腕带。

2.评估

(1)患者主诉、临床表现、出血程度及既往内镜检查报告等。

(2)术前检查包括:血常规、出凝血时间等。

(3)根据出血部位采取不同的止血方法。

3.告知患者及其家属

(1)手术的方法、效果和可能出现的并发症。

(2)交代手术注意事项。

(3)手术的目的和风险,取得患者及家属的同意后,签署手术同意书。

4.准备

(1)物品:大活检管口径的内镜、注射针、止血夹释放器、止血夹、内镜专用氩气刀、高频电发生器、电凝探头、微波发生器、负压吸引器、止血药物、急救药品及器械等。

(2)患者准备,留置套管针。

(3)必要时持续低流量吸氧、心电监护,备血。

术中护理

(1)操作者洗手,戴口罩、手套等。

（2）摆体位。

（3）咬住牙垫。

（4）持续低流量吸氧。

（5）止血配合：进镜先观察找到出血点，附送水冲洗，给于定位，助手护士准备好止血器械，如用止血夹止血，安置夹子（奥林巴斯）或用一体式止血夹，递予操作者，经活检孔道插入，对准出血点，顶住，吸引给于释放。如血管冒血，可用热止血钳止血，助手护士将热活检钳前端闭合递予操作者，从活检孔道进入，定位于出血点，助手护士打开钳口，夹住出血的血管，接通电源，行止血术，其他方法类似，术毕，整理用物，给于记账。

（6）操作者退镜。

术后护理

（1）内镜及附件按消毒规范进行清洗消毒。

（2）交代患者及家属注意事项。

（3）健康宣教。

第七节　内镜下逆行性胰胆道造影检查及十二指肠乳头括约肌切开取石术

内镜下逆行胰胆道造影（ERCP）是将内镜插至十二指肠降段，找到十二指肠乳头以后，由内镜活检孔插入造影导管或乳头切开刀至乳头开口部，注入造影剂，做胆胰管X线造影、胆汁和胰液细菌学和细胞学培养、胆道压力及乳头括约肌功能测定等检查，此外，可做乳头括约肌切开术、胆胰管碎石取石术、胆胰管内支架引流术、鼻胆道引流术及胆道蛔虫取出术等治疗。ERCP目前已公认是胆胰疾病一项比较安全有效的诊断和治疗手段，并发症少，病死率低，临床应用广泛。主要并发症为出血、穿孔、急性胰腺炎及化脓性胆道炎。临床应用于胆总管下端结石、良恶性胆道狭窄和畸形、胰管结石、胆道肿瘤、急性胆源性胰腺炎及胆道蛔虫病等疾病。

【护理目标】

充分做好术前准备，协助术者插管、造影及乳头切开取石，安慰并鼓励患者，使其配合，保证手术顺利完成。术后注意观察患者生命体征及病情变化，防止并发症的发生。

【适应证】

（1）怀疑胆结石而常规胆道检查不能确诊者。

（2）梗阻性黄疸鉴别肝内、外梗阻困难者，或需要确定梗阻具体部位者。

（3）慢性胰腺炎或复发性胰腺炎的缓解期。

（4）胆源性急性胰腺炎早期。

（5）临床怀疑胰腺癌者。

（6）肝胆道肿瘤及囊肿。

（7）胆道或胆囊手术后症状反复而常规检查不能确诊者。

（8）上腹部肿块疑为胆胰疾病者。

（9）胰腺囊肿。

（10）怀疑胰腺有先天性变异者。

（11）患有某些肝疾病者。

【禁忌证】

（1）消化道梗阻。

（2）非结石嵌顿的急性胰腺炎或慢性胰腺炎急性发作期。

（3）有心功能不全、急性心肌梗死、呼吸功能不全者。

（4）上消化道内镜检查禁忌者。

【操作步骤】

（1）造影前一天查血常规及血、尿淀粉酶。

（2）助手护士将电刀交与术者，注意送入时切割钢丝应处于中立位，不要拉紧钢丝或推出钢丝，否则电刀不易通过钳管道，同时也易损坏钳管道及电刀。

（3）乳头切开术时，助手护士根据术者指令不断调整切刀方向。若电刀钢丝上附着组织较多，影响电切进行，则应取出电刀，用蘸有无菌生理盐水的纱布将电刀钢丝清理干净，再次送入电刀进行电切，直至完成乳头切开术。

（4）胰管造影时，助手护士推注造影剂力量不宜太大，速度不宜太快，在 X 线监视下见主胰管和 1～2 级胰管显影即可。不宜使胰腺泡显影，否则术后易发生注射性胰腺炎。一般胰管只需 2～5ml 造影剂，推注速度以每秒 0.2～0.6ml 为宜。

（5）胆道造影时如发现有胆道结石，助手护士注药速度不能过快，以免结石进入肝内胆道，使将进行的取石术变得困难。若发现胆道梗阻性病变，助手护士在注入造影剂前应先抽出等量胆汁再注入等量造影剂，以免胆道压力过高引起败血症。

（6）如需取石，助手护士用取石篮将结石套住，注意在结石未取出前，助手护士不能将取石篮松开，但也不能收得过紧，以防网篮钢丝嵌入结石内；待结石从胆道内拉出至十二指肠后，松开取石篮。

(7)如结石较大时需先用碎石器碎石后再行取石术。结石多时,需要反复套取,残渣多时,可用生理盐水反复冲洗。小结石或切开取石后重复造影可使用取石球囊。

(8)严密观察病情变化,早期发现并发症及先兆。术后当日禁食、补液。

【护理措施】

1.内镜逆行胰胆道造影术术前内镜护士的护理

(1)协助病人进入操作间后摆好体位。

(2)遵医嘱术前常规给予镇静镇痛及抑制腺体分泌药,如 654-2、地西泮、哌替啶等。

(3)根据病人情况与要求协助麻醉医生进行静脉麻醉给药的配合。

(4)给予病人心电监护、吸氧,将高频电发生器双极电极板贴至病人小腿肌肉丰富处。

(5)注意保护病人,尤其是儿童、未婚、未生育的病人,最好仅暴露被检查部位,其余部位均应遮挡,尤其是生殖器及甲状腺等敏感部位。

2.内镜逆行胰胆道造影术术前病房护士的护理

(1)向病人做好解释工作,详细介绍检查的目的、方法、注意事项、术中如何配合,并举成功病例,增强病人的信心,消除紧张情绪,争取积极配合。

(2)向病人讲述术中卧位,协助病人进行练习。

(3)了解病人有无高血压、心脏病、麻醉药过敏等病史,有无安装心脏起搏器。

(4)告知病人上午检查者,前一日晚餐后禁食,检查日禁早餐。下午检查者,早餐可进少量流质食物,上午 8 时后禁食(术前空腹 6 小时以上),禁烟 48 小时。

(5)做好碘过敏试验,并于右手前臂留置静脉留置针。

3.病人行内镜逆行胰胆道造影术术前的准备工作

(1)保证充足的睡眠,检查前一晚如有失眠可适量应用镇静药。

(2)上午检查者,前 1 日晚餐后禁食,检查日禁早餐。下午检查者,早餐可进少量流质食物,上午 8 时后禁食(术前空腹 6 小时以上),禁烟 48 小时。

(3)听从护士指导,练习 ERCP 卧位。

(4)助手护士在右上臂留置静脉留置针,做碘过敏试验。

(5)病人或家属的签署知情同意书。

(6)病人着装适当,不宜过厚,去除含金属的衣物、饰品等。如有活动性义齿应摘除。

（7）术前含服盐酸利多卡因胶浆 10 毫升,起到麻醉润滑及消泡的作用。

4.内镜逆行胰胆道造影术术中护士注射造影剂时的注意事项

（1）当确认导管已插入胆管或胰管内,助手护士先注入造影剂（根据医院现有药物情况而用）,注射速度先缓慢注射,再慢注射,用力均衡,不宜过猛,压力不宜过大以免胰管分支过度充盈引起腺泡显影或注入量太大、太浓而遮盖病变（结石）。

（2）造影剂量视造影目的而定,一般胰管只需 2～5 毫升,胆总管及肝管需 10～20 毫升,充盈胆囊则需要 50～80 毫升。

（3）若发现有胆管梗阻性病变,助手护士在注入造影剂前则应先抽出等量的胆汁,再注入等量造影剂,以免因注入造影剂量大,致胆管压力过高,引起败血症。

（4）造影如发现胆管结石,助手护士注入造影剂速度不能太快,以免结石被冲入肝内胆道中,使以后进行的取石术变得困难。

（5）在胰管无梗阻情况下,造影剂在胰管内通常 1～2 分钟排空,故胰管尾部充盈后立即摄片。

（6）造影剂在胆道内滞留时间比在胰管内长,因而有较充裕时间供透视和摄片,在 X 线透视下胆总管、胆囊及肝内胆道显影后即可摄片,有时虽未充满,但病变显示最清楚,也应及时摄片。

（7）为了使肝内胆道显示清楚,可采取头低脚高位,右侧肝内胆道充盈欠佳时亦可改为仰卧位,头高脚低位则更好显示胆总管下端及胆囊,并可对胆囊部位加压,以显示胆囊小结石。

5.内镜逆行胰胆道造影的术中护理观察要点

（1）ERCP 术术中要注意观察病人的生命体征,可接心电监护,监测心率及心律的变化、呼吸的频率、血氧饱和度的变化。

（2）注意病人的神志情况,注意询问病人术中有无不适,可让病人眨眼示意。

（3）观察病人术中有无体位的变化,及时协助病人维持正确的体位。

（4）术中应注意观察静脉留置针穿刺处的情况,观察局部有无渗出、红肿等情况。

（5）插管成功后,抽吸胆汁观察胆汁的颜色,如果是脓性胆汁,此时胆道内压力极高,应先抽吸胆汁直至胆汁转为正常,再注入造影剂观察胆道情况,如果病人高热,应将抽出的脓性胆汁送化验室做细菌培养,以便临床使用有针对性的抗生素。

（6）ERCP 术医护配合默契,操作娴熟,具有一定工作经验的医护人员才能参与此术。

6.内镜逆行胰胆道造影术的术后护理

(1)嘱病人禁食 24 小时,卧床休息,24 小时后病人如无腹痛、无发热、无血淀粉酶升高、无白细胞计数增高,可逐步进流质、低脂少渣半流食至正常饮食。

(2)监测相关化验结果。术后 3 小时及次日晨抽血查淀粉酶及血常规白细胞及分类。

(3)严密观察病人的生命体征变化。

(4)认真听取病人的主诉,询问其是否有剧烈腹痛、腹胀;观察呕吐物、排泄物的性质、颜色、量;观察病人黄疸消退程度;定时测量体温。

(5)遵医嘱使用止血、消炎、抑酶及保护胃黏膜等药物。

(6)如术后放置鼻胆引流管,需注意病人口腔、鼻腔的护理,注意引流液性质,记录引流量,定期更换引流袋,更换引流袋时应注意无菌操作。

(7)如果引流不畅可行鼻胆道冲洗,用注射器抽取生理盐水注入鼻胆引流管,缓慢抽吸,压力不能过大,如有絮状物应每日行鼻胆道冲洗两次,冲洗后可保留适量的抗生素。

(8)病人如有咽部不适,根据医嘱给予雾化吸入。

(9)给病人讲解留置鼻胆引流管的重要性,取得其配合,并注意保护。

第八节　经口镜下贲门括约肌切断术

经口内镜下贲门括约肌切断术(POEM)是通过胃镜下在食管黏膜下建立"隧道"到达贲门下段括约肌切断,是治疗贲门失弛缓症的新方法。贲门失弛缓症内镜下治疗方法目前主要为:内镜下 LES 肉毒毒素注射治疗、内镜下微波治疗、内镜下球囊扩张治疗、暂时性内镜下支架扩张治疗及经口内镜下贲门括约肌切断术。经口内镜下贲门括约肌切断术(POEM)是近两年发展的微创新技术,远期效果有待进一步观察研究;对操作者的内镜技术以及特殊的内镜器械要求较高,操作技巧难度大。在术中及术后会有一定的出血和穿孔等并发症。临床适用于无法接受手术或不愿反复进行扩张治疗的患者。

【护理目标】

充分做好术前准备,协助术者进行食管环形肌切开术,安慰并鼓励患者,使其配合,以确保手术顺利完成。术后正确指导患者进食,并注意观察患者病情变化,防止并发症的发生。

【适应证】

贲门失弛缓症。

【禁忌证】

(1)有出血性疾病或凝血功能障碍者。

(2)严重心肺功能异常。

(3)全身状况差及不能合作者。

【操作步骤】

(1)在患者清醒状态下先行胃镜检查,吸尽食管腔内潴留的食物残渣和液体。

(2)在贲门口上方 8～10cm 处,将仪器切换至 APC 模式,用氩气在食管右后壁做标记。

(3)医师用注射针在标记处进行黏膜下注射。

(4)将氩气刀设备调节至 ENDO CUT Q 模式,选用钩刀或海博刀纵行切开黏膜层 2cm,显露黏膜下层。

(5)分离黏膜下层,建立黏膜下"隧道":选用海博刀沿黏膜下层自上而下分离,为保持黏膜下层和肌层分离,需多次黏膜下注射。建立黏膜下"隧道"直至胃食管连接部以下 5cm。

(6)在胃食管连接部 5～8cm 以上开始切断食管环形肌层至胃食管连接部以下 3cm,保留纵行肌层。

(7)手术后用钛夹封闭手术切口。

【护理措施】

术前护理

1.查对　核对患者科别、床号、姓名、ID 号、手腕带。

2.评估

(1)患者主诉、临床表现,病变性质、程度及相关检查报告。

(2)术前检查:食管造影、食管压力测定、三大常规检查(血常规、尿常规、便常规)、X 线胸片、B 超、心电图等。凝血酶原时间、肝功能等检查。

3.告知患者及其家属

(1)手术的方法、效果和可能出现的并发症。

(2)交代手术注意事项。

(3)手术的目的和风险,取得患者及家属的同意后,签署手术及耗材同意书。

4.准备

(1)物品:电子胃镜、内镜放大帽、内镜注射针、内镜切开刀、内镜止血缝合钛夹、CO_2 气泵等内镜治疗全套仪器设备。

(2)将氩气刀设备调至合适参数。

(3)心电、血压监护及吸氧、吸引装置。

(4)患者准备,留置套管针,术前用药。

(5)配黏膜下注射液。

术中护理

(1)操作者洗手,戴口罩、手套等。

(2)摆体位。

(3)咬住牙垫。

(4)患者术前用药或麻醉、配制好黏膜下注射剂。

(5)持续吸氧。

(6)将所需用物准备予操作台。

(7)医师进镜观察,并给于去泡剂。

(8)助手护士递黏膜切开刀予操作者 ,将刀头收回,做标记。

(9)助手护士递内镜注射针,并排空,经活检孔道插入,找准注射点,行黏膜下注射。

(10)助手护士收回内镜注射针,递黏膜切开刀行食道黏膜下剥离并打隧道。

(11)切断环形肌层。

(12)观察创面有无出血,行创面止血后,给于钛夹封闭隧道入口。

(13)退镜。

(14)术毕,助手护士整理用物,耗材贴予耗材本,并给于记账。

术后护理

(1)内镜及附件按消毒规范进行清洗消毒。

(2)饮食及活动指导。

(3)观察病情和预防并发症。

(4)出院宣教及随访。

第九节　超声下内镜胰腺假性囊肿引流术

超声内镜下胰腺假性囊肿引流术是通过超声内镜引导下寻找最佳穿刺点,并进行穿刺置管,将囊液引流至胃内,减轻症状,促进囊肿缩小或消失。根据囊肿是否与主胰管相通及与胃壁间的距离而选择不同的引流方法。超声内镜下胰腺假性囊肿引流术是近10年发展起来治疗胰腺假性囊肿、胰腺脓肿的最新技术,目前经超声内镜进行腔内(胃或十二指肠)引流减压胃或十二指肠壁的胰腺假性囊肿、脓肿已成为重要临床治疗手段,并获得良好疗效,具有定位准确、创伤小、疗效佳等优点。主要并发症为出血、感染。临床应用于胰腺假性囊肿压迫胃或十二指肠、出现明显压迫症状,且CT、超声或超声内镜显示囊肿壁与胃腔距离不超过1cm者、囊肿与主胰管相通。

【护理目标】

充分做好术前准备,协助术者穿刺、进导丝及置管,安慰并鼓励患者,使其配合,保证操作过程顺利。术后正确指导患者进食,并注意观察患者病情变化,保持引流管的通畅,防止并发症的发生。

【适应证】

胰腺假性囊肿。

【禁忌证】

囊肿壁与胃腔距离超过1cm者,有出血性疾病或凝血功能障碍者,全身状况差及不能合作者。

【操作方法】

(一)超声内镜下经胃壁支架引流

在进行内镜引流之前,应通过CT、体表超声或超声内镜检查确定囊肿的位置、大小、壁的厚度、囊肿与胰腺、胃、肠壁最近的部位及其距离,特别是超声内镜还能发现二者之间是否有较大血管。

如囊肿在胃内有明显压迹,特别是压迹位于胃体中上部时,可在隆起最明显处,用高频电刀直接穿透胃壁及囊壁,即可见少量囊液流出,再将切口扩大至1.0cm左右,一般可见大量囊液流出,此时,可将鼻引流管置入囊肿内进行持续引流,一方面观察引流效果,另一方面可及时发现切口出血。

为了避免大出血等严重并发症,也可在X线引导下应用囊肿一步穿刺器穿刺引流。其结构是在普通内镜注射针的内芯通过一根可接高频电的针状切开刀,在注射针外再套上头端逐渐变细的7F导管。穿刺时,先用内镜选定穿刺部位,在内镜直视下,用囊肿一步穿刺器带电穿刺囊肿,针头穿透囊壁时有一落空感,然后通过内芯注入造影剂,以确定注射针和外套管已进入囊腔,退出注射针和内芯,保持外套管在囊腔内,再沿外套管置入导丝,在 X 线下确定导丝位置合适后,退出外套管,最后经导丝置入猪尾型引流管,引流成功后即可见囊液经导管流出。

超声内镜引导下囊肿穿刺引流是目前较先进的技术,特别是 Olympus 公司新近推出的 GF-UM2000 系列将此项技术又向前推进了一步,并配置了专用穿刺针。此方法可以确定最佳穿刺点,可以在超声下观察穿刺的全过程;技术上与 X 线引导下囊肿穿刺术基本相同,不同的是置入导丝后,因超声内镜的孔道过细,需更换大孔道内镜以利于置入较粗的引流管,也可根据需要用气囊扩张后,置入 2～3 根支架,以求较好的引流效果。

(二)超声内镜引导下经胃鼻囊肿引流

超声内镜引导下经胃鼻囊肿引流主要适用于巨大囊肿,为达到较好的引流效果,或需要向囊肿内注入治疗药物时,可采用内镜下鼻囊肿引流。

1.内镜及超声内镜判断假性囊肿的位置及大小,测量囊肿与胃壁间的距离。

2.选胃壁受压最明显的部位为穿刺点,并用亚甲蓝做好标记。

3.在超声内镜引导下用穿刺针穿透胃壁并抽出囊液,置入引导钢丝于囊内。

4.在内镜及 X 线的监视下,沿引导钢丝置入引流管。

5.退出内镜,并将引流管经鼻腔引出、固定并连接吸引容器。

(三)超声内镜下经胃支架与经鼻囊肿管联合引流

胰腺巨大假性囊肿,也可采用内镜下经胃囊肿穿刺支架引流联合内镜下经鼻囊肿引流管引流,可先行内镜下经胃支架引流术,而后再行经胃鼻的囊肿引流术。

【护理措施】

术前护理

1.查对 核对患者科别、床号、姓名、ID 号、手腕带。

2.评估

(1)患者主诉、临床表现。

(2)血常规、出凝血时间和血小板等化验报告。

(3)了解包括穿刺部位的多种影像资料及相关检查报告。

3.告知患者及其家属

(1)手术的方法、效果和可能出现的并发症。

(2)交代手术注意事项。

(3)手术的目的和风险,取得患者及其家属的同意后,签署耗材及手术同意书。

4.准备

(1)物品:超声内镜、电子胃镜、穿刺针、导丝、球囊扩张导管、支架等。

(2)将高频电发生器调至合适参数。

术中护理

(1)操作者:洗手,戴口罩,戴无菌手套。

(2)摆体位。

(3)咬住口垫。

(4)持续低流量吸氧。

(5)患者术前用药。

(6)助手护士将所需用物置于操作台上

(7)协助进镜,找准病变。

(8)助手护士协助操作者超声引导下穿刺进针。

(9)助手护士递导丝予操作者,经活检孔道插入导丝,置入在假性囊肿中。

(10)退出穿刺针。

(11)助手护士协助置入所需支架。

(12)退镜。

(13)术毕,整理用物,将耗材贴予耗材本,并给予记账。

术后护理

(1)内镜及附件按消毒规范进行清洗消毒。

(2)休息与营养。

(3)病情观察。

(4)引流管的护理。

(5)出院指导。

第十节 超声内镜引导下腹腔神经节碘-125 粒子植入术

腹痛是胰腺癌患者最突出的症状。诊断时有 75％的患者主诉有腹痛,而对于晚期胰腺癌患者腹痛出现的比例超过 90％,胰腺癌疼痛往往剧烈而顽固,显著增加体力及机体消耗,生活质量差。因此,姑息性治疗的主要方面就是有效控制疼痛,改善患者生活质量。目前治疗疼痛的主要途径是基于世界卫生组织(WHO)2000 年所公布的癌性疼痛三级阶梯药物治疗方案,但有时这种治疗并不能相应改善疼痛,或者由于阿片类药物相关不良反应诸如便秘、恶心、抑郁等限制了所使用药物的剂量。胰腺癌疼痛的传导是通过腹腔神经节(CG)换元后再上传中枢从而产生疼痛感觉,因此,腹腔神经丛阻滞(CPN)可通过阻断感觉神经的传导而达到止痛目的。目前神经破坏剂国内外绝大多数使用无水乙醇。荟萃分析显示,与口服止痛药相比,腹腔神经丛阻滞术虽能有效缓解疼痛,但视觉模拟评分较术前仅减少6%;持续时间不长,仅8周左右,65%患者临终前有中到重度疼痛,10%需要再次行腹腔神经丛阻滞术。另外,由于无水乙醇瞬间阻断交感神经占优势的神经丛,从而出现直立性低血压、腹泻的副作用,一些严重的并发症如截瘫、后腹膜出血等也有陆续报道。对行腹腔神经丛阻滞术患者尸检后发现无水乙醇仅能破坏神经外膜,神经纤维内部以及神经元均完好无损,因此,寻找一种能更好更彻底地破坏神经元而安全性更高的办法对于缓解疼痛、改善胰腺癌患者生存质量具有显著意义。

　　随着放射肿瘤学的发展以及肿瘤病人生存期不断延长,周围神经放射性损伤的发病率也随之增加,已有很多临床资料显示了放射治疗引起的周围神经病变。因此,有学者开始尝试有目的地使用放射线破坏神经达到止痛效果,从而催生了放射外科的出现。三叉神经痛是临床常见的顽固性疾病,临床上利用立体定向放射外科照射三叉神经时,其直接的治疗效果是痛觉抑制,有效率高达96%,和其他外科治疗办法的治疗效果相似,且90%的病人保留了面部感觉且复发率较低。超声内镜引导下腹腔神经节碘-125粒子植入术的主要原理是通过碘-125粒子释放的γ射线破坏腹腔神经节从而达到止痛效果。目前的超声内镜分辨率已达到很高的程度,像Olympusα5及α10超声内镜已能清晰地显示腹腔神经节。碘-125是一种γ放射线发射体(1.85keV),有很长的半衰期(59.7天),持续低剂量释放射线,不会瞬间破坏腹腔神经丛,因此理论上不会出现交感神经阻断后所出现的腹泻、直立性低血压等相关症状。前期的动物及临床研究证实该方法技术可行,具有明确的止痛效果,适合临床开展。

【护理目标】

仪器准备充分,检查过程顺利,患者配合,无明显并发症发生。

【适应证】

临床诊断为恶性肿瘤患者;局部肿瘤,直径6cm以下的实体病灶;局部进展期肿瘤需粒子植入与外照射综合治疗;局部进展难以用局部治疗方法控制,或有远位转移但局部有严重症状者,为达到姑息治疗目的,也可行粒子植入治疗。

【禁忌证】

恶病质,一般情况差,不能耐受治疗者。

【操作步骤】

操作步骤基本同 EUS-CPN 术。具体如下:患者取左侧卧位后,静脉应用镇静剂(具体药物见"病人准备")。整个操作过程中进行无创血压、心电图及血氧饱和度监测。超声内镜经口进入胃内后,可经胃后壁矢状位观察到主动脉,先用超声内镜在胃小弯近端后方沿主动脉找到腹腔干起始部(大多数患者都很容易找到,并可用彩色 Doppler 进行证实)。

在超声内镜下腹腔神经节呈逗号状或不规则形低回声结构区,一个或多个,大小约 3mm~2.0cm 不等,内可见点状或线状高回声,毗邻腹主动脉及腹腔干。细针穿刺抽吸病理证实为神经节细胞。

在实时超声内镜引导下辅于血流多普勒,将穿刺针刺入腹腔神经节,拔出针芯,5ml 注射器负压抽吸无血后,用 Mick 枪将粒子置入穿刺针道,用针芯推送至靶部位,粒子在超声内镜显示下成强回声。退出穿刺针,观察穿刺部位是否有出血,术毕。

【护理结果】

(1)患者及家属对治疗过程满意,清楚如何进行有效防护。

(2)患者未诉不适,治疗过程顺利,无并发症发生。

(3)护士操作规范,动作熟练,消毒方法正确。

(4)记录准确,交接班严密。

【护理措施】

术前护理

1.查对　核对患者姓名、床号、ID 号、手腕带。

2.评估

(1)患者的一般情况,生命体征,神志意识情况。

(2)患者各项检查情况,是否存在操作的禁忌证。

3.告知患者及其家属

(1)操作过程中的注意事项及可能引起的不适。

(2)签署知情同意书。

4.物品准备　超声治疗镜、超声穿刺针、粒子装载器、急救器材及药品等

术中护理

(1)操作者洗手,戴口罩、手套等。

(2)协助患者取左侧屈膝卧位。

(3)咬住牙垫、术前用药。

（4）协助医师进镜。

（5）将穿刺针手柄固定于内镜活检道口，针尖达瘤体远端距边缘约 0.5cm 处。

（6）拔出针芯，安装粒子装载器。

（7）释放粒子。

术后护理

（1）整理用物、清洁、消毒。

（2）术后进行有效防护，观察有无并发症。

第十一节　超声内镜引导下细针穿刺活检

超声内镜引导下细针穿刺活检（EUS-FNA）是在超声内镜引导下，对食管、胃、十二指肠、直肠等消化道壁及其周围的病变行细针穿刺，抽取细胞和组织碎片用于病理学检查，从而帮助确定病变性质的一种方法。超声内镜引导下细针穿刺活检（EUS-FNA），不同于体表超声引导下和 CT 引导下的穿刺，因 EUS 缩短了超声探头与病灶的距离，EUS-FNA 不仅可以穿刺体表超声不能显示的病灶，而且穿刺针穿过的正常组织和器官少，减少副损伤。并发症主要是出血、胰腺炎、胰瘘、穿孔和感染等。临床应用于胃肠道管壁及周围器官疾病的诊治。

【护理目标】

充分做好术前准备，熟练配合医师进行穿刺活检，术中能及时发现患者病情变化，及时处理。处理标本方法正确，术后正确指导患者进食，并注意观察患者病情变化，防止并发症的发生。

【适应证】

（1）胰腺癌。

（2）胰腺占位性病变。

（3）上消化道及其毗邻脏器疑难疾病。

【禁忌证】

（1）消化道狭窄、梗阻，估计内镜不能通过者。

（2）有出血性疾病或凝血功能障碍者。

（3）全身状况差及不能合作者。

【操作步骤】

（1）上消化道手术者体位同胃镜检查，常规禁食，口服咽麻消泡剂。

（2）下消化道手术者应了解患者排便情况,肠道准备及体位同结肠镜检查。

（3）EUS进入胃内,大致观察胃壁局部情况,开启超声系统,水囊注水。超声显示病变图像后,用多普勒显示血流和血管声像图,病变周边有无血流回声。确认合适的穿刺位置,避开血管,选择离消化管壁最近的穿刺路径。

（4）经内镜活检孔插入穿刺针。穿刺时观察针尖进入病变区域,将针芯拔出,连接负压注射器,在病灶中反复提插穿刺针3～5次,缓慢停止负压并退针,用针芯将抽出的组织推出。上述过程可重复2～3次,以肉眼见细组织条为满意取材。

（5）组织条以中性甲醛固定后行病理检查,同时涂片行细胞学检查。

【护理措施】

术前护理

1.查对　核对患者科别、床号、姓名、ID号、手腕带。

2.评估

（1）胃肠道准备情况。

（2）患者主诉、病变性质及既往胃镜或超声内镜检查和治疗情况。

（3）术前检查,包括心电图、凝血酶原时间、肝功能、血常规等检查。

3.告知患者及其家属

（1）手术的目的和风险,取得患者及家属的同意后,签署手术及耗材同意书。

（2）手术的方法及注意事项。

4.准备

（1）物品:超声内镜、穿刺针、载玻片、细胞保存液、止血附件及药品、无菌手套等。

（2）患者:留置套管针,术前用药。

术中护理

（1）操作者:洗手,戴口罩、戴无菌手套。

（2）摆体位。

（3）咬住口垫。

（4）患者术前用药。

（5）持续吸氧。

（6）协助医师进镜。

（7）首先进行超声内镜确认合适的穿刺位置,避开血管。

（8）选择穿刺路径。

（9）选择合适穿刺针,助手护士将穿刺检查完好递予操作者,操作者选择合适穿刺深度,协助给于固定。

(10)穿刺针刺入组织后,轻拔针芯,接入负压,将组织吸入管腔内。

(11)协助退针,反复穿刺至取得满意标本。

(12)标本收集固定。

(13)退镜。

(14)术毕,整理用物,耗材贴予耗材本,并记账。

术后护理

(1)内镜及附件按消毒规范进行清洗消毒。

(2)饮食及活动指导。

(3)观察病情和预防并发症。

(4)出院宣教及随访。

第十二节　腹腔镜下阑尾切除术

腹腔镜下阑尾切除术拥有创伤小,疗效好,减少术后疼痛及胃肠功能恢复快及术后肠粘连少等优越性,目前已得到了广泛的应用。但也存在腹腔内脓肿发生率明显增高及费用昂贵等劣势。随着腹腔镜手术的日益推广,不断的总结经验,不仅加强了腹腔镜下阑尾切除的疗效,同时也使该项护理技术有了新的提高。

【护理目标】

患者疼痛缓解,术后并发症得到有效预防,及时发现并处理。

【适应证】

①急性单纯性阑尾炎;②急性化脓性或坏疽性阑尾炎;③急性阑尾炎伴穿孔;④诊断明确的慢性阑尾炎。

【禁忌证】

中晚期妊娠阑尾炎患者,严重出血倾向的阑尾炎患者,不能耐受气腹及有严重腹腔粘连的患者。

【操作步骤】

(1)评估患者腹痛部位、疼痛程度、有无药物过敏史。

(2)完善术前检查:血、尿常规,胸透。特殊情况,60岁以上老年患者需查肝、肾功能及心电图,以及伴随疾病的相关检查。

(3)禁食4～6小时或以上,防止全麻后胃内容物反流而导致误吸。

（4）皮肤准备：按传统开腹手术范围备皮，脐部应彻底清洗，避免继发感染。

（5）麻醉方式及手术体位：采取全身静脉诱导麻醉。建立静脉通道。采取平卧位，然后改为头低足高左倾 $10°\sim15°$。

（6）设备连接及设置工作：调节好显示器至视野清楚，接通光源，选好所需强度。在手术中建立气腹过程中，开始注意注气速度不应超过每分钟 1L，再以 $10\sim20L/min$ 维持气腹压力，腹内压一般设定在 $12\sim13mmHg$，根据患者情况、手术方式和术中的进程而调节。

（7）持续心电监护，观察神志、意识、生命体征、腹部伤口、肠蠕动恢复情况。观察伤口有无渗血、渗液、红肿、化脓现象，保持伤口敷料干净清洁。

（8）术后患者清醒后应早期活动，以促进肠道功能恢复，防止肠粘连。

（9）感染较重的手术或手术创面大、有渗血的患者多放置腹腔引流管。早期应观察引流管是否通畅，经常挤压引流管，避免被血凝块阻塞，还应注意引流液的性质、量及引流的速度等。若无异常，一般术后 $2\sim3$ 天拔除。

【护理结果】

（1）术前宣教有效，患者及家属理解腹腔镜下阑尾切除术的意义并配合治疗。

（2）患者腹痛缓解或减轻。

（3）患者未发生并发症或并发症得以及时发现和治疗。

【护理措施】

术前护理

1.查对　核对患者床号、姓名、手腕带。

2.评估

（1）患者及家属术前心理状态。

（2）患者的生命体征、神志、腹部症状和体征等情况。

（3）了解患者的全身情况，尤其是影响手术的潜在危险因素：心、肺、肝、肾等重要脏器功能。

3.告知患者及其家属

（1）手术的方式、术后的有关注意事项及可能发生的并发症。

（2）介绍腹腔镜同开腹手术比较的优点，以取得患者及其家属的配合。

（3）签署知情同意书。

术中护理

（1）手术区域皮肤准备。

（2）术前留置尿管，无需留置者，嘱排空尿液。

（3）全身静脉诱导麻醉后，患者取头低足高左倾 10°～15°体位。

（4）术中配合。

术后护理

（1）术后观察生命体征，低流量给氧。

（2）合理应用敏感抗生素。

（3）妥善固定引流管，避免扭曲、折叠、受压、堵塞，定期从引流管近端向远端挤捏，以保持引流管通畅。

（4）妥善固定切口敷料，保持敷料干燥洁净，如有异常，及时报告医师并更换。

（5）并发症的观察及护理：发热、恶心、呕吐、伤口疼痛、肩背部疼痛、切口感染及皮下气肿的护理。

第十三节　腹腔镜下肝肿瘤切除术

肝属实质性脏器，血供非常丰富。腹腔镜下肝肿瘤切除术需面临几个问题：①腹腔镜下不易行肝门血流阻断，切面出血难以控制；②腔镜下失去"手指触觉"，难以判断肿瘤位置；③解剖复杂，位于右肝深部、肝右叶后段及靠近肝门静脉分叉等部位的原发或继发肿瘤，腹腔镜下手术难度大、风险高。因此，对术者要求同时具备丰富的肝胆外科及腹腔镜手术经验，对于手术器械的要求也较高。但腹腔镜下肝肿瘤切除术较传统开腹手术具有较强的微创优势，术中出血量少、全身反应轻及术后恢复快等优点。随着腔镜器械的改进创新及手术技术的不断成熟，腹腔镜下肝肿瘤切除术的安全性和可行性已经逐步得到广泛的认可。

【护理目标】

（1）患者情绪稳定，焦虑程度减轻。

（2）术后疼痛缓解或减轻。

（3）生命体征平稳。

（4）术后并发症得到有效预防或及时发现并正确处理。

【适应证】

①病变位于 Ⅰ、Ⅱ、Ⅲ、Ⅳa、Ⅴ 和 Ⅵ 肝段；②病变大小不影响第一和第二肝门的解剖；③良性病变不超过 15cm，恶性病变不超过 10cm；④患者肝功能分级在 Child B 级以上，且无其他脏器严重器质性病变。

【禁忌证】

①病变侵犯下腔静脉或肝静脉根部；②肝癌合并肝内多发转移、肝门静脉癌栓、肝门淋巴结转移或肿瘤边界不清；③有上腹部手术史且腹腔内粘连严重、肝硬化严重及肝门静脉高压者；④肝功能分级为 Child C 级或其他重要脏器功能不全；⑤肝病变过大，影响第一、第二肝门的暴露和分离。

【操作步骤】

(1)术前予高蛋白、高热量、高维生素饮食，少量多餐，纠正低蛋白血症，提高手术耐受力。

(2)术前 3 天肌内注射维生素 K_1，改善凝血功能。

(3)术前 3 天予肠道不易吸收的抗生素，术前晚和术晨清洁灌肠，抑制肠道细菌繁殖，减少氨的产生。

(4)术后低流量吸氧 3～4 天，提高血氧含量，保护肝功能，预防高碳酸血症。

(5)监测生命体征，密切观察病情变化，注意有无肝性脑病的早期表现。

(6)妥善固定各种引流管，保持引流通畅，注意引流液的颜色、量和性状。

(7)术后血压平稳后予半卧位，24 小时内卧床休息，不主张早期活动。

【护理结果】

(1)患者及家属理解腹腔镜下肝肿瘤切除的意义并配合治疗。

(2)患者疼痛减轻或缓解。

(3)术后并发症得到有效预防、及时发现并处理。

【护理措施】

术前护理

1.查对　核对患者床号、姓名、手腕带。

2.评估

(1)患者及家属术前心理状态。

(2)了解患者的全身情况，尤其是影响手术的潜在危险因素：出凝血时间，凝血酶原时间和血小板计数，心、肺、肾等重要脏器功能。

3.告知患者及其家属

(1)手术方式、可能出现的并发症及术后的有关注意事项。

(2)向患者及家属介绍腹腔镜下手术的优点，取得其配合。

术中护理

(1)术前予高蛋白、高热量、高维生素饮食，少量多餐，纠正低蛋白血症，提高手术耐受力。

(2)术前 3 天肌内注射维生素 K_1,改善凝血功能。

(3)术前 3 天予肠道不易吸收的抗生素,术前晚和术晨清洁灌肠,抑制肠道细菌繁殖,减少氨的产生。

(4)术区皮肤准备。

(5)遵医嘱留置胃管、尿管,并固定通畅。

术后护理

(1)术后低流量吸氧 3～4 天,提高血氧含量,保护肝功能,预防高碳酸血症。

(2)监测生命体征,密切观察病情变化,注意有无肝性脑病的早期表现。

(3)妥善固定各种引流管,保持引流通畅,注意引流液的颜色、量和性状。

(4)合理使用抗菌药物和支持治疗。

(5)正确记录 24 小时出入量,维持体液平衡。

(6)病情平稳后予半卧位,24 小时内卧床休息,不主张早期活动,防止肝断面出血。

第十四节　腹腔镜下消化道肿瘤切除术

腹腔镜微创外科的发展源于 1987 年法国 Mouret 医师成功施行首例腹腔镜胆囊切除术。随着腹腔镜外科的发展,到 20 世纪 90 年代中后期国内开始进入恶性肿瘤微创外科时代,并在胃肠道恶性肿瘤的微创治疗中占据了一定的地位。腹腔镜由于视野广、操作灵活,游离结扎血管及患者术后耐受度和恢复等明显优于开腹手术。尤其是腹腔镜下结、直肠癌根治术是发展最成熟的,其可行性、安全性甚至部分中远期疗效,已被多项研究证实。绝大多数回顾性对比研究都显示,无论是总生存率还是无瘤生存率,腹腔镜和开腹结肠癌根治术都无明显统计学差异。

【护理目标】

(1)患者术后疼痛缓解或减轻。

(2)胃肠功能恢复。

(3)术后并发症得到有效预防或及时发现并正确处理。

【适应证】

腹腔镜下手术已逐步应用于各类消化道肿瘤的明确诊断和治疗中。

【禁忌证】

①严重心血管病、心功能障碍、肺功能低下;②弥漫性腹膜炎、疝气、衰竭或休

克(相对);③凝血机制障碍、血液病、大量腹水、腹腔内出血;④严重肠胀气、过度肥胖、多次剖腹手术史;⑤下腹包块较大、妊娠4个月以上;⑥肝炎,较重糖尿病,甲状腺功能亢进症。

【操作步骤】

(1)术前改善患者营养状态,提高对手术的耐受能力。

(2)术前肠道准备:术前3天口服抗生素,以控制肠道菌群生长;术前1天晚及术晨给予清洁灌肠以保持肠道清洁。

(3)术后监测生命体征变化,注意观察患者呼吸、心率及血氧饱和度情况,保持呼吸道通畅,防止呼吸道并发症。

(4)术后给予患者低流量吸氧,预防或纠正高碳酸血症。

(5)鼓励患者早期活动,以促进肠蠕动恢复,防止肠粘连及深静脉血栓形成。

(6)观察患者术后腹部和腹腔引流液情况,如有腹痛、腹胀,腹腔引流液增多,且为鲜红色或混有胃肠内容物,应及时报告医师处理。

(7)加强营养支持,保证患者全身营养需要量均衡,促使患者尽快恢复。

【护理结果】

(1)术前宣教有效,患者及家属理解腹腔镜消化道肿瘤切除的意义并配合治疗。

(2)术前准备充分:心理及生理状态良好。

(3)术后病情观察及时,处理得当。并发症发生率低,缩短住院时间。

【护理措施】

术前护理

1.查对　核对患者姓名、床号、手腕带。

2.评估

(1)患者术前心理状态。

(2)患者的生命体征、神志等情况。

(3)了解患者的全身情况,尤其是影响手术的潜在危险因素:心、肺、肝功能及全身营养状况等。

3.告知患者及其家属

(1)手术方式、手术风险、可能出现的并发症及术后的有关注意事项。

(2)向患者及家属介绍腹腔镜下手术的优点,取得其配合。

术中护理

(1)术前改善患者营养状态,提高对手术的耐受能力。

（2）术前肠道准备：术前 3 天口服抗生素，以控制肠道菌群生长；术前 1 天晚及术晨给予清洁灌肠以保持肠道清洁。

（3）药物过敏试验。

（4）术前留置胃管、尿管。

术后护理

（1）术后监测生命体征变化，注意观察患者呼吸、心率及血氧饱和度情况，保持呼吸道通畅，防止呼吸道并发症。

（2）给予患者低流量吸氧，预防或纠正高碳酸血症。

（3）鼓励患者早期活动，以促进肠蠕动恢复，防止肠粘连及深静脉血栓形成。

（4）观察患者术后腹部和腹腔引流液情况，如有腹痛、腹胀，腹腔引流液增多，且为鲜红色或混有胃肠内容物，应及时报告医师处理。

（5）加强营养支持，保证患者全身营养需要量均衡，促使患者尽快恢复。

附 录

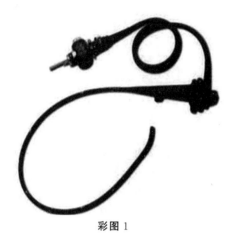

彩图 1

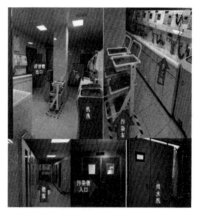

彩图 2

消化道的解剖学分层

- 黏膜层
- 黏膜下层
- 肌层
- 浆膜层（食管除外）

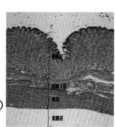

彩图 3

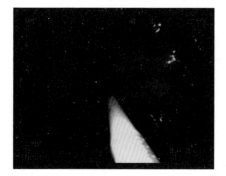

彩图 4

ESD 操作流程

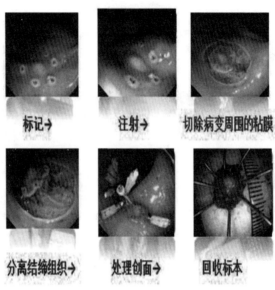

标记→　　　注射→　　　切除病变周围的粘膜

分离结缔组织→　　　处理创面→　　　回收标本

彩图 5

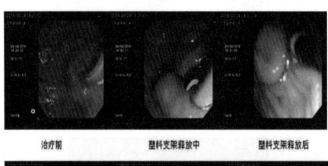

治疗前　　　塑料支架释放中　　　塑料支架释放后

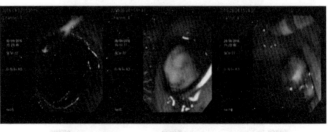

胆总管结石　　　胆总管结石　　　胆总管结石

彩图 6

参 考 文 献

1.童强.实用消化内镜护理技术.武汉:华中科技大学出版社,2015

2.席惠君,张玲娟.消化内镜护理培训教程.上海:上海科学技术出版社,2014

3.蔡文智,智发朝.消化内镜护理及技术.北京:科学出版社,2009

4.叶丽萍,张金顺.消化内镜新技术治疗图谱.北京:科学出版社,2017

5.姚礼庆,周平红,钟芸诗.消化内镜手术及常见并发症防治策略.北京:人民卫生出版社,2015

6.盛剑秋,金木兰,金鹏.消化道早期癌内镜诊断技巧图谱(修订版).北京:科学出版社,2017

7.陆星华.消化内镜疑难病例精粹.北京:北京大学医学出版社,2008

8.金震东,丁震.消化超声内镜疑难病诊断图解.北京:人民卫生出版社,2015

9.张琼英,胡兵.消化内镜护士手册.北京:科学出版社,2017

10.贺吉群.图解内镜手术护理.湖南:湖南科学技术出版社,2012

11.孙曦,王向东,卢忠生,等.消化内镜技术用于消化道早癌诊断治疗价值研究.中国实用内科杂志,2013,33(03):207-209

12.朱辉群,黄春兰.急诊消化内镜护理过程中的常见问题及防范策略.临床医学工程,2013,20(12):1573-1574